Eine Nordmark Edition für Ärzte

Nordmark

CIP-Titelaufnahme der Deutschen Bibliothek

Exempla gastroenterologica: Bildatlas zur funktionellen Morphologie und Pathophysiologie des Magendarmsystems / R. Ottenjann; F. Hammersen; H. Bräuer. – München: Medical Service, 1990
ISBN 3-926506-04-0

NE: Ottenjann, Rudolf [Mitverf.]; Hammersen, Frithjof [Mitverf.]; Bräuer, Hans [Mitverf.]

Printed in Germany

Exempla gastroenterologica

Bildatlas zur funktionellen Morphologie und Pathophysiologie des Magen-Darm-Systems

Prof. Dr. R. Ottenjann
Chefarzt der I. Medizinischen Klinik
des Krankenhauses München-Neuperlach
Akademisches Lehrkrankenhaus der
Ludwig-Maximilians-Universität München

Prof. Dr. F. Hammersen
Direktor des Anatomischen Institutes
der Technischen Universität München

Dr. H. Bräuer
Direktor des Institutes für klinische
Biochemie und Pharmakologie
Medical Service München

„Schlage dir den Gedanken aus dem Kopf, die Gestalt des Menschen in allen Ansichten ihrer Gliederung mit Worten wiedergeben zu können, denn je eingehender du sie beschreibst, desto mehr wirst du den Geist des Lebens verwirren und desto mehr wirst du ihm die Erkenntnis gerade dessen entziehen, was du beschrieben hast. Deshalb ist es notwendig, sowohl zu zeichnen als zu beschreiben." (Fogli A, 14^{v})

Diese Worte hielt Leonardo da Vinci vor etwa 470 Jahren in einer Notiz zu einem anatomischen Lehrbuch fest. Wir teilen diese Meinung und geben deshalb diesen Bildatlas in Ihre Hand.

Die Bilder zur funktionellen Anatomie, Physiologie und Pathophysiologie wollen kein Lehrbuch ersetzen. Vielmehr soll das komplexe Geschehen des Magen-Darm-Systems überschaubar gemacht werden. Dieses Buch ist damit ein optisches Repetitorium und will aus der großen Fülle von Detailkenntnissen wichtige Gesichtspunkte deutlich machen.

Die Herausgabe dieses Buches erfolgt gemäß der Nordmark-Firmenphilosophie, die sich mit dem Satz beschreiben läßt „Wir helfen Ärzten helfen". Als forschendes Pharmaunternehmen halten wir es für unsere selbstverständliche Pflicht, neben der umfangreichen Information über die von uns hergestellten und vertriebenen Arzneimittel auch den biologischen Hintergrund und das pharmakologische Geschehen verständlich darzulegen.

Ein herzliches Dankeschön an alle, die das Erscheinen des Buches durch ihre engagierte Mitarbeit ermöglicht haben.

Wir freuen uns, wenn Sie als Arzt in der Praxis oder im Krankenhaus die „Exempla Gastroenterologica" mit Interesse zur Hand nehmen.

Dirk Wuppermann

Dr. Dirk Wuppermann
Geschäftsführer der Nordmark Arzneimittel GmbH, Uetersen

INHALTSVERZEICHNIS

„Nur weil der Mensch ein Allesfresser ist, hat er den Planeten Erde erobern können. Er hat den ganzen Erdball besiedelt und aus den vorhandenen Nahrungsstoffen eine ausgeglichene Kost entwickelt, weil er von nahezu allem, was da lebt und wächst, zu existieren vermag."

W. H. Sebrell

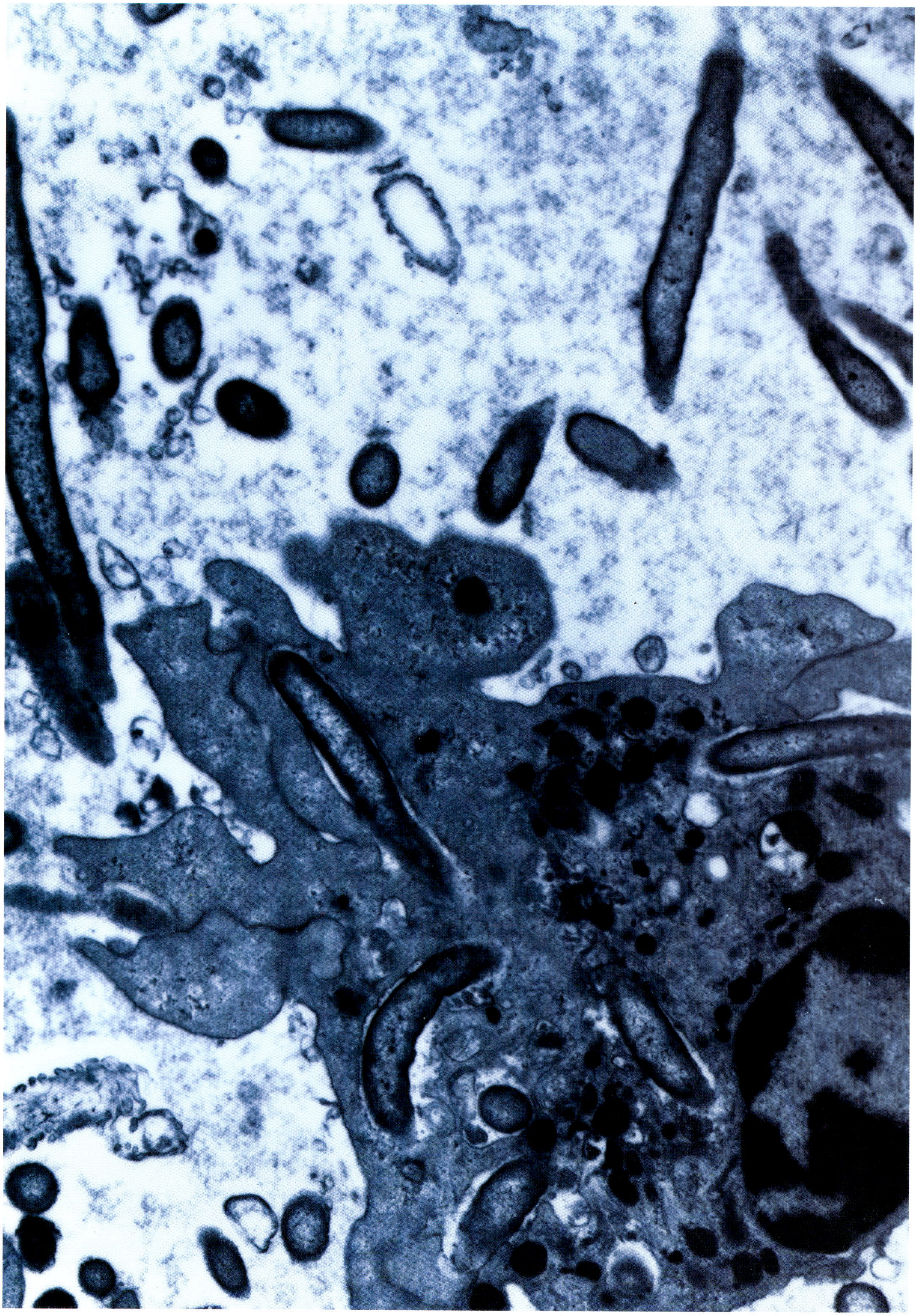

Verdauungssysteme in der aufsteigenden Tierreihe

Eine der wesentlichen Voraussetzungen des Lebens ist die Nahrungsaufnahme. Auch einzellige Organismen machen dabei keine Ausnahme. Doch sind die Mechanismen, derer sich die Lebewesen bedienen, unterschiedlich. In der einfachsten Form geschieht die Substrataufnahme durch Diffusion, z.B. beim Geißeltierchen (Euglena): Seine Außenmembran oder Zellwand ist selektiv durchlässig (semipermeabel) und erlaubt daher das Eindringen von Molekülen bestimmter Größe und chemischer Konfiguration.

Die Nahrung enthält jedoch nicht nur rasch diffundierende, niedermolekulare Substanzen, sondern auch Substrate, die erst einer Verdauung, eines Aufschlusses bedürfen. So findet man schon bei Einzellern eine intrazelluläre, in verschiedenen voneinander getrennten Räumen (= Kompartimenten) ablaufende Verdauung, mit deren Hilfe Nahrungsstoffe so weit abgebaut werden, daß sie den einzelnen Zellorganen (Organellen) zur Verfügung stehen. Die Systeme, die für die Aufbereitung der Nahrung innerhalb des Zellkörpers vorhanden sind, dürfen aber die Zelle selbst nicht angreifen. Eine Eigenverdauung muß ausgeschlossen sein. Aus diesem Grunde sind die Enzyme, welche die von außen kommende Nahrung aufschließen, durch die Membranen der einzelnen Kompartimente vom übrigen Zellplasma getrennt. Die häufigste Form einer aktiven Stoffaufnahme ist die „Endozytose" in ihren zwei Formen „Phagozytose" (korpuskuläre Bestandteile) und „Pinozytose" (flüssiges Material).

Die Synopsis S. 8–10 zeigt eine Auswahl aus der aufsteigenden Tierreihe mit ihren speziellen Verdauungssystemen.

Beim einzelligen Pantoffeltierchen (A) gibt es schon einen Zellmund. Die in das Mundfeld gelangenden Partikel, z.B. auch Bakterien, werden mit einem Reusenapparat in den Zellschlund geleitet und von einer Empfangsvakuole (Phagosom) aufgenommen. Verdauungsfermente enthaltende Lysosome verschmelzen mit dieser primären Vakuole. Dabei werden Enzyme mit einem pH-Optimum im sauren sowie im alkalischen Milieu zugesetzt, um die eigentliche Verdauungsarbeit (Digestion), d.h. den schrittweisen Abbau der Nahrung, zu bewirken.

Die Nahrungsaufnahme einer Amöbe (B) geschieht ebenfalls aktiv durch Phagozytose. Soll beispielsweise eine bewegungslose einzellige Alge gefressen werden, dann fließt die Amöbe langsam um dieses Teilchen herum und schließt es in ihren Zelleib ein. Handelt es sich jedoch um einen beweglichen tierischen Einzeller, so schiebt die Amöbe lange Pseudopodien (Fangarme) vor, die das Opfer wie in einer Umarmung umgreifen und auf diese Weise eine großräumige Vakuole bilden.

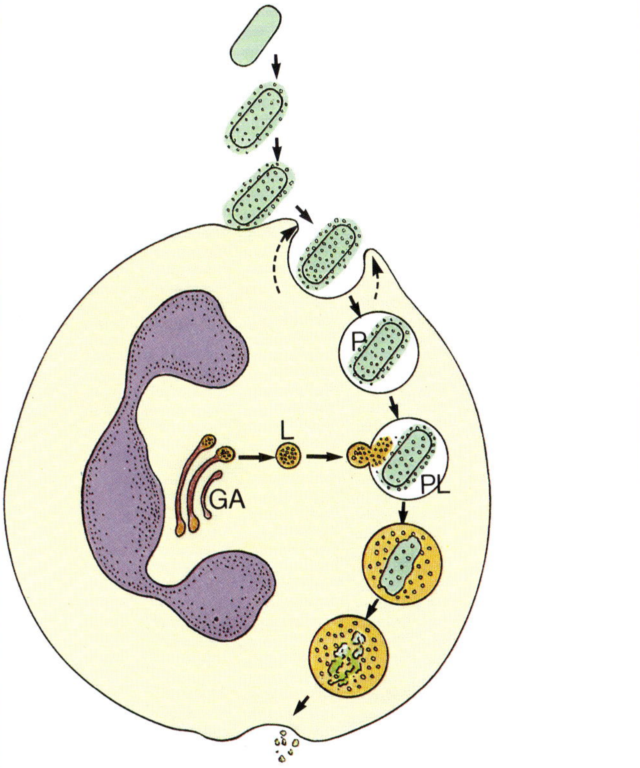

Phagozytose von Antibiotika-geschädigten, opsonierten Bakterien durch neutrophile Granulozyten (Abb. S. 6). In obenst. Abb. ist dieser Vorgang schematisch dargestellt. Die Haftung der Bakterien erfolgt über Antikörper und Komplement C3b.
GA = Golgi-Apparat
P = Phagozytosevakuole (Phagosom)
PL = Phagolysosom
L = Lysosom

Erst wenn die Beute völlig umschlossen ist und keinen Ausweg mehr hat, wird sie mit Hilfe lysosomaler Fermente verdaut. Bau- und Betriebsstoffe müssen nämlich, sofern sie nicht mechanisch zerkleinert werden können, fermentativ so weit abgebaut werden, bis sie in Form von resorbierbaren Molekülen vorliegen. Diese Art des Nahrungsaufschlusses gilt im Prinzip für die gesamte Tierreihe bis zum Menschen. Bei den Protozoen findet dieser Prozeß in einer Nahrungsvakuole, bei Vielzellern im Verdauungstrakt bzw. Gastrointestinalsystem statt.
Während die Amöben, aber auch die phagozytierenden Zellen unseres Körpers, z.B. die Mikro- und Makrophagen, praktisch an jeder Stelle ihres Zelleibes Nahrung aufnehmen können, unterscheiden sich primitive Vielzeller bereits durch eine gewisse Spezialisierung ihres Verdauungstraktes.
Bei den einfachsten Formen der Vielzeller, wie z.B. den Schwämmen, wird eine Art Verdauungsraum dadurch geformt, daß Einzelindividuen sich zu glokkenförmigen Gebilden mit einer Außenschicht und einer inneren gastralen Zellage zusammenlagern.
Beim großen Leberegel (C) übernimmt der Darm neben der Verdauung und der Resorption auch die Aufgabe der Hämolymphe, da ihm ein Blutgefäßsystem noch fehlt; d.h. die Sauerstoffversorgung und die Nährstoffaufbereitung und -verteilung erfolgen über die gleichen Bahnen dieses gastrovaskulären Systems.
Bei den Weinbergschnecken (D) sind schon funktionell verschiedene Abschnitte mit besonderen Hilfseinrichtungen wie Mund mit Mundwerkzeugen (Reibzunge), Speicheldrüsen, Mitteldarmdrüsen, Enddarm und After entwickelt.
Eine weitere Differenzierung findet sich bei Insekten, beispielsweise den Bienen (E), deren Magen-Darm-Trakt sich in Vorderdarm, Honigmagen, Mitteldarm und Enddarm unterteilen läßt.

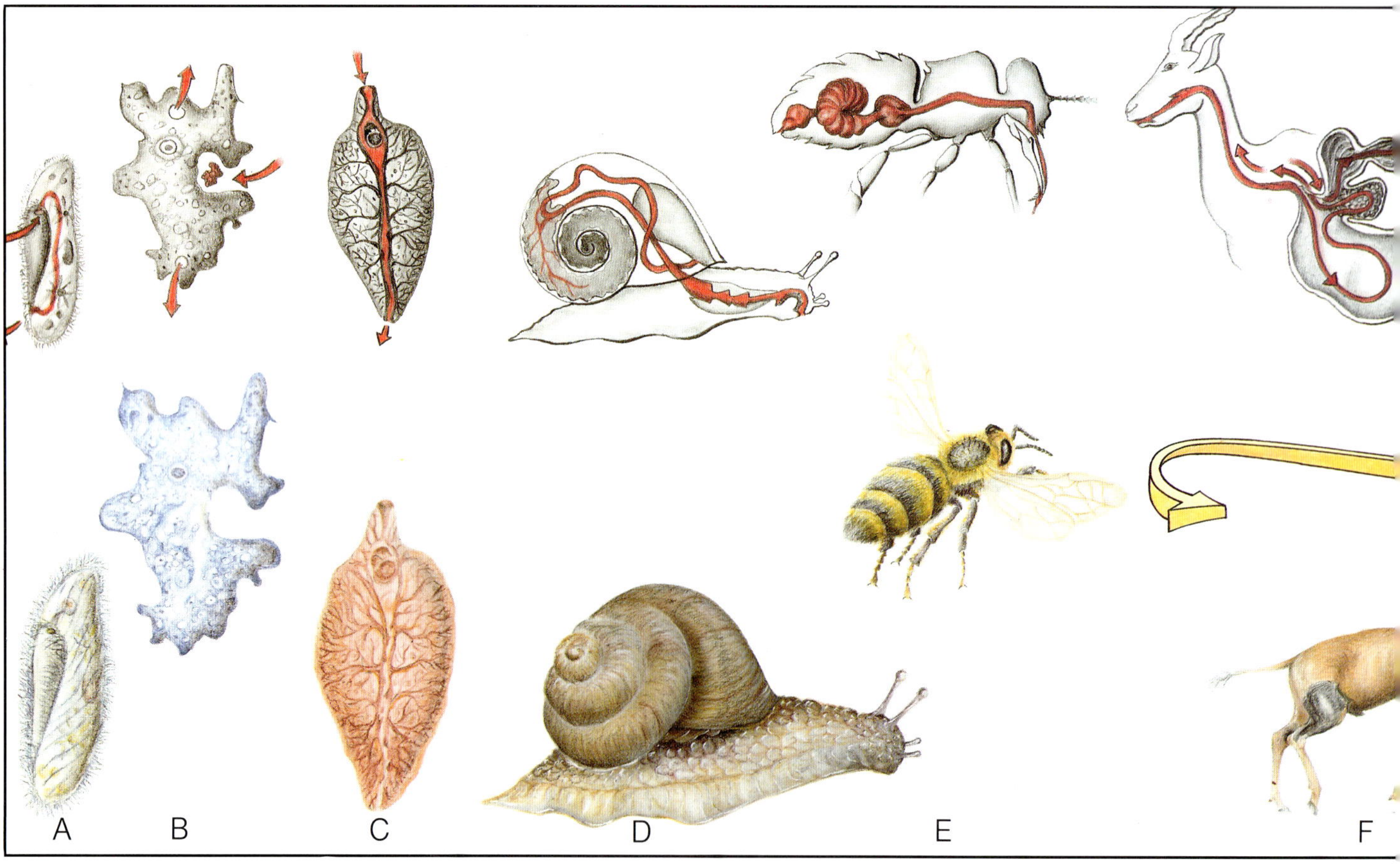

ständig – aufgeschlossen; sie verfügen jedoch wie die Pferde über ein ausgedehntes Dickdarmsystem zur Nachfermentierung. Das Flußpferd gehört deshalb ebenso in die Gruppe der Enddarmfermentierer wie der Elefant (K), der aufgrund seiner gewaltigen Körpergröße erhebliche Nahrungsmengen aufnehmen muß (täglich bis zu 150 kg). Er ist ein schlechter Futterverwerter, der etwa die Hälfte der Nahrung unverdaut wieder ausscheidet. Elefanten sind keine Wiederkäuer, ihr Verdauungssystem ähnelt dem der Pferde, wobei die Nahrung im sackartig verlängerten Blinddarm (Caecum) aufbereitet wird.
Auch bei den „Hasenartigen" (L) verfügt der Verdauungstrakt zwischen Dünn- und Dickdarm über einen großen Blinddarm, in dem mit Hilfe von Darmsymbionten die Zersetzung der zellulosehaltigen Fasern bakteriell unterstützt wird. Gewisse Verdauungsprodukte können zwar über die Blinddarmschleimhaut direkt in den Blutkreislauf übertreten, aber ein Großteil der Nahrungsbestandteile, u.a. auch Vitamin B_{12}, ginge verloren, wäre die Nährstoffverwertung damit zu Ende, denn der Dickdarm besitzt bei diesen Tieren keine wesentlichen resorptiven Fähigkeiten. So ist es für die Lebensfähigkeit dieser monogastrischen Herbivoren unverzichtbar, den vorverdauten Blinddarminhalt noch einmal zur Resorption in den Dünndarm zu bringen. Dies geschieht durch Koprophagie (Kotfressen), wobei zwischen zwei Kotformen unterschieden werden muß: Nur der noch verwertbare, halbfeste, aus dem Blinddarm stammende Kot wird gefressen.

Wie jedes andere Organ des Wirbeltierkörpers ist auch der Darm für die jeweils spezifischen Anforderungen bzw. die Verfügbarkeit einer speziellen Nahrung ausgelegt. Ob es sich um Pflanzenfresser, Fleischfresser oder Allesfresser handelt, läßt der Bau des Verdauungstraktes in bestimmten Grenzen erkennen. Das heißt, man kann aus der Anatomie des Darmes auf die spezielle Ernährungsweise schließen. So haben Fleischfresser einen erheblich kürzeren Darm als Pflanzenfresser. Der Blinddarm der Carnivoren, z.B. des Hundes (M), ist durch ein besonderes Gekröse korkenzieherartig zusammengezogen und wesentlich kleiner als bei den Herbivoren. Der Gastrointestinaltrakt des Hundes steht im Dienste der Resorption von primär eiweißreicher Nahrung und ist mit entsprechenden Enzymen ausgestattet.

Eine Mittelstellung zwischen Herbivoren und Allesfressern nimmt das Schwein (N) ein. Einige Wissenschaftler zählen es wegen seiner vorwiegend pflanzlichen Nahrung zu den Pflanzenfressern. In Anpassung an diese Nahrung ist sein Darm erheblich länger – bezogen auf das Körpergewicht – als der des Allesfressers Mensch. Eine Dünndarmlänge von nur 3–9 m beim Menschen steht einer Länge von 12–20 m bei einem gleich schweren Schwein gegenüber. Auch der Blinddarm ist beim Schwein wesentlich besser ausgebildet als beim Menschen; damit ist eine Sondereinrichtung zum Nachfermentieren pflanzlicher Nahrung vorhanden. Vergleicht man Schwein und Mensch, so ist auch die Bildung von Pankreasfermenten beim Schwein 3–4mal so groß.
Aus vergleichend-anatomischer Sicht zeigt der Aufbau des menschlichen Gastrointestinaltraktes, daß der Mensch (O), obwohl er ein Allesfresser ist, doch auf eine Nahrung aus primär tierischem Eiweiß eingestellt ist. Jedoch ist der Magen-Darm-Trakt des Menschen so konstruiert, daß er sich einer gemischten Kostform stets anpassen kann.
Die aus dem Vergleich der Physiologie der verschiedenen Verdauungssysteme gewonnenen Kenntnisse erklären, warum so viele Menschen durch die sog. biologische Vollwertkost mit ihrem hohen Anteil an pflanzlicher Nahrung, an geschrotetem Korn, an Vollkornbrot, an Ballaststoffen wie Kleie und Haferflocken zu Verdauungsbeschwerden, insbesondere Oberbauchschmerzen, neigen. An diese „moderne" Ernährungsweise sind wir Menschen noch nicht adaptiert.

Die Verdauung beginnt in der Mundhöhle

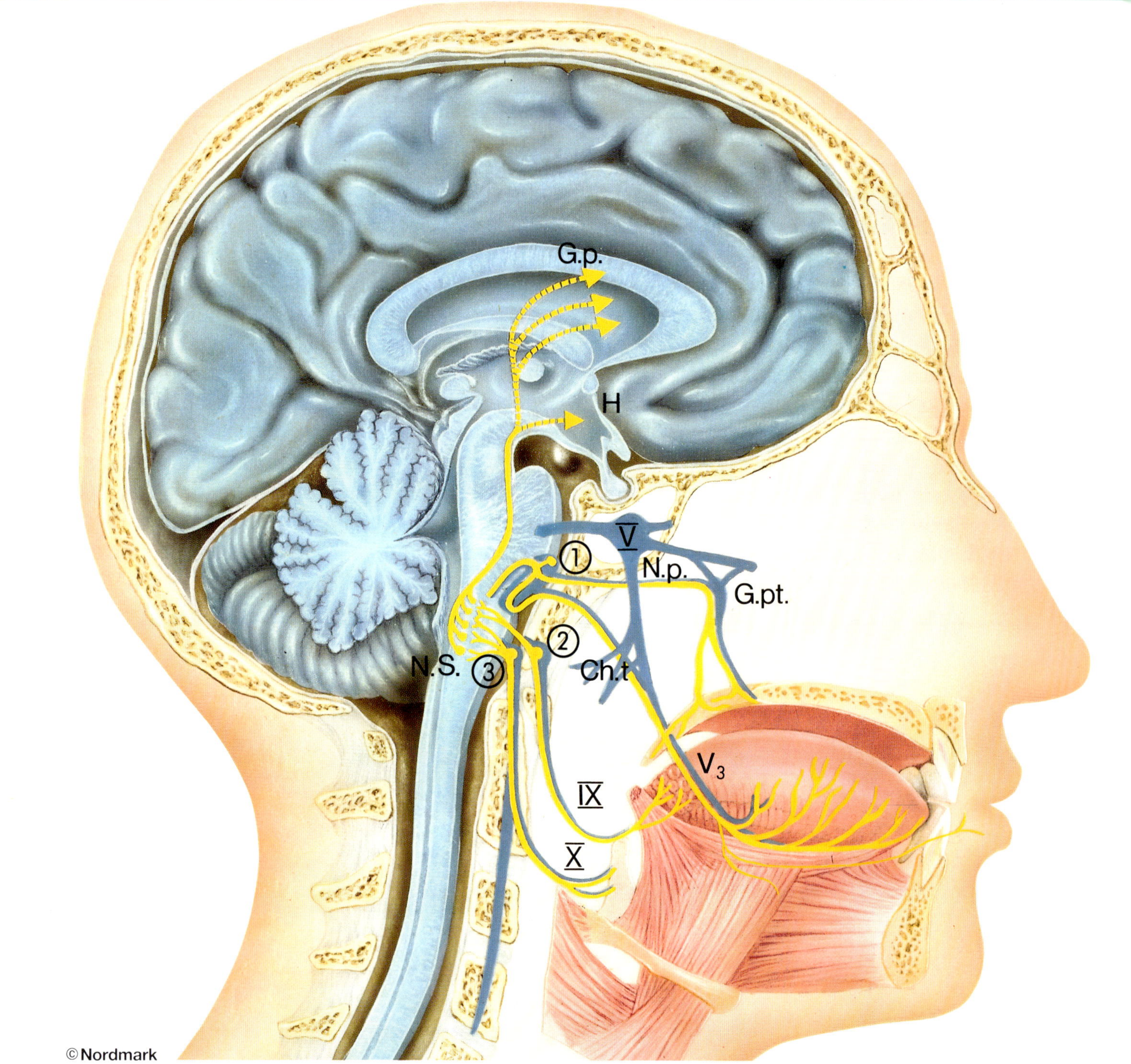

Obenst. Abb.: Verlauf der Geschmacksbahnen und ihre Verknüpfungen mit dem Zentralnervensystem. V, IX, X = entsprechende Hirnnerven; (1) = Ganglion geniculi; (2) = Ganglion superius und inferius des N. IX; (3) = Ganglion superius und inferius des N. X; Ch. t. = Chorda tympani; G. p. = Bahnen zum Gyrus postcentralis; H = Bahn zum Hippocampus; G. pt. = Ganglion pterygopalatinum; N. p. = N. petrosus superficialis maior; N. S. = Nucleus und Tractus solitarius; Geschmacksbahnen: gelb.

Nebenst. Abb.: Die Auslösung der Speichelsekretion verläuft reflektorisch. Auslösende Reize sind Geruch und Geschmack der Speisen, Berührung der Mundschleimhaut und Kauen. Aber auch andere sog. bedingte Reflexe können eine Rolle spielen, z. B. nach Konditionierung, so daß nebensächliche Begleitumstände, beispielsweise Tellerklappern vor dem Essen, später als alleiniger Reiz genügen, um die Speichelsekretion auszulösen. Dieser sog. Pawlow-Reflex wird über höher gelegene Zentren gesteuert.

Die Vorbereitung des Verdauungsprozesses beginnt mit den Sinneseindrücken, welche die oro-nasalen Rezeptoren bei der Aufnahme von Nahrung vermitteln. Die Geschmackswahrnehmungen süß, sauer, salzig, bitter, brennend, metallisch und die physikalischen Wahrnehmungen durch Berührung wie Temperatur, Struktur und Bißgefühl werden in der Mundhöhle registriert. Über die rezeptiven Strukturen der Nase werden Duft bzw. Aroma, d.h. die flüchtigen Bestandteile der Nahrung, wahrgenommen. Aber auch optische Eindrücke wie Farbe oder Aussehen spielen eine Rolle. Diese Sinneseindrücke werden im Gehirn erkannt, klassifiziert, mit früheren Erfahrungen verglichen und so die Speise nach ihrem Genußwert als angenehm-be-

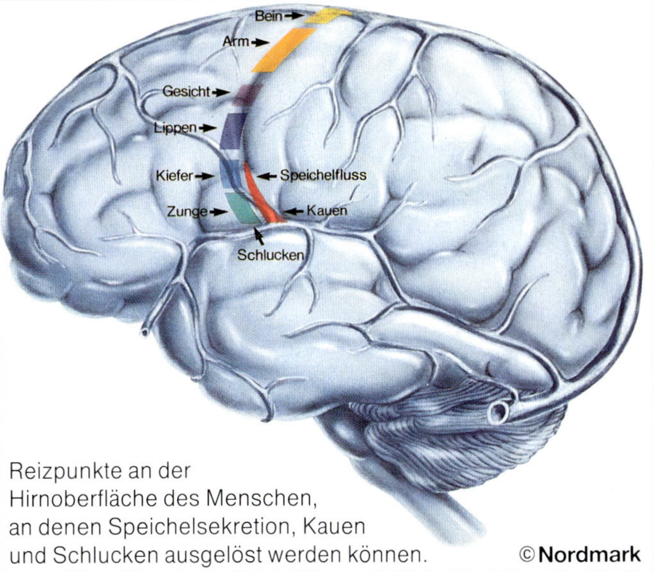

Reizpunkte an der Hirnoberfläche des Menschen, an denen Speichelsekretion, Kauen und Schlucken ausgelöst werden können. ©Nordmark

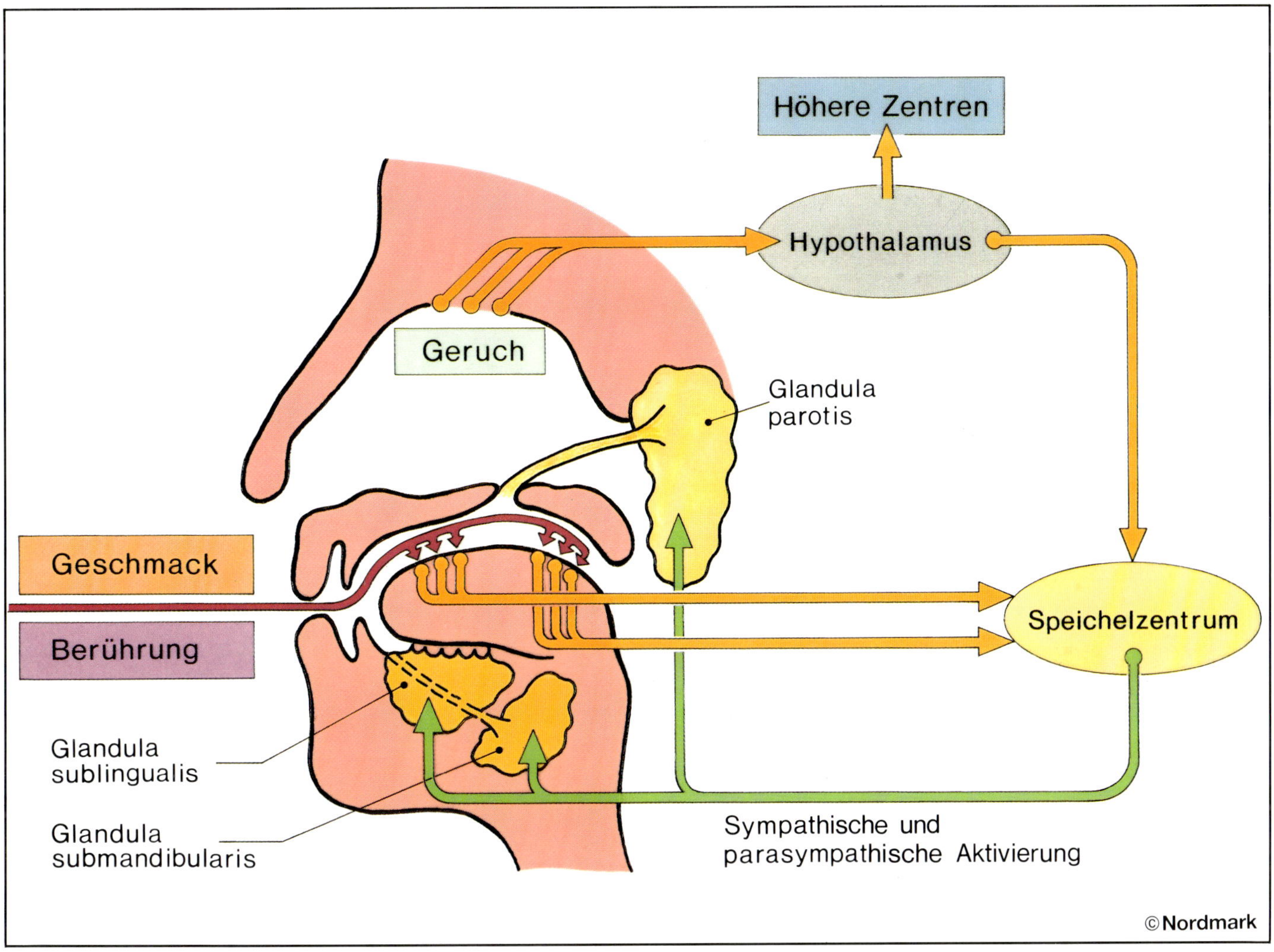

Abb. A: Das Gefäßausgußpräparat weist auf die hohe Durchblutung der Zungenmuskulatur hin. (Präparation Prof. König, LMU München).

Abb. B: Dreidimensionale Darstellung der Zunge mit der Verteilung ihrer Papillen. Die Einsatzbilder zeigen eine Geschmacksknospe einmal im Verbund mit dem Oberflächenepithel der Zunge und einmal isoliert und stark vergrößert. Die Weiterleitung des Geschmacksreizes erfolgt von Nervenendigungen an solchen Sinneszellen über die Hirnnerven V, VII, IX, X zum Tractus und Nucleus solitarius.

Abb. C: Untere Fläche der Zunge mit Muskeln, Nerven und Drüsenanteilen. ① N. hypoglossus, ② N. lingualis, ③ Gl. submandibularis.

Abb. D: Regionale Unterschiede der Geschmacksempfindung auf der Zunge.

Abb. E: Übersichtsaufnahme einer Wallpapille (Papilla vallata) einer menschlichen Zunge. Zentral ein kleines Drüsenpaket und unten Spüldrüsen für den Wallgraben. Färbung: H. E.; Vergr. 40fach.

Abb. F: Lichtmikroskopischer Schnitt durch eine Wallpapille. Färbung: H. E.; Vergr. 15fach.

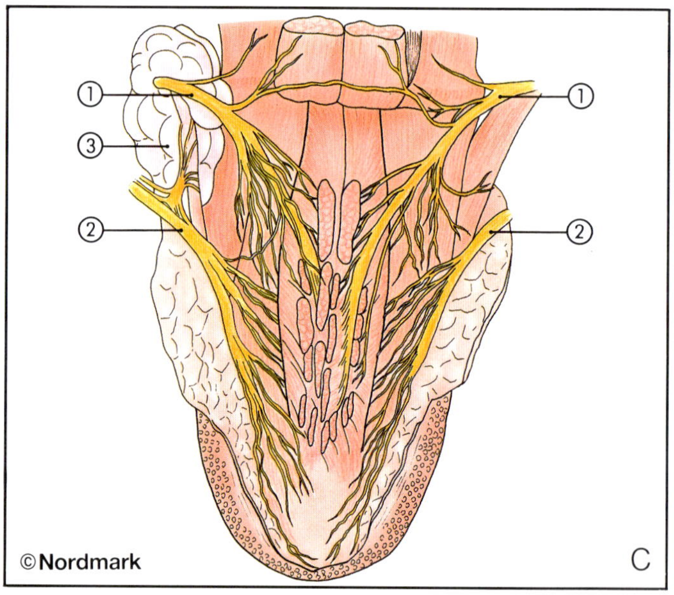

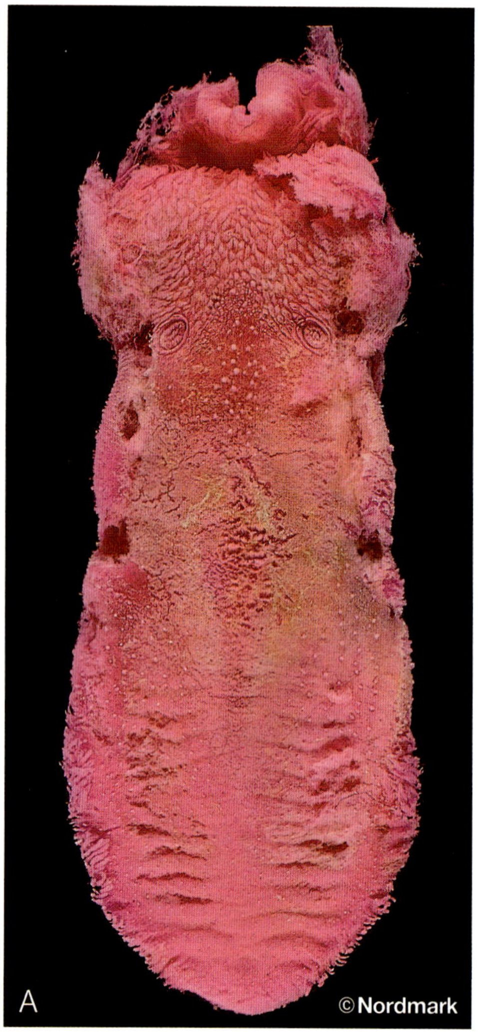

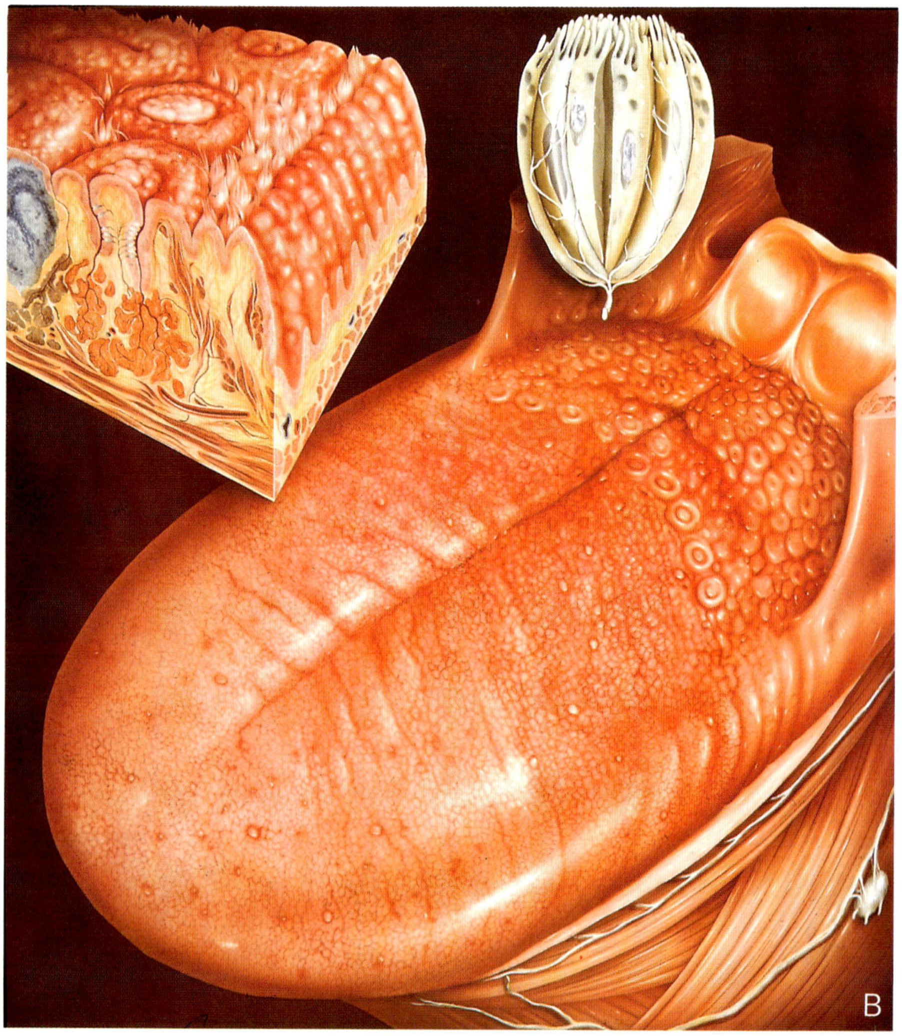

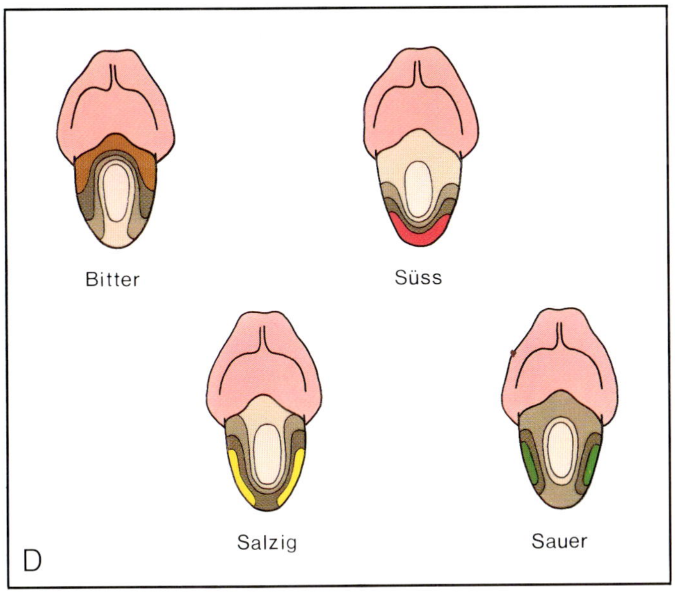

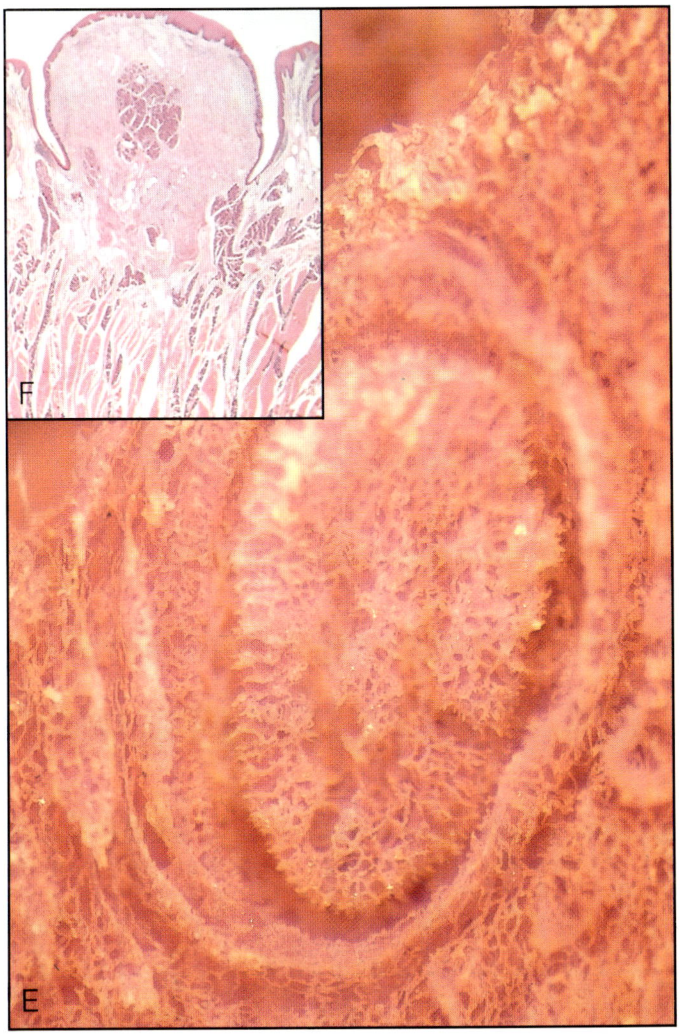

lohnend, köstlich, neutral oder als unangenehm bewertet. Die Nahrungsaufnahme kann nun akzeptiert werden, oder sie wird aus Widerwillen, Abscheu oder wegen einer vermuteten Gesundheitsschädlichkeit abgelehnt.
Hierbei spielt die Zunge nicht nur eine sensorische, sondern auch eine mechanische Rolle. Die Zunge als gut innervierter, ca. 10–15 cm langer, kompakter Muskelkörper ist am Mundboden befestigt und zur Spitze hin frei beweglich. Durch sich in allen drei Raumebenen senkrecht überschneidende Bündel aus quergestreifter Muskulatur erhält sie eine große Beweglichkeit. Die Zungenschleimhaut besitzt ein relativ dickes, mehrschichtiges Plattenepithel mit tiefen Bindegewebspapillen und kapillaren Gefäßschlingen. Die rote Farbe der Zunge ist durch die hohe Dichte dieser Schlingenkapillaren bedingt (s. Abb. A). An allen Kau- und Transportvorgängen im Mund ist die Zunge maßgeblich beteiligt. Ihre Ausstattung mit nervalen Rezeptoren macht sie daneben zum gustatorischen Sinnesorgan. Die primären Projektionsfelder der Geschmacksleitungen liegen im Gyrus postcentralis der Großhirnrinde, sind aber nicht von den anderen sensorischen Feldern der Mundregion zu trennen.
Die Übersichtsdarstellung S. 12 zeigt die nervale Verknüpfung der sensiblen und gustatorischen Rezeptorfelder mit dem Zentralnervensystem.
Bei der Salivation spielt das Gehirn eine ausschlaggebende Rolle. Der reflektorisch abgesonderte Speichel wird in seiner Zusammensetzung und Menge bereits durch Sinnesmodalitäten variiert. So steht eine sensorische Kontrolle der aufgenommenen Nahrung durch den Geschmackssinn, durch Gefühl und Geruch und durch das Bewußtwerden dieser Empfindungen am Beginn des Verdauungsprozesses. All diese sensorischen Wahrnehmungen werden unter dem Begriff „flavour“ subsumiert. Flavour ist nach DIN 10950 der sensorische Gesamteindruck, der beim Verzehr eines Nahrungsmittels durch das Zusammenwirken von Geruchs-, Geschmacks- und Tastempfinden entsteht.

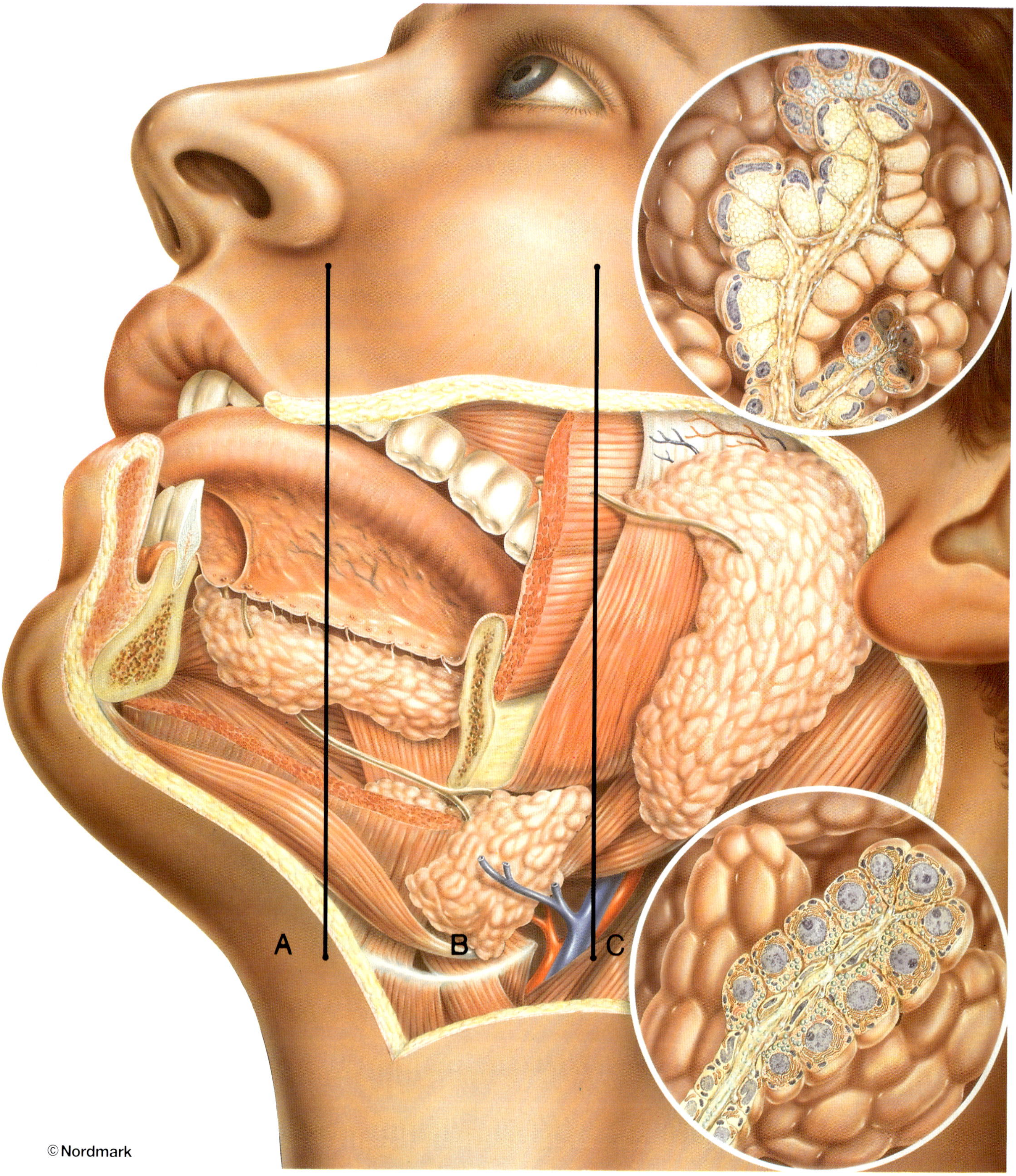
A
B
C
©Nordmark

Sekretorische Funktion der Mundhöhle

Der Mundspeichel wird überwiegend von drei großen, paarig angelegten Drüsen gebildet, von der Parotis der rein seröse, von der Submandibularis der seromuköse und von der Sublingualis der überwiegend muköse Anteil des Speichels. Neben diesen großen Drüsen ist die Mundschleimhaut mit zahlreichen kleinen Drüsen ausgestattet, die ständig sezernieren und so ein seromuköses Milieu auf Mundschleimhaut und Zunge erhalten. Auch die Sublingualis scheidet zusätzlich fortlaufend ein dünnflüssiges Sekret ab, während die Sekretion der Parotis und Submandibularis nur bei Bedarf, d.h. auf einen besonderen Reiz hin, in Gang gesetzt wird.

Abb. S. 16: Die dreidimensionale Darstellung zeigt eine Gliederung der Mundhöhle.
A Vorderer Abschnitt mit Gl. sublingualis
B Mittlerer Abschnitt mit Gl. submandibularis
C hinterer Abschnitt mit Gl. parotis
In den Einsatzbildern sind vergrößert Schnitte durch die Gl. submandibularis (oben) und die Gl. parotis (unten) gezeichnet.

Untenst. Abb. links: Ausschnitt aus einer menschlichen Glandula parotis. Das Parenchym besteht aus dicht zusammengelagerten, beerenförmigen (azinösen) Endstücken ① mit einzelnen eingesprengten Fettzellen ④. Das ausführende Gangsystem beginnt mit den langen, dünnen Schaltstücken (Isthmi) ③, die in die Streifenstücke ② einmünden. Färbung: Azan; Vergr. 65fach.

Untenst. Abb. rechts: Zentral ein sehr großes, azinöses Endstück aus einer Speicheldrüse (Hund). Typisch sind die rundlichen, basal liegenden Kerne und die enge Lichtung. Die Drüsenzellen sind angefüllt mit Sekretgranula unterschiedlicher Größe. Färbung: Giemsa; Vergr. 250fach.

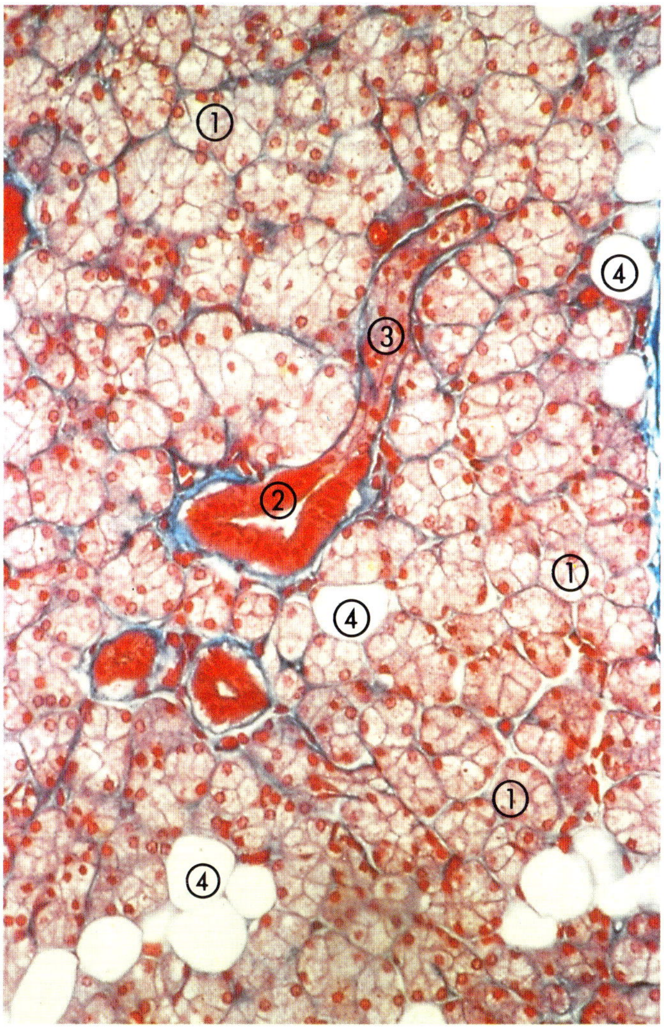

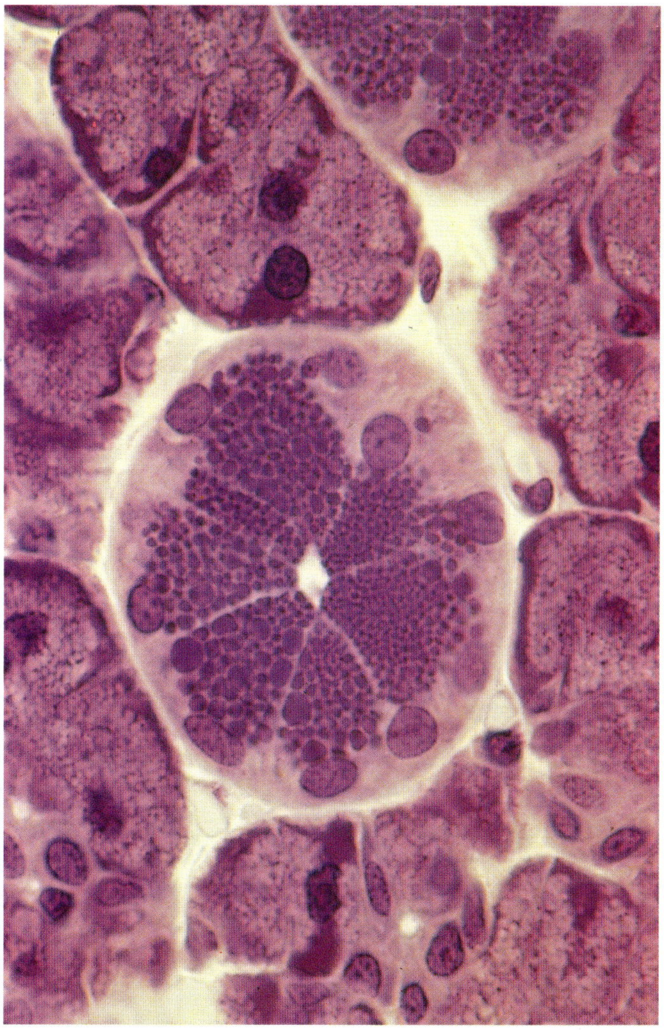

Der Speichel, der von den serösen Drüsenanteilen gebildet wird, ändert seine Zusammensetzung je nach der Menge der Sekretion. Die Speicheldrüsen sind hauptsächlich parasympathisch innerviert. Die Nervenfasern entspringen aus Kerngebieten des N. facialis und N. glossopharyngeus im Rautenhirn und werden im Ganglion submandibulare bzw. Ganglion oticum umgeschaltet.

In der Phase der reflektorischen Speichelabsonderung wird der vorher dünnflüssige Speichel durch muzinhaltige Sekrete viskös-schleimig, wodurch der Schluckvorgang des Nahrungsbolus vorbereitet wird. Der Speichel ist gekennzeichnet durch einen hohen Bicarbonatgehalt, so daß Säuren zum überwiegenden Teil abgepuffert werden können. Denn das Milieu der Mundhöhlenflüssigkeit soll zur Erhaltung der Zähne und der Schleimhaut bei einem pH-Wert von 7 liegen, bei dem der Speichel mit Calcium gesättigt ist. Dadurch wird eine Entkalkung der Zähne verhindert. Die im Speichel enthaltenen Enzyme, primär das Kohlenhydrat-spaltende Ptyalin, eine α-Amylase, benötigen ein neutrales bis leicht alkalisches Milieu, um bereits während des Kauprozesses wirksam zu werden. Im Speichel vorhandenes sekretorisches Immunglobulin A, Lysozym und Rhodanid-Ionen dienen der direkten Abwehr von Krankheitserregern und weisen ebenso wie Lympho- und Granulozyten auf immunologische Vorgänge hin. Der Speichel hat neben fermentati-

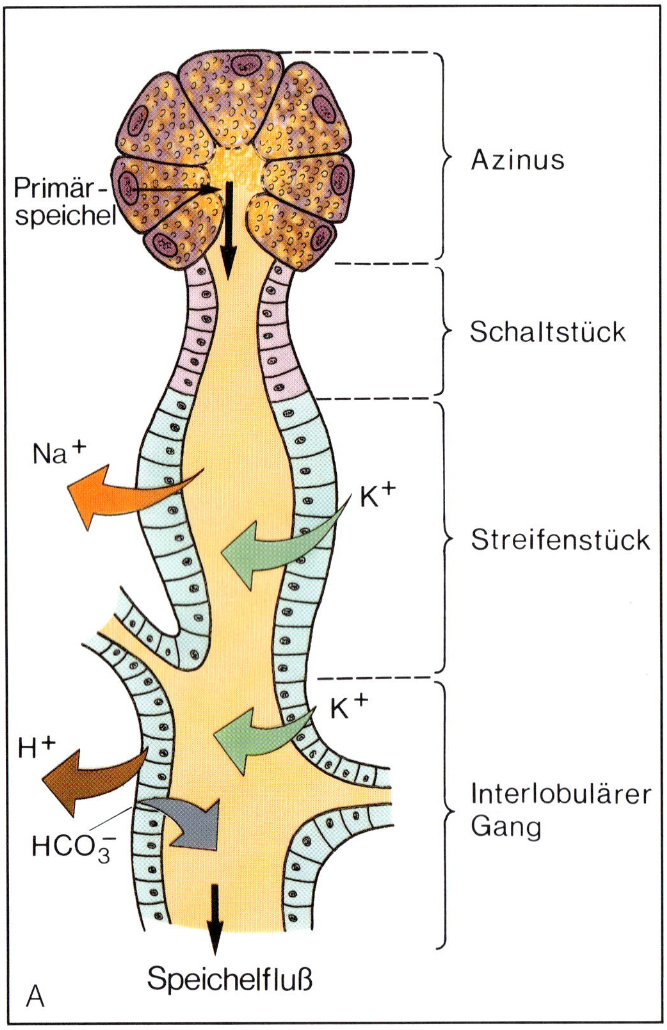

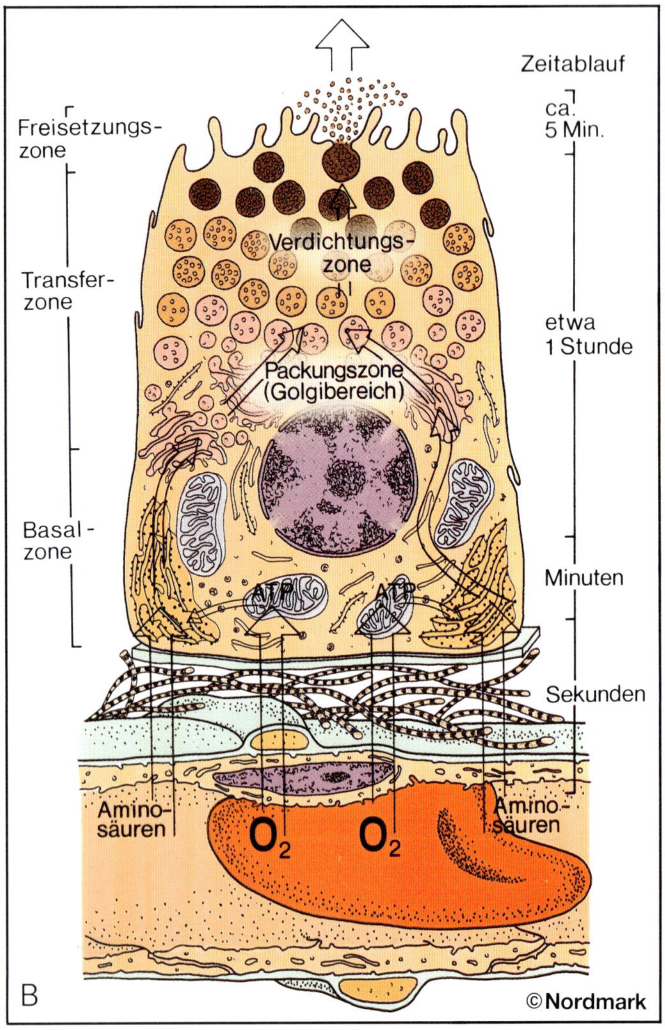

ven, nahrungsaufschließenden und mechanischen Funktionen auch biologische Aufgaben wie die Selbstreinigung der Mundhöhle und die Erhaltung ihrer Saprophytenflora. Der Kauprozeß und die Einspeichelung der Nahrungsbrocken durch ein ausgedehntes Drüsensystem erfordern eine widerstandsfähige Schleimhaut mit hohem Regenerationsvermögen. Die Gesamtmenge an Speichel, die in den großen Speicheldrüsen sezerniert wird, beträgt etwa 1–2 Liter pro Tag. Die Sekretion des Primärspeichels in den Drüsenendstücken setzt eine gute Durchblutung voraus, damit die Zellen in der Lage sind, unter Aufwendung von Stoffwechselenergie Natrium und Chlorid aus dem Blutplasma in das Innere der Drüsen zu transferieren, und damit Wasser gemäß dem so entstehenden osmotischen Druckgefälle nachströmt. Dieser Primärspeichel hat eine dem Blutplasma ähnliche Elektrolytzusammensetzung und wird bei der Passage durch die Ausführungsgänge modifiziert, indem Natrium hier rückresorbiert und Kalium sezerniert wird (Abb. A). An der hohen aktiven Bicarbonatsekretion in den Speichel ist eine Carboanhydrase beteiligt, wobei ein im Vergleich zur Niere oder zu den Belegzellen des Magens umgekehrtes pH-Gefälle aufgebaut wird. Die Eiweiße wie Antikörper, Enzyme und andere gelangen durch Exozytose in den Primärspeichel (vgl. Abb. B). An der Sekretion und der Modifizierung der Zusammensetzung des Speichels sind Transmitter wie Acetylcholin, Noradrena-

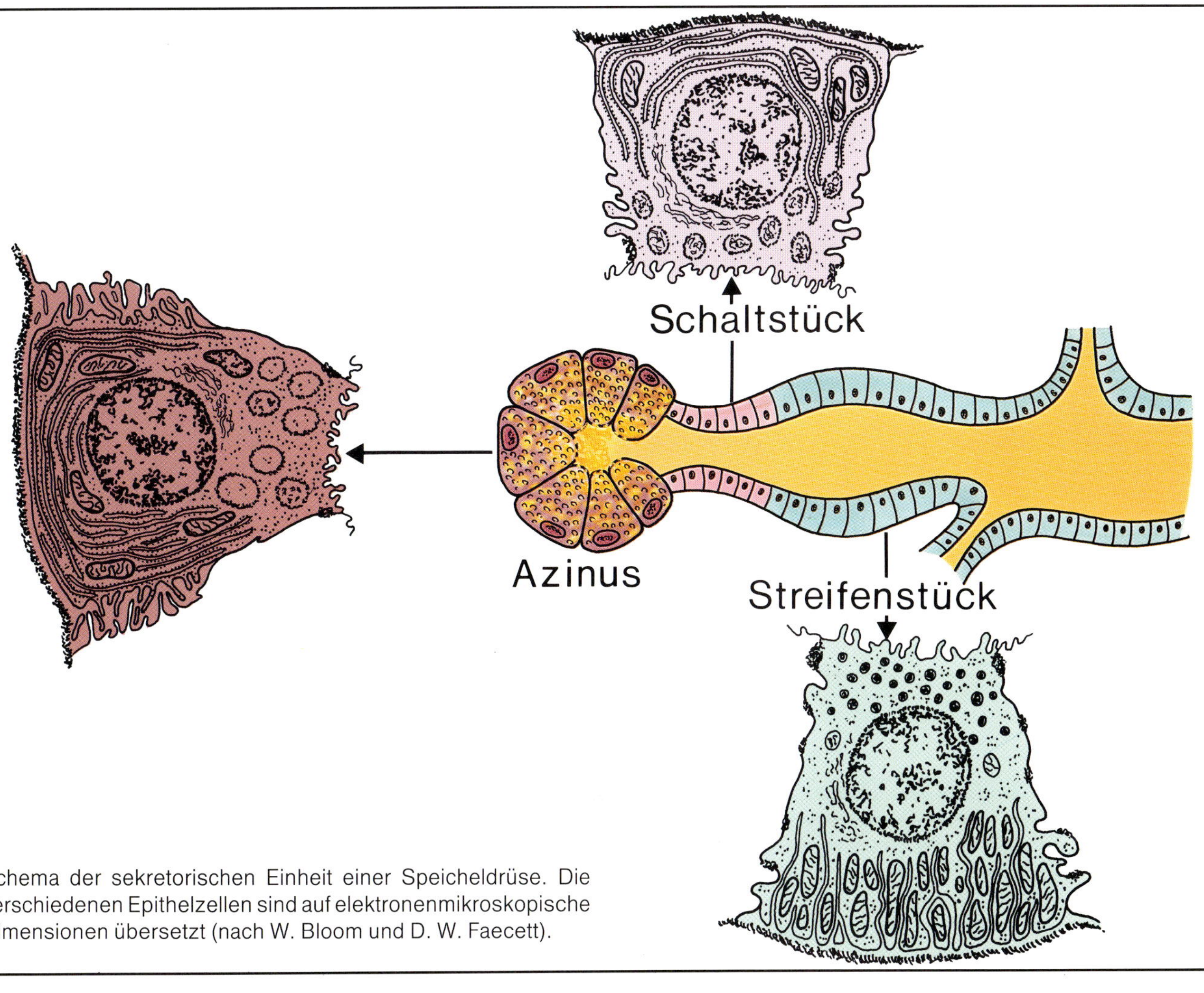

Schema der sekretorischen Einheit einer Speicheldrüse. Die verschiedenen Epithelzellen sind auf elektronenmikroskopische Dimensionen übersetzt (nach W. Bloom und D. W. Faecett).

lin und peptiderge Substanzen beteiligt, die über die Regulierung des Ca^{2+}-Einstroms auf die zelluläre Speichelproduktion einwirken. Als Puffersubstanzen wirken außer Bicarbonat-Ionen auch Phosphat-Ionen. Die Speichelsekretion ist stark eingeschränkt bei Blutverlust, Diarrhoe oder anderen Krankheiten mit Flüssigkeitsverlust. Daraus resultieren Trockenheit und pappiges Gefühl in Mund und Pharynx, die das Durstgefühl auslösen. Dieser Mechanismus schützt den Organismus vor Austrocknung.

Einblick in den Pharynx von dorsal mit Lymphfollikeln an den lateralen Partien.

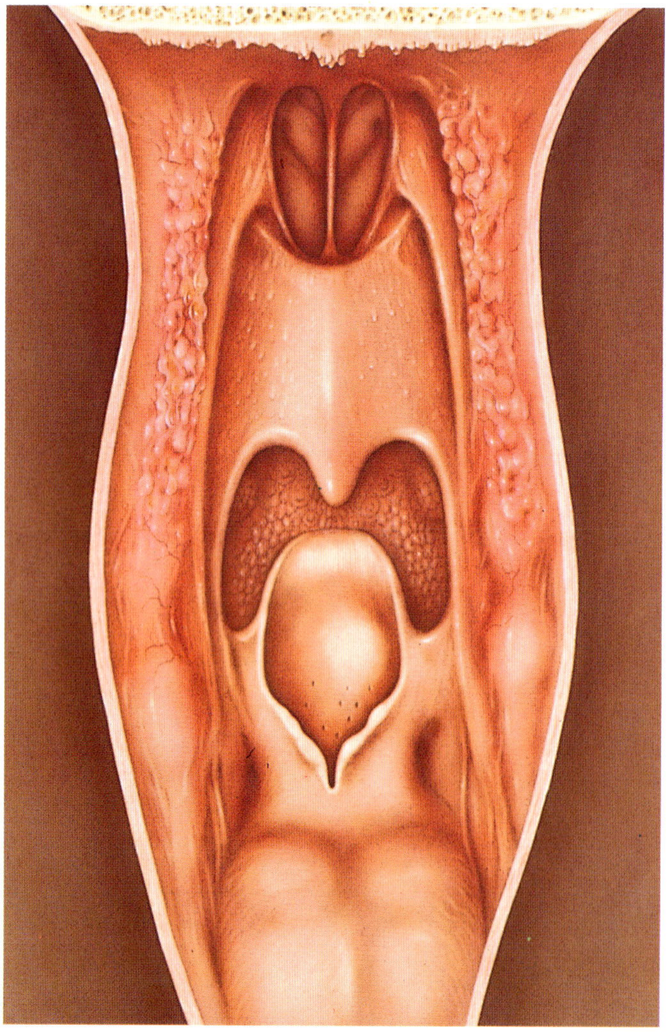

Im hinteren Bereich der Mundhöhle wird der Schluckvorgang dadurch vorbereitet, daß mit Hilfe zahlreicher sehr gut entwickelter rein muköser Drüsen, die sich hier in der Submukosa befinden, der Bolus weiter eingespeichelt und damit gleit- bzw. schluckfähig gemacht wird. Daneben hat diese Region noch eine wichtige Funktion, und zwar die der Infektionsabwehr. Denn bevor die stets kontaminierte Nahrung geschluckt wird, kommt es zu einem immunologischen Prozeß, bei dem die im Pharynx lokalisierten, ringförmig angeordneten lymphatischen Organe (Waldeyerscher Rachenring) eine wesentliche Rolle spielen. Diese Strukturen gehören zum sog. mucosa-associated lymphoid tissue (MALT), dessen immunkompetente Zellen nach Prägung in andere Gewebe wandern können, in denen sekretorisches IgA gebildet wird, z. B. in den Speicheldrüsen. Das lymphatische Gewebe besteht aus einem aufgelockerten, weitmaschigen, undifferenzierten epithelialen Zellnetz mit zahlreichen Krypten zur Oberflächenvergrößerung (bis auf 250 cm^2), in dessen Maschen sich große Mengen Lymphozyten, Makro- und Mikrophagen, Plasmazellen und andere Immunzellen befinden.

Durch die Massagewirkung des Schluckaktes werden toxisch/bakterielle Produkte in die Kryptenlichtungen eingeknetet, so daß es zu intensivem Kontakt zwischen Fremdsubstanzen und Immunzellen kommt, wobei Phagozyten (Freßzellen) am Anfang der Immunreaktion stehen. Immunglobulin A findet sich hauptsächlich im Deckepithel, an der Basalmembran und in vielen Keimzentren dieser lymphatischen Organe. Ebenso sind die Immunglobuline G und M überall verstreut zu finden. Man kann davon ausgehen, daß die im Speichel vorhandenen Immunzellen aus diesem Gewebe stammen. Daneben spielt auch der Speichelfluß für die orale Hygiene eine wichtige Rolle, denn er schwemmt pathogene Bakterien und Nahrungsreste fort, so daß sie im salzsauren Magensaft unschädlich gemacht werden können.

Mechanismen des Schluckaktes

Nachdem der erste Schritt zur Aufarbeitung der Nahrung in der Mundhöhle geschehen ist, bei dem es auf die Reduzierung der Partikelgröße und die Vermengung mit Speichel als Vorbereitung zum Schlucken ankam, und nachdem die quergestreifte willkürliche Kaumuskulatur ihre Arbeit weitgehend getan hat, übernehmen Reflexmechanismen den nachfolgenden Schluckvorgang. Dieser Schluckreflex wird bereits in der 12. Fetalwoche ausgebildet, lange bevor sich Saug- oder Atemmechanismen entwickeln. Der Schluckakt stellt den Transport eines festen oder flüssigen Bolus von der Mundhöhle in den Magen dar. Erwachsene schlucken im Laufe von 24 Std. im Durchschnitt 600mal, davon etwa 200mal beim Essen. Der Schluckakt ist in weniger als 10 Sek. beendet. Hierbei spielen äußerst komplex integrierte und kontinuierlich ablaufende Mechanismen die Hauptrolle. Somatische, viszeral-afferente und -efferente Nervenfasern, quergestreifte und glatte Muskeln wirken dabei zusammen. Die erste, oropharyngeale Phase steht anfänglich noch unter willkürlicher Kontrolle. Die zweite, sog. oesophageale Phase wird vorwiegend durch die Muskulatur der Speiseröhrenwand in Gang gesetzt. Sie hängt einerseits von der zentralen Koordination, andererseits auch von der lokalen intramuralen Innervation ab. Der Schluckvorgang, der unter Mitwirkung von mehr als 25 vorwiegend quergestreiften Muskeln abläuft, wird durch komplizierte stimulierende und inhibierende Signale im Schluckzentrum des Hirnstammes gesteuert. Dieses neuromuskuläre Reaktionsmuster kann durch Stimulation eines einzigen Nerven, des N. laryngeus superior, ausgelöst werden. Obwohl die Induktion des Schluckaktes unter dem Einfluß des Willens steht, laufen die folgenden Reflexmechanismen ohne Beteiligung des Bewußtseins ab.

Der Schluckakt kann von zwei Gesichtspunkten aus betrachtet werden: Mechanisch als Bolusbewegung durch Konstriktion und Relaxation der Muskulatur und neurophysiologisch als im Schluckzentrum koordinierte afferente und efferente Aktivität

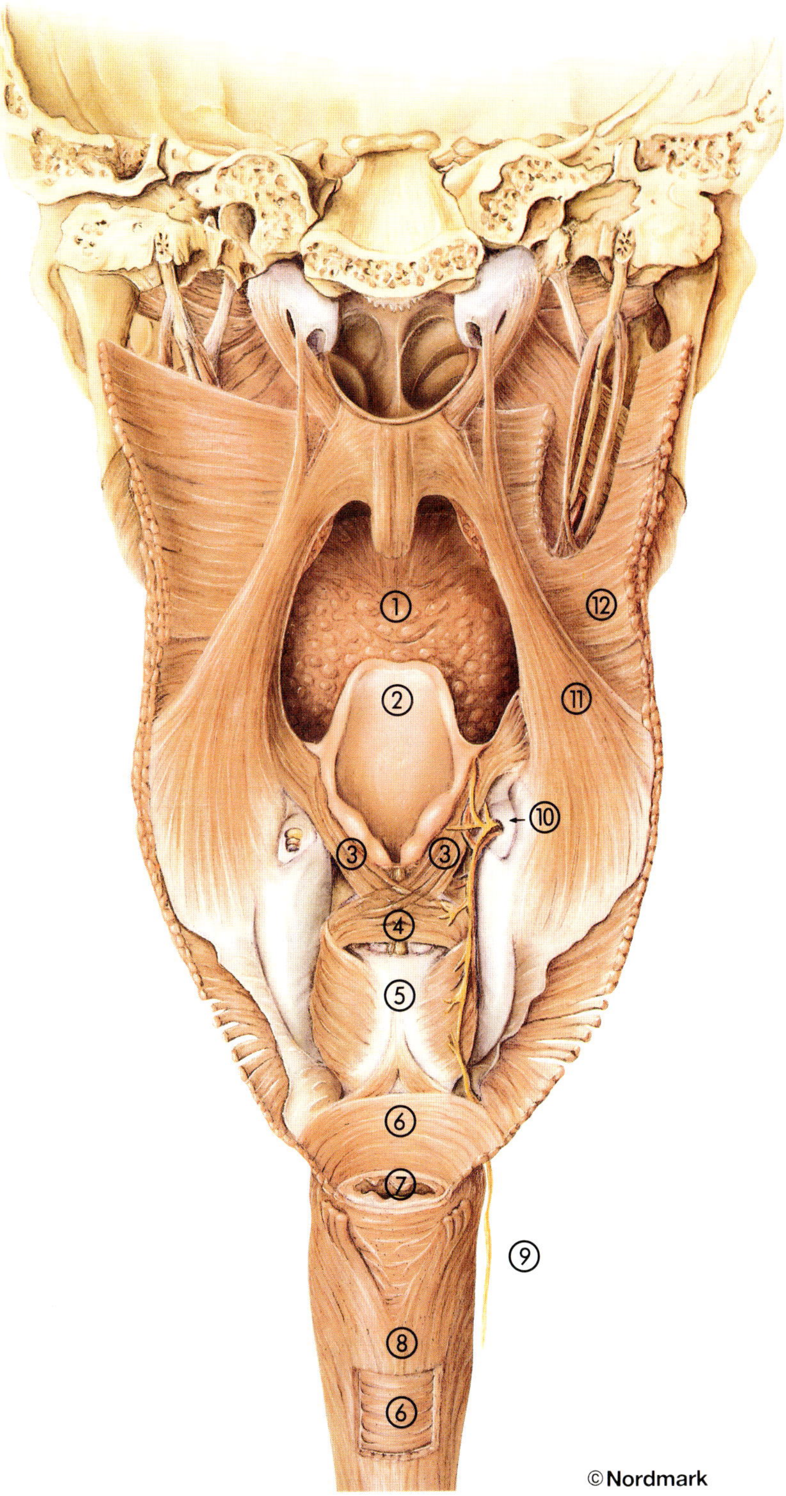

① Zungenwurzel, ② Epiglottis, ③ M. arytenoideus obliquus, ④ M. arytenoideus transversus, ⑤ Ursprung der longitudinalen Oesophagusmuskulatur, ⑥ zirkuläre Muskulatur des Oesophagus, ⑦ Oesophagusschleimhaut, ⑧ longitudinale Muskulatur des Oesophagus, ⑨ N. recurrens, ⑩ N. laryngeus superior, ⑪ M. palatopharyngeus, ⑫ M. constrictor pharyngis.

des Nervensystems, wobei zahlreiche Motoneuronen eine gleichmäßige, synergistische Antwort der glatten und auch der quergestreiften Muskulatur bewirken.
Der zu schluckende Bolus wird von der Zunge gegen den harten Gaumen gepreßt und so nach hinten geschoben. Sobald durch den Kontakt des Bolus mit den vorderen Pharynxpfeilern, der Zungenbasis sowie dem weichen Gaumen afferente Impulse ausgelöst werden, unterliegt der Schluckvorgang nicht mehr der willkürlichen Kontrolle. Von hier an übernehmen Reflexmechanismen den weiteren Transport. Indem der Bolus den Kehldeckel nach unten drückt und der weiche Gaumen sich hebt, wird der Nasen-Rachenraum verschlossen. Die Zunge schiebt den Bolus weiter in den Rachen, die Atmung wird jetzt für 0,5–3,5 Sek. angehalten, die Stimmritze geschlossen. Zungenbein und Kehlkopf heben sich so weit, daß die Epiglottis den Zugang zum Larynx weitgehend abdeckt.
Die Schließmuskeln des unteren Rachens erschlaffen, und die Zunge kann so den Bolus in den Oesophagus drängen, wo er nach Schließen des oberen Oesophagussphinkters weiter in Richtung Magen transportiert wird. Danach senkt sich der Kehlkopf wieder und die Atmung geht weiter. Die peristaltische Welle der Oesophagusmuskulatur befördert nun den Bolus bis in den Magen.

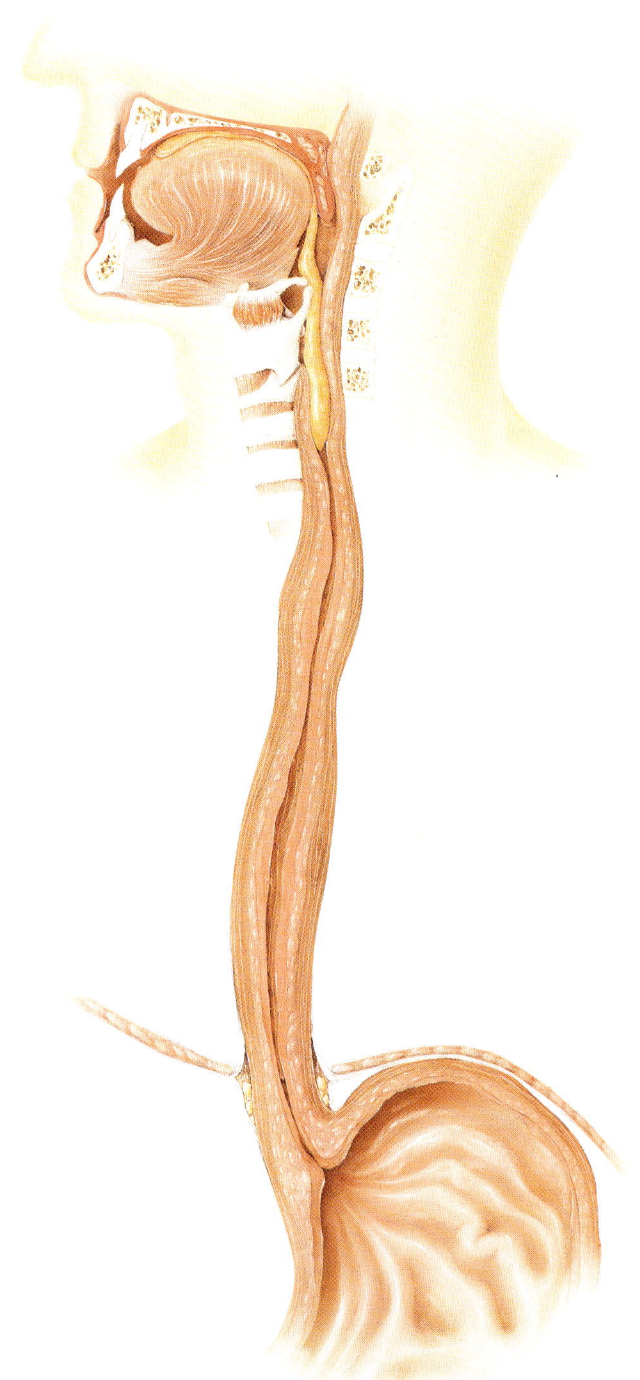

Die Speiseröhre ist funktionell gesehen das einfachste Segment des Gastrointestinaltraktes und hat als einzige Aufgabe den Transport der aufgenommenen Nahrung in den Magen. Der Oesophagus besitzt normalerweise keine spontane motorische Aktivität. Er besteht im oberen Drittel aus quergestreifter, im unteren Drittel dagegen aus glatter Muskulatur, während in der dazwischenliegenden Zone glatte und quergestreifte Muskelbündel nebeneinander vorkommen. Die Muskulatur, besonders deutlich im unteren Drittel, ist in eine longitudinale und eine zirkuläre Lage gegliedert, die sich über den gesamten Magen-Darm-Kanal fortsetzen.

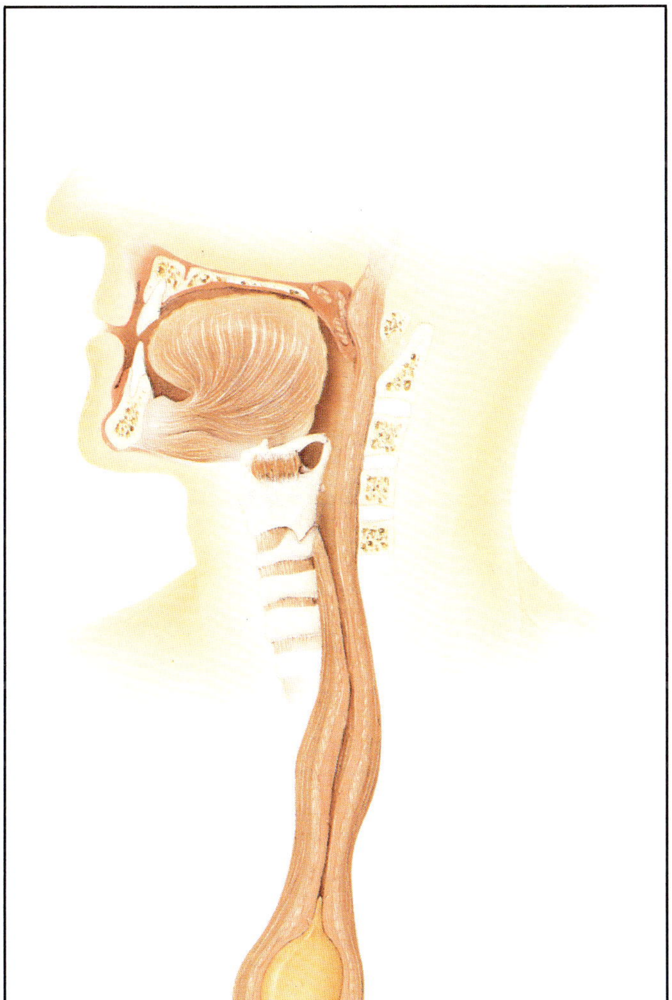
©Nordmark

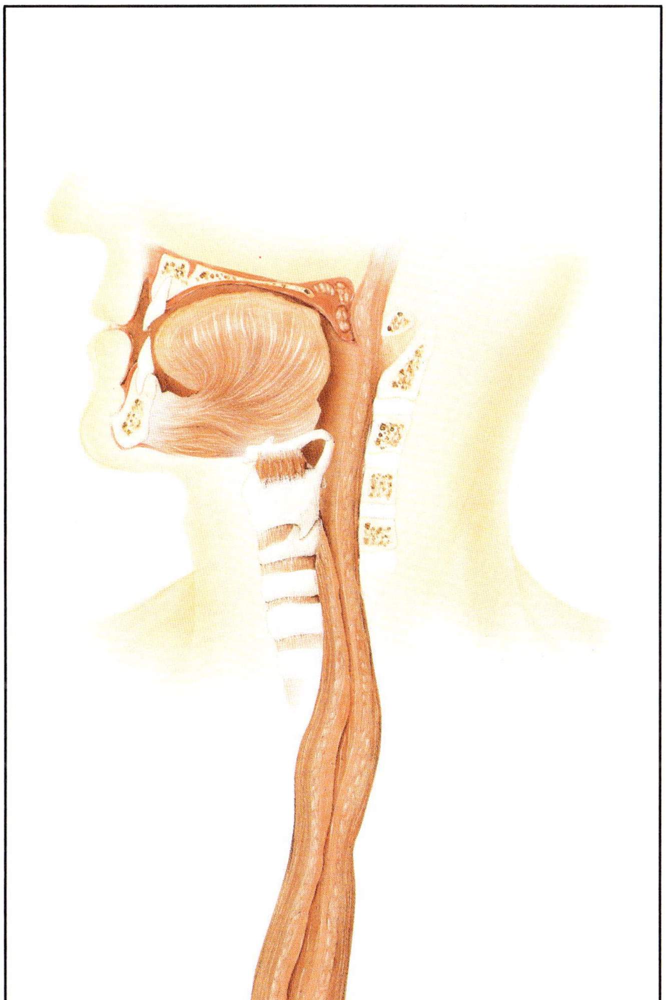
©Nordmark

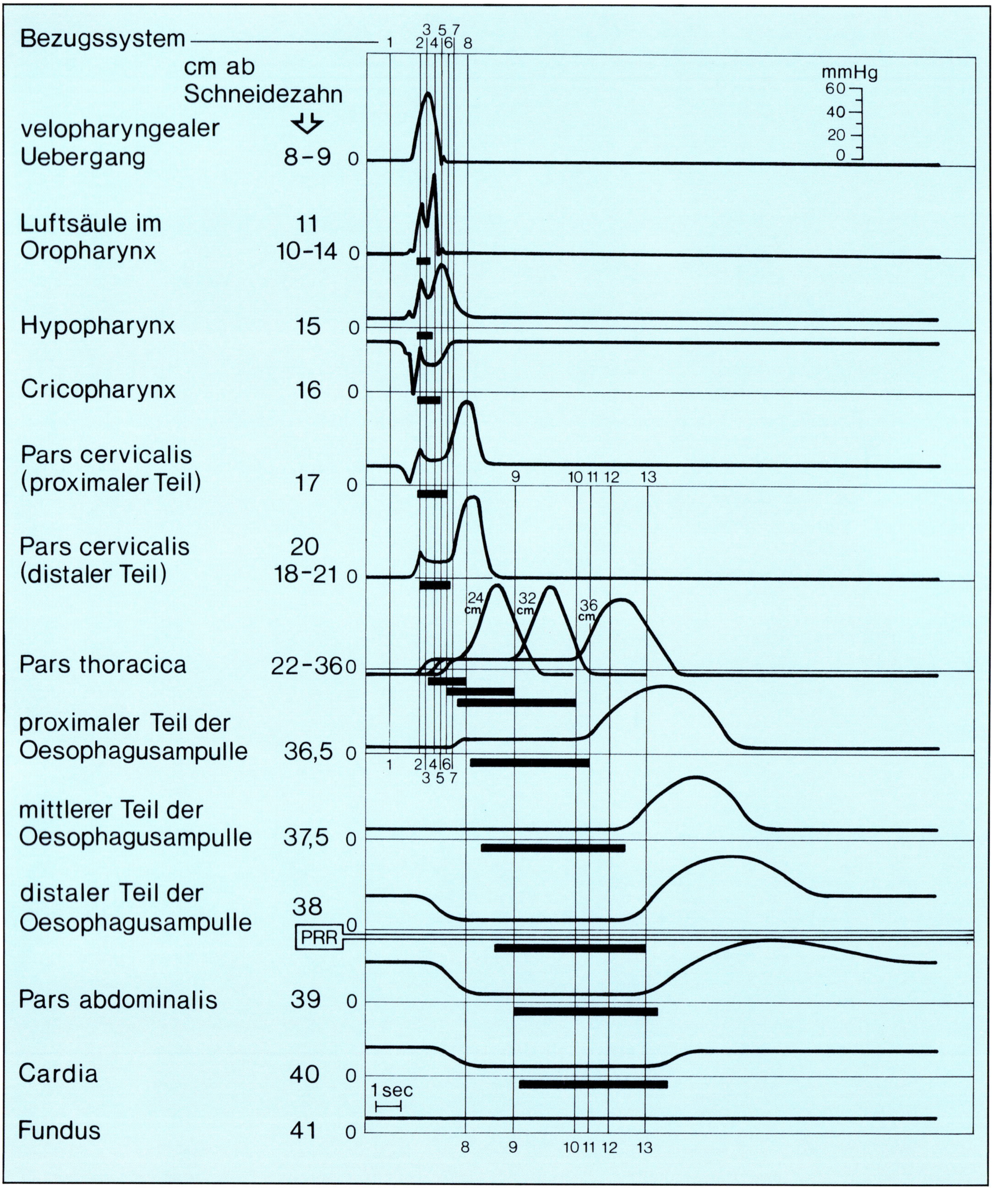

Bezugssystem
cm ab Schneidezahn
mmHg
60
40
20
0
velopharyngealer Uebergang
8-9
Luftsäule im Oropharynx
11
10-14
Hypopharynx
15
Cricopharynx
16
Pars cervicalis (proximaler Teil)
17
Pars cervicalis (distaler Teil)
20
18-21
24 cm
32 cm
36 cm
Pars thoracica
22-36
proximaler Teil der Oesophagusampulle
36,5
mittlerer Teil der Oesophagusampulle
37,5
distaler Teil der Oesophagusampulle
38
PRR
Pars abdominalis
39
Cardia
40
Fundus
41
1 sec

Obwohl der Oesophagus aus diesen unterschiedlichen Muskelanteilen besteht, verläuft die peristaltische Bewegung sehr uniform. Sie beginnt mit dem Öffnen des oberen Sphinkters, des untersten Abschnitts des M. constrictor pharyngis inferior, und sie verläuft ohne Unterbrechung bis zur Cardia. Mit einer Geschwindigkeit von 2–4 cm/Sek. erreicht sie den Magen nach ca. 9 Sek. Dabei wird die peristaltische Welle breiter und zunehmend langsamer, je weiter sie nach kaudal fortschreitet (s. nebenst. Abb.).

Ursprünglich unterschied man zwischen primärer und sekundärer Peristaltik und nahm an, daß die primäre Peristaltik, der eigentliche Schluckvorgang, durch Impulse aus dem Schluckzentrum gesteuert wird, während die sekundäre Peristaltik über neurale, intramurale Ganglien ausgelöst wird und der Verhinderung eines Refluxes aus dem Magen oder der Entfernung von im Oesophagus verbliebenen Bolusresten dient. Heute geht man davon aus, daß beide Motilitätsformen nicht voneinander zu trennen sind, da sie gleichzeitig durch zentrale und murale nervöse Strukturen gesteuert werden. Dies scheint durch das enge Nebeneinander funktionell verflochtener, unterschiedlich arbeitender Muskelarten auch einleuchtend. Hat die peristaltische Welle der Oesophagusmuskulatur den Bolus bis in den Magen befördert, wird der untere Abschnitt der Speiseröhre durch einen Sphinktermechanismus wieder verschlossen. Dies geschieht mit einem sog. Wring-Mechanismus, der aufgrund der Verwindung der Oesophagusmuskulatur möglich ist (s. S. 26). Heiße oder kalte Speisen modulieren durch die Temperaturdifferenz die Peristaltik. Heiße Substanzen erhöhen Geschwindigkeit und Amplitude der peristaltischen Welle, kalte erniedrigen sie und können sie sogar völlig aufheben. Saure Speisen stören und verzögern sowohl den Verschlußmechanismus des unteren Oesophagussphinkters als auch die Peristaltik des Oesophagus selbst. Ein Reflux von saurem Mageninhalt hat die gleichen Auswirkungen.

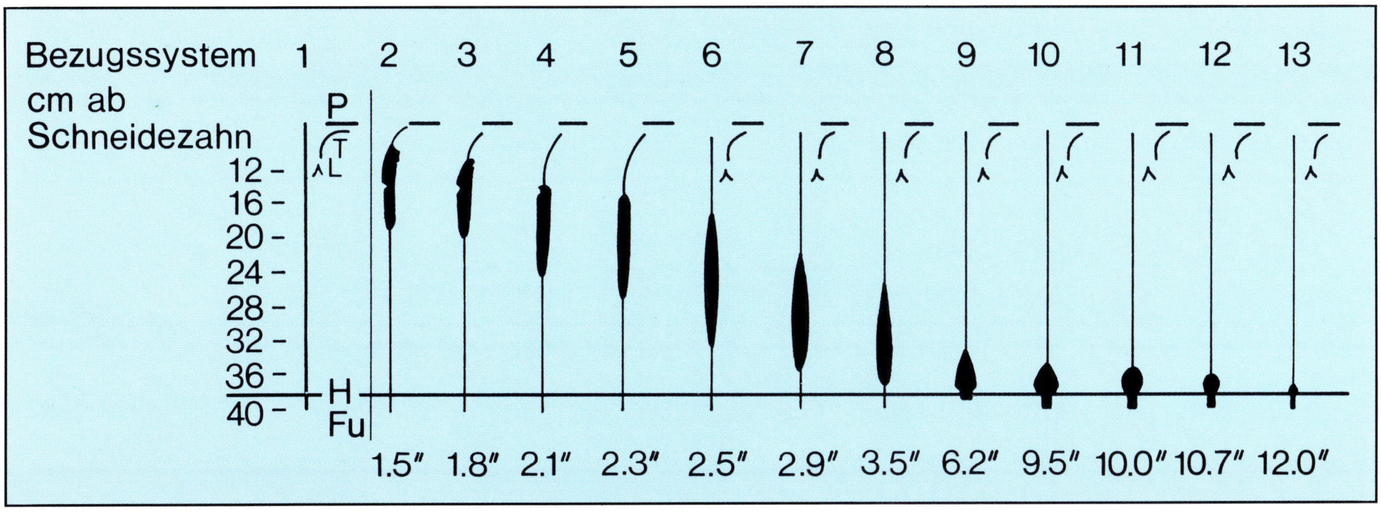

Nebenst. Abb.: Druckverhältnisse und zeitlicher Ablauf der Peristaltikwelle von der Mundhöhle bis in den Magen. Der atmosphärische Druck wurde gleich Null gesetzt. Die vertikalen Linien (1–13) entsprechen jeweils dem Zeitpunkt der Röntgenaufnahmen in obenst. Abb. Die Dauer, in der der Bolus auf jedem Niveau verbleibt, ist durch die horizontalen schwarzen Balken unter den Kurven gekennzeichnet. PRR zeigt den Bereich, an dem die Atembewegung von thorakal auf abdominal umschaltet.

Obenst. Abb.: Der Röntgenkontrastbolus ist dunkel dargestellt. Der sequentielle Ablauf stellt eine normale geordnete Schluckbewegung dar, die eine fortlaufende Peristaltikwelle vom Pharynx bis zum Magen umfaßt. Die untere Zahlenreihe zeigt den zeitlichen Abstand der einzelnen Röntgenaufnahmen.
P = Niveau des Palatum durum, T = Zunge, L = Larynxeingang, H = Hiatus (Durchtritt des Oesophagus durch das Zwerchfell), Fu = Fundus. Der Larynx ist bei Position 2–5 geschlossen.

Eine starke funktionelle Barriere bildet der Übergang zwischen Speiseröhre und Magen. Die Sphinkterfunktion des Oesophagusendes ergibt sich aus der besonderen Anordnung der Muskelschichten sowie aus dem ausgeprägten submukösen venösen Plexus, der mit den Magenvenen portokavale Anastomosen bildet. Hier liegt eine intraluminale Zone, deren Druck über dem des Magens und über dem des Oesophagus liegt. Etwa 2,5 Sek. nach Einleitung des Schluckens relaxiert dieser untere Sphinkter, also deutlich bevor der Bolus ihn passiert. Er bleibt ca. 10–12 Sek. offen, bis die von oben nach unten verlaufende peristaltische Welle ihn erreicht hat, und schließt sich nach Passage des Bolus wieder.

Dieser Sphinkter ist keine starre Barriere, sondern er reagiert auf zahlreiche Stimuli mit einer Veränderung seines Ruhetonus: Ein Anstieg des intraabdominalen Druckes erhöht den Tonus des unteren Oesophagussphinkters. Magendehnung ohne Druckerhöhung erniedrigt ihn. Diese Mechanismen werden humoral und nervös gesteuert. Acetylcholin, Noradrenalin und Gastrin modifizieren diesen funktionellen Sphinktereffekt.

Da durch den Oesophagus auch relativ grobe Nahrungsbestandteile transportiert werden müssen, ist seine Muskelausstattung, die Muscularis propria, besonders kräftig. Sie besteht aus einer inneren Ringfaser- und einer äußeren Längsfaserschicht (vgl. Abb. S. 27). Die zirkulären Fasern sind durch schraubenförmige, sich überkreuzende Faserzüge mit der longitudinalen Schicht verbunden (s. nebenst. Abb.). Die längsgespannte Muskulatur ist im Hiatus oesophageus durch die sog. Leimersche Membran (L) verankert. Damit ist bei einer Kontraktion des terminalen Oesophagus eine gleichzeitige Erweiterung höherer Abschnitte möglich. Zusätz-

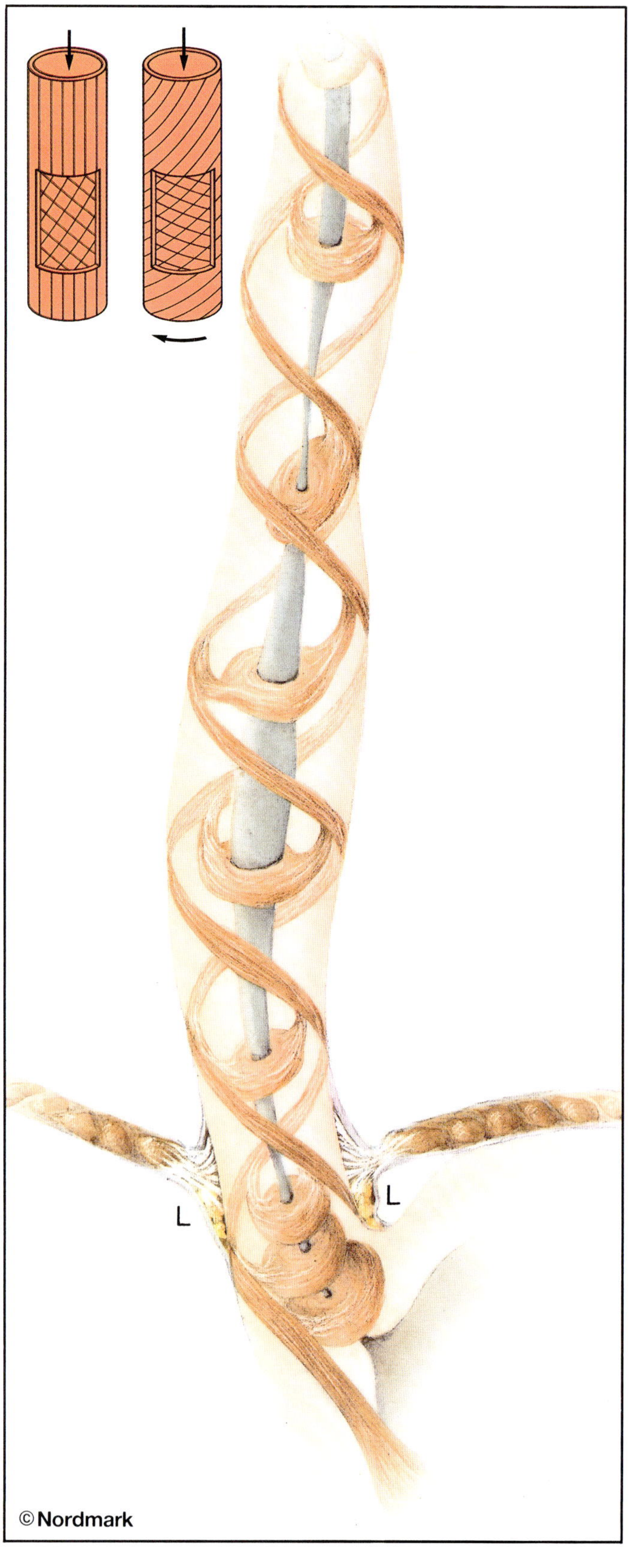

Verlauf der Muskelzüge am Oesophagus mit Dehnungsverschluß. Die Einsatzbilder verdeutlichen die scherengitterartige Anordnung der Muskelschichten.

Querschnitt durch den Oesophagus. Färbung H. E., Vergr. 16fach.
Unterer Bildabschnitt: Ausschnitt aus der inneren Oesophaguswand. Färbung H. E., Vergr. 80fach.
① Epithel
② Lamina propria
③ Lamina muscularis mucosae
④ Tela submucosa
⑤ Tela muscularis

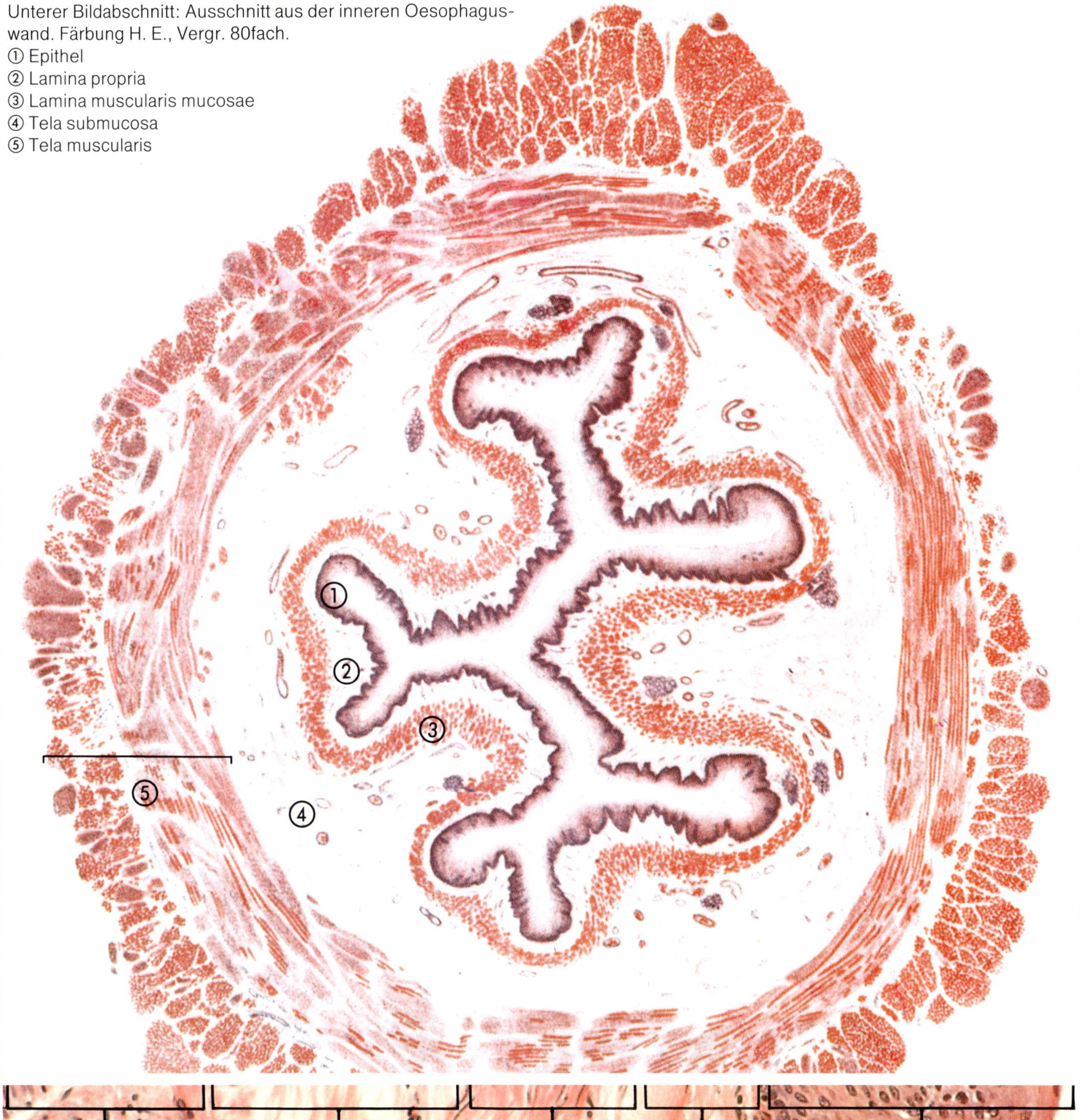

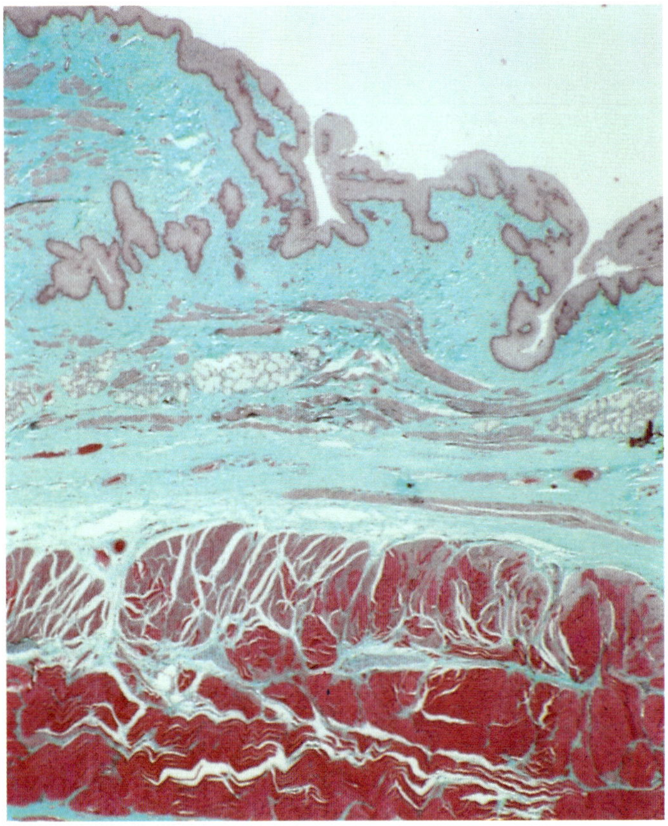

lich liegt eine innere Muscularis mucosae (Abb. S. 27) unter der Schleimhaut, wodurch diese eine gewisse Eigenmotilität erhält. Die Ausführungsgänge der in der Submukosa liegenden mukoiden Drüsen können von lymphatischem Gewebe umgeben sein. Diese Drüsen sezernieren einen dünn- bis zähflüssigen Schleim als Oberflächenschutz. Die Lamina epithelialis der Mukosa wird von einem in mechanischer Hinsicht widerstandsfähigen, mehrschichtigen, nicht verhornenden Plattenepithel gebildet.

Nebenst. Abb.: Übersicht über die Wand des Oesophagus im Längsschnitt. Dem mehrschichtigen Deckepithel mit Schleimhautfalten ist lockeres Bindegewebe unterlagert, dem sich eine dünne Lage glatter Muskulatur anschließt. Die T. muscularis ist geschichtet und schließt glatte und quergestreifte Muskelfaserbündel ein. Färbung: Goldner; Vergr. 3,5fach.

Untenst. Abb.: Ausschnitt aus der Wand des Oesophagus mit Schleimhautfalten, schwacher Lamina muscularis mucosae und breiter T. muscularis. Färbung: Goldner; Vergr. 3,5fach.

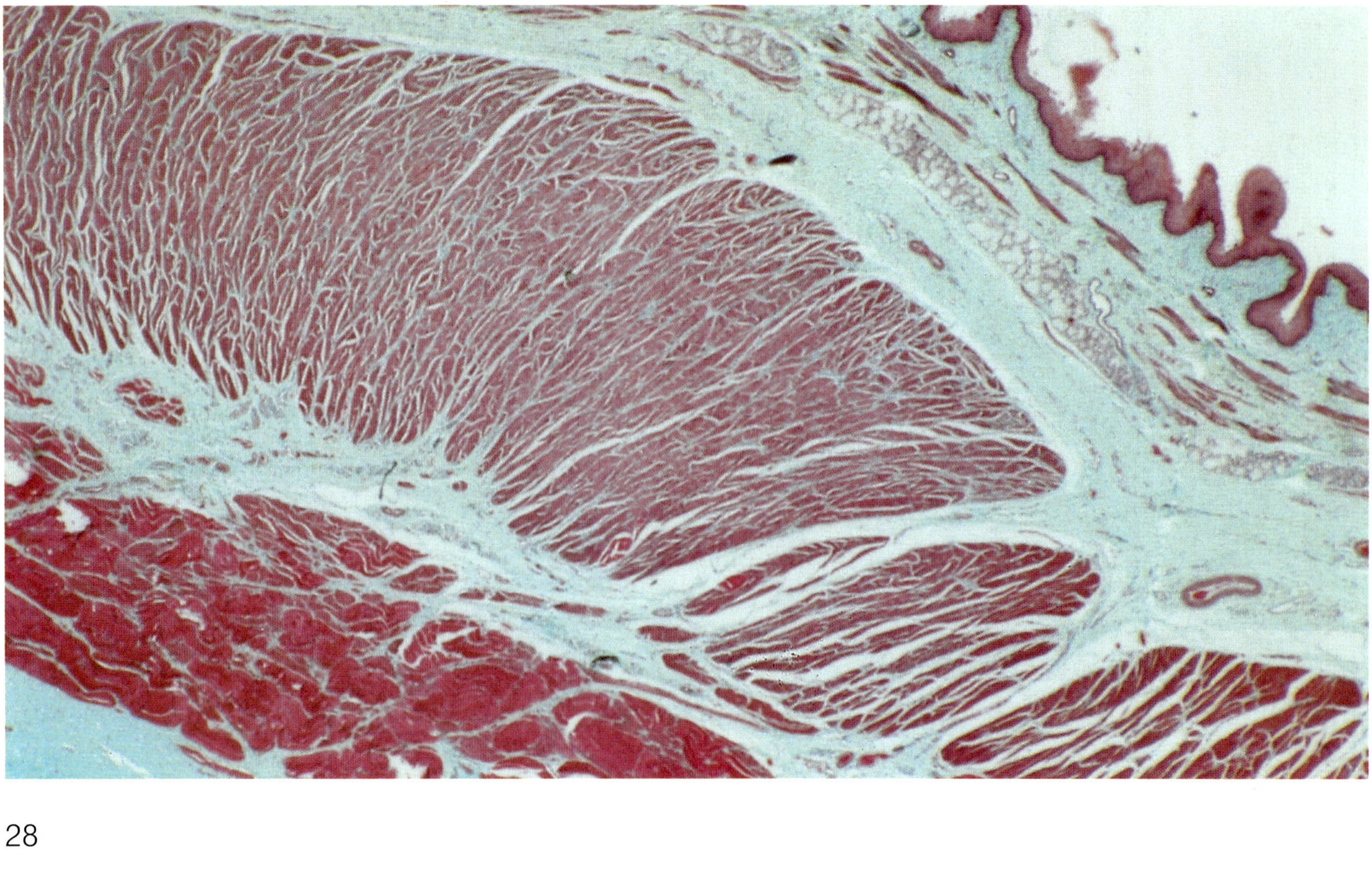

Innervation des Oesophagus

Die Kenntnis der Innervation des Oesophagus ist immer noch lückenhaft. Obwohl die quergestreifte Muskulatur des Oesophagus scheinbar nicht anders innerviert ist als die übrige quergestreifte Skelettmuskulatur, zeigt sie doch die Kontraktionsmerkmale der glatten, vegetativ innervierten Muskulatur. Sie kontrahiert sich langsam für 1–2 Sek., um dann wiederum langsam zu erschlaffen. Die Nervenversorgung des oberen Oesophagussphinkters erfolgt durch den N. glossopharyngeus. Man nimmt an, daß die motorische Innervation der glatten Muskulatur des Oesophagus parasympathisch über den N. vagus erfolgt. Ein autonomer intramuraler Plexus (Auerbach) liegt zwischen longitudinaler und zirkulärer Muskelschicht und erstreckt sich über die gesamte Länge des Oesophagus. Vereinzelt sind in der Submukosa auch Ganglien des hauptsächlich im Darm vorkommenden Meissnerschen Plexus zu finden. Im übrigen wird der Oesophagus über den von beiden Nn. vagi gebildeten Plexus oesophageus innerviert. Sympathikusfasern kommen aus dem Ganglion cervicothoracicum sowie aus dem Brustgrenzstrang und dem Sympathikusgeflecht um die Brustaorta. Obwohl die Speiseröhre nur im oberen Abschnitt unter willkürlicher Kontrolle steht, wird bei Unterbrechung der nervösen Verbindungen zum Zentralnervensystem ihre Funktion insgesamt aufgehoben. Dies unterscheidet sie von Magen, Darm und Gallenblase, deren Funktionen auch bei Unterbrechung oder Verletzung ihrer externen Nervenversorgung autonom durch intramurale Ganglien weiter ablaufen. So ist der Schluckakt eine komplexe neuromuskuläre Kettenreaktion, die durch einen dem Willen unterliegenden Vorgang sowie durch zentralnervöse Steuerung im Schluckzentrum kontrolliert wird. Lokale Reflexbögen des oberen und unteren Verschlußapparats der Speiseröhre verhindern, daß Luft in den Magen eindringen und Mageninhalt zurück in den Oesophagus aufsteigen kann.

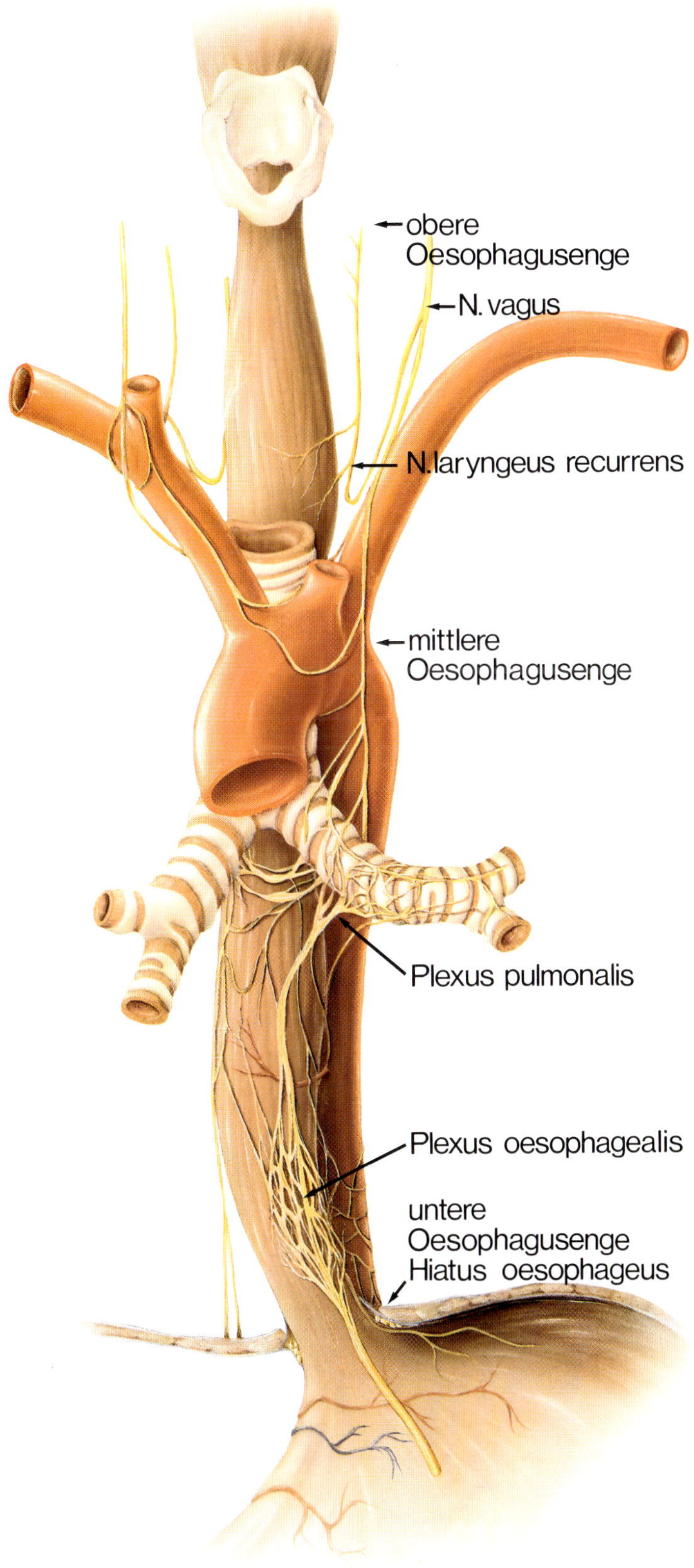

Der Übergang zum Magen

Im unteren Oesophagusabschnitt, der funktionell durch einen Sphinkter gekennzeichnet ist, kommt es zur Richtungsänderung der longitudinal verlaufenden Muskelfasern und zur Ausbildung eines Wring-Verschlusses, der das Lumen einengt. Die subepithelialen Venen des untersten Oesophagusabschnittes sind so stark entwickelt, daß sie einen Venenplexus oder ein Venenpolster bilden, das in der Lage ist, den durch den Sphinkter eingeengten Oesophagus vollständig gegen den Magen abzudichten (Abb. A). Entwickelt sich ein portaler Hochdruck, z.B. durch eine Abflußbehinderung des Pfortaderblutes im Gefolge einer Leberzirrhose, fließt das Blut aus der Pfortader retrograd über die Magenvenen und die portokavalen Anastomosen in Richtung unterer Oesophagus. Damit entwickeln sich in dessen Venenplexus infolge Überlastung Krampfadern, die sog. Oesophagusvarizen, aus denen es zu schweren, oft tödlichen Blutungen kommen kann (Abb. B).

Der Bereich der Cardia ist stark mit lymphatischem Gewebe versorgt, in das auch Lymphe aus den höher gelegenen Abschnitten des Oesophagus einfließt. Es ist außerdem mit weiter entfernt liegenden Lymphknoten verbunden, so daß sich Bakterien, Toxine oder maligne Zellen von hier aus verbreiten können.

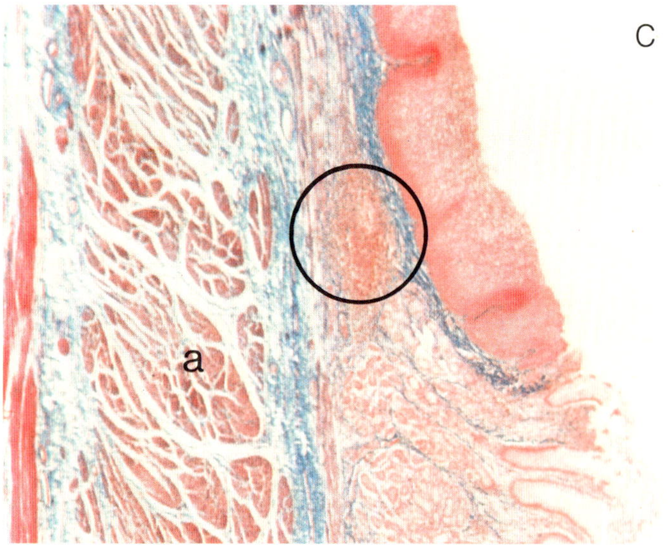

C

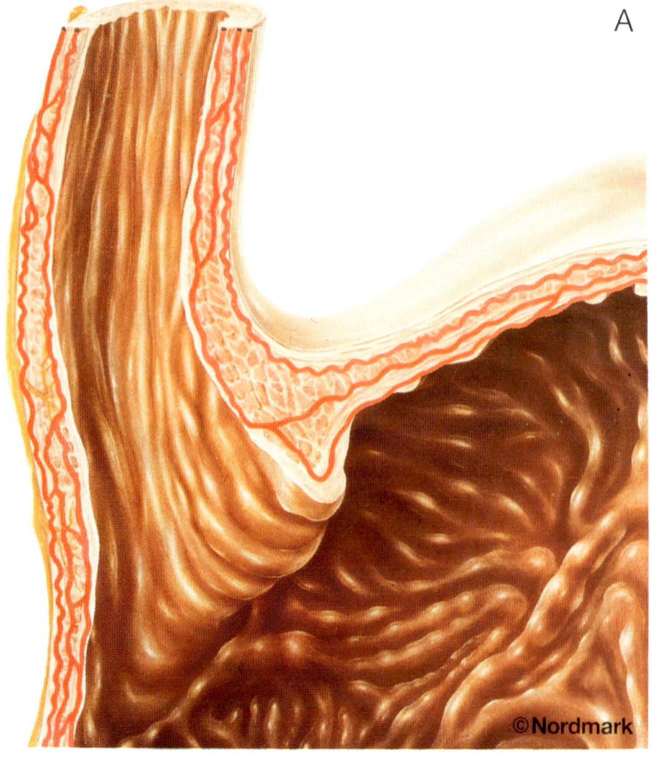

A

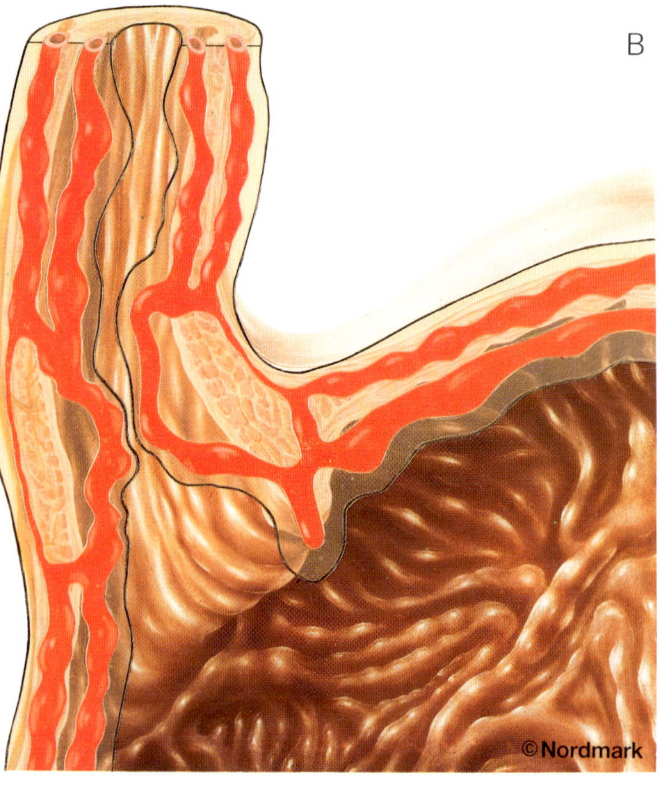

B

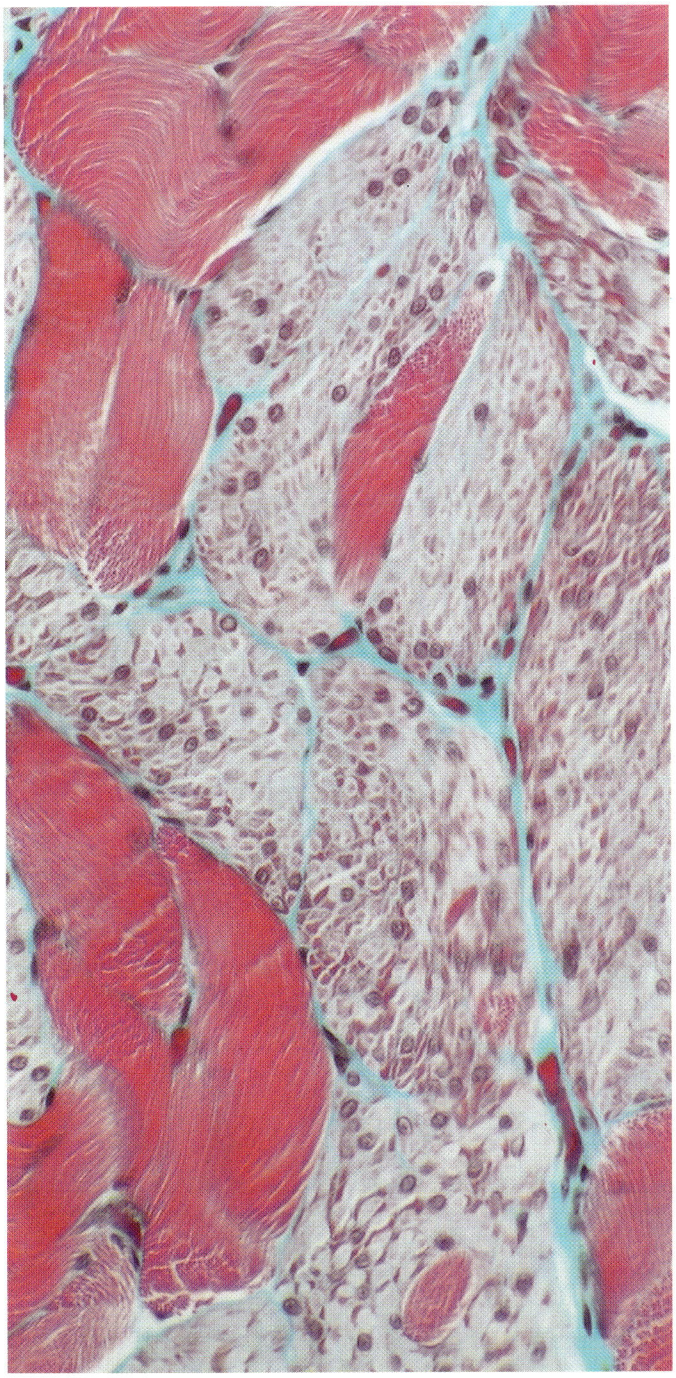

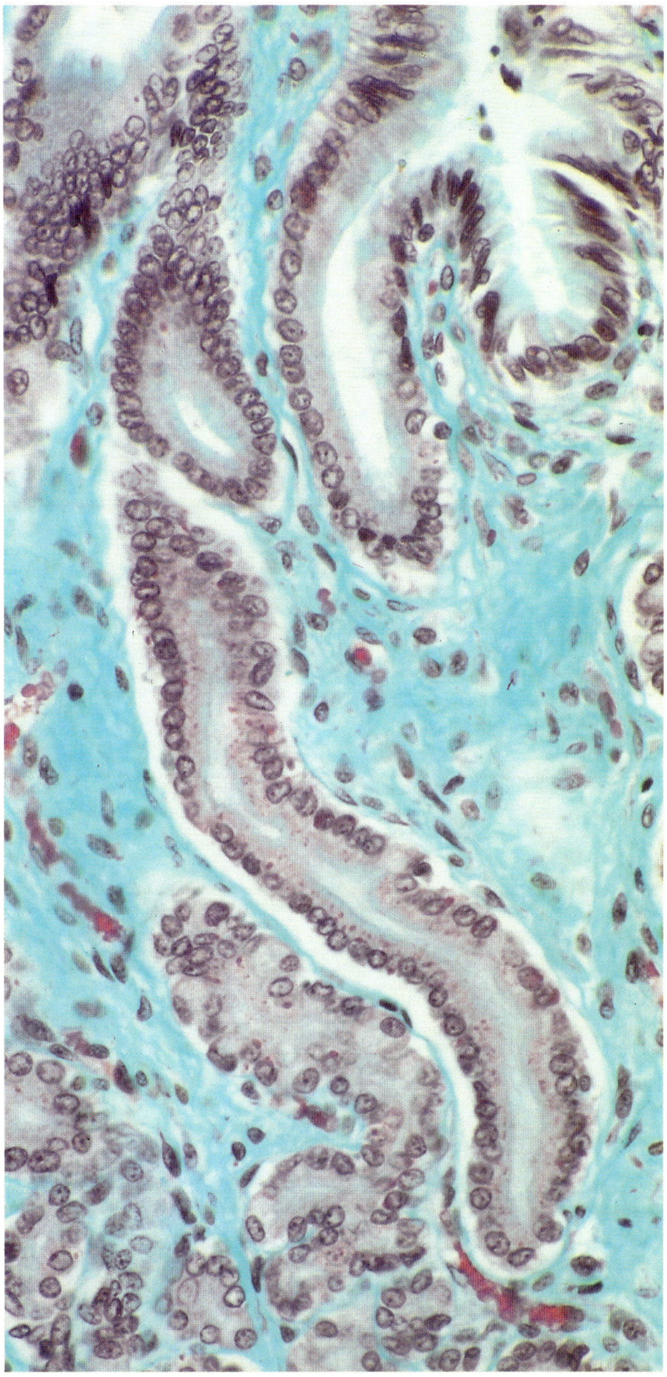

Abb. S. 30, C: Längsschnitt durch die Cardia-Region des Menschen (oberer Bildabschnitt: Oesophagus, unterer Bildabschnitt: Magen). Beachtenswert ist der abrupte Wechsel des Schleimhautepithels sowie ein lymphatisches Infiltrat (Kreis) in der Lamina propria der Oesophagusschleimhaut.
ⓐ = sehr kräftig entwickelte Ringmuskelschicht der Tunica muscularis mit reich entfaltetem Bindegewebsnetz. Färbung: Azan; Vergr. 9fach.

Obenst. Abb. links: Ausschnitt aus der T. muscularis des Oesophagus mit inniger Durchflechtung glatter (hellrosa) und quergestreifter Muskelfaserbündel (altrosa), im Schrägschnitt. Färbung: Goldner; Vergr. 25fach.

Obenst. Abb. rechts: Cardiadrüsen mit Anschnitten aus der oberflächennahen Zone. Foveolae gastricae verzweigt am Drüsengrund. Schläuche leicht gewunden und geknäult. Färbung: Goldner; Vergr. 25fach.

Der Magen –
Bau und Funktion

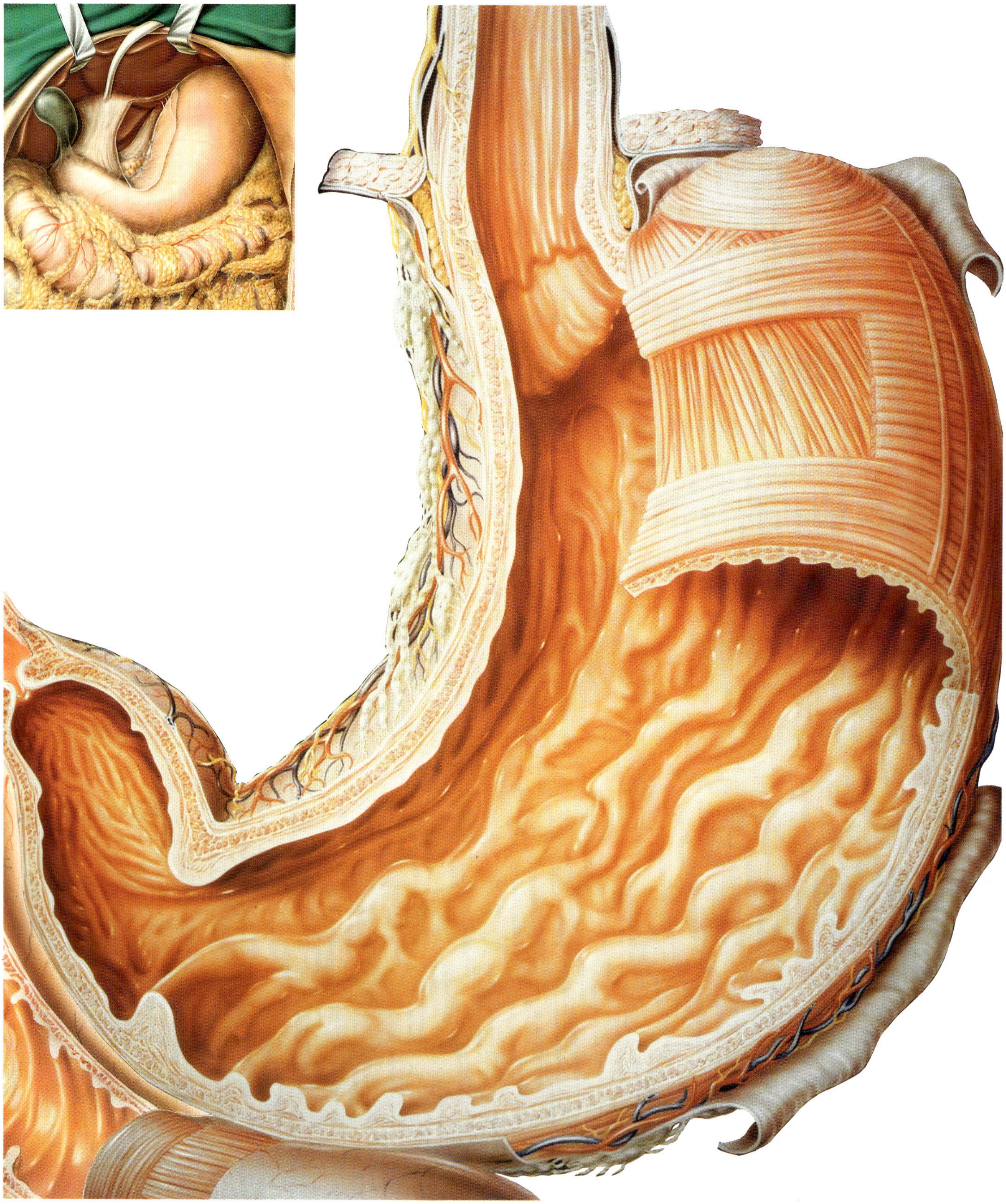

Der Magen schließt mit der Pars cardiaca an die Einmündung des Oesophagus an. Er kann sich sackförmig bis auf ein Volumen von ca. 1500 ml erweitern (s. Abb. unten links). Dieser in den Verdauungsweg eingefügte Muskelschlauch besitzt nahrungszerkleinernde und -aufschließende Funktionen; als Resorptionsorgan spielt er nur eine untergeordnete Rolle. Durch die Motilität des Magens wird feste Nahrung mit den Sekreten seiner Drüsen durchmischt und bis auf eine bestimmte Teilchengröße zerkleinert. Der so „gecutterte" Speisebrei, der sog. Chymus, wird hier durch den Zustrom von Flüssigkeit isoosmotisch gemacht; außerdem wird die in der Mundhöhle eingeleitete Verdauung mit Hilfe des Magensaftes, der Salzsäure und Verdauungsfermente wie z.B. Pepsin enthält, fortgesetzt. Die Pufferkapazität und eine fein abgestimmte Motorik passen die ungleichmäßige Nahrungsaufnahme den digestiv-resorptiven Funktionen des nachgeschalteten Verdauungstraktes an.

Sowohl die Form als auch die Lage des Magens unterliegen funktionsbedingt und entsprechend dem Füllungszustand einem ständigen Wechsel. Anatomisch wird der Magen in 5 Regionen unterteilt (s. Abb. unten rechts): Zur Speiseröhre hin wird er durch die Pars cardiaca (1) begrenzt, zum Magenausgang hin durch den Canalis pyloricus (5). Drei Regionen machen das Hauptvolumen aus: Fundus (2), Corpus (3) und Antrum (4). Links von der Mündung erhebt sich kuppelförmig zum Zwerchfell hin der Fundus (Fornix) ventriculi. Zwischen diesem und dem Oesophagus schneidet die Incisura cardiaca (7) ein. Sie ist Ausgangspunkt der großen Kurvatur (8). Den Hauptteil bildet das Corpus ventriculi, das in die Pars pylorica (4 + 5) übergeht. Deren oberer Teil, das Antrum pyloricum, verengt sich zum Canalis pyloricus und mündet mit dem Ostium pyloricum (6) in den Dünndarm. An der Grenze zwischen Corpus und Antrum weist die kleine Kurvatur (9) einen Angulus auf, die Incisura angularis (10).

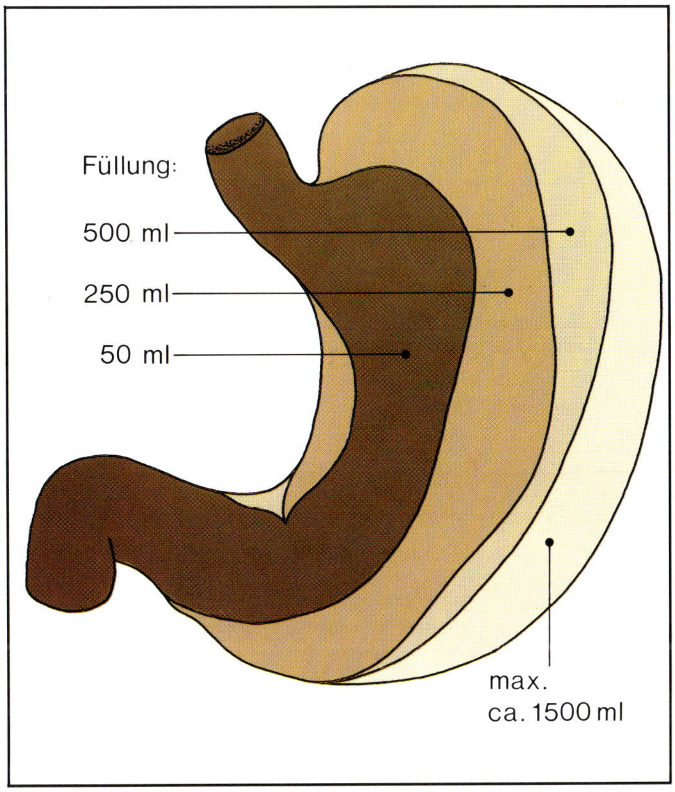

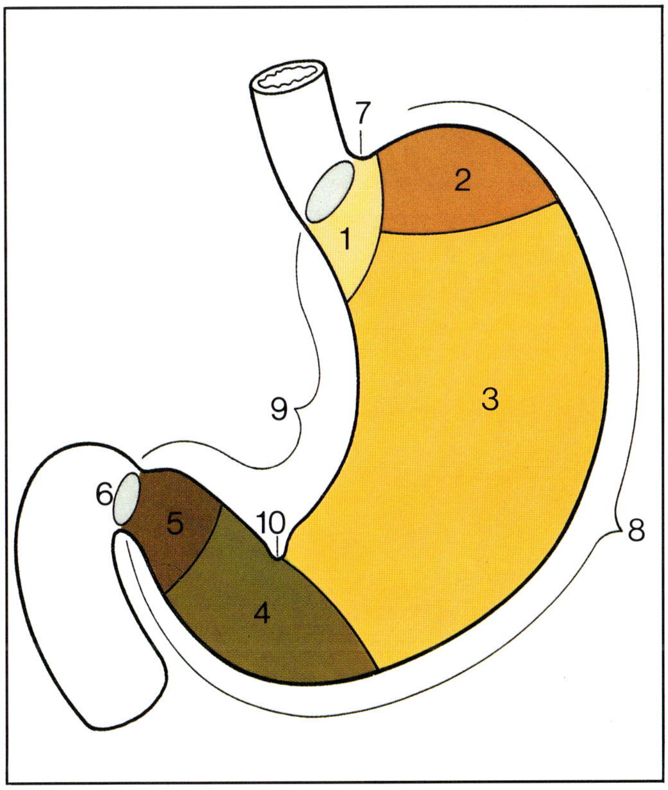

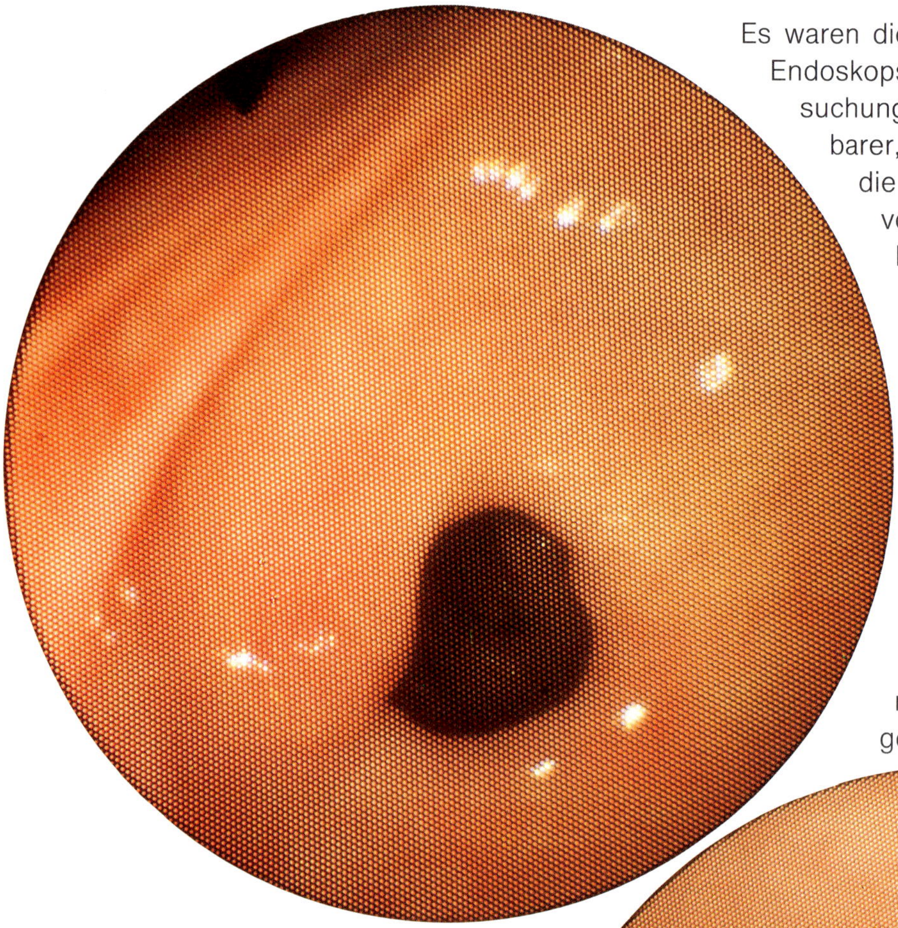

Es waren die technischen Weiterentwicklungen des Endoskops, die die Endoskopie zur Routineuntersuchung werden ließen. Mit Hilfe gut abwinkelbarer, kleinkalibriger Instrumente lassen sich die oberflächlichen Schleimhautverhältnisse von Oesophagus, Magen und Duodenum bis über die Papilla Vateri hinaus ohne stärkere Belastung des Patienten in einem Untersuchungsgang ambulant überprüfen. Solche Einblicke ermöglichen eine gezielte Betrachtung aller Oesophagus- und Magenpartien und des Duodenums. Der Vorteil gegenüber einer Röntgenuntersuchung besteht darin, daß oberflächliche Schleimhautläsionen erkannt werden können, wie infektiöse Oesophagitiden, Oberflächenveränderungen durch Reflux; auch gering ausgeprägte Oesophagusvarizen können ebenso wie oberflächliche karzinomatöse Veränderungen ausgemacht werden. Im Magen lassen sich neben den Ulzerationen mit Randwallbildung auch kleine Erosionen der Schleimhaut und entzündliche Veränderungen erkennen. Eine Gewebsprobenentnahme an kritischen Stellen kann gezielt durchgeführt werden. Erst die Endoskopie mit ihren bioptischen Möglichkeiten führte zur ultrastrukturellen Erkennung der Bedeutung von Campylobacter pylori für die Pathogenese des Ulcusleidens. Die beiden Aufnahmen zeigen gastroskopische Bilder vom Antrum mit Blick auf den Pylorus. Die Öffnungen deuten darauf hin, daß der Pylorus nicht ständig fest verschlossen ist, so daß ein geringer Reflux von Dünndarminhalt in den Magen als physiologisch angesehen werden kann.

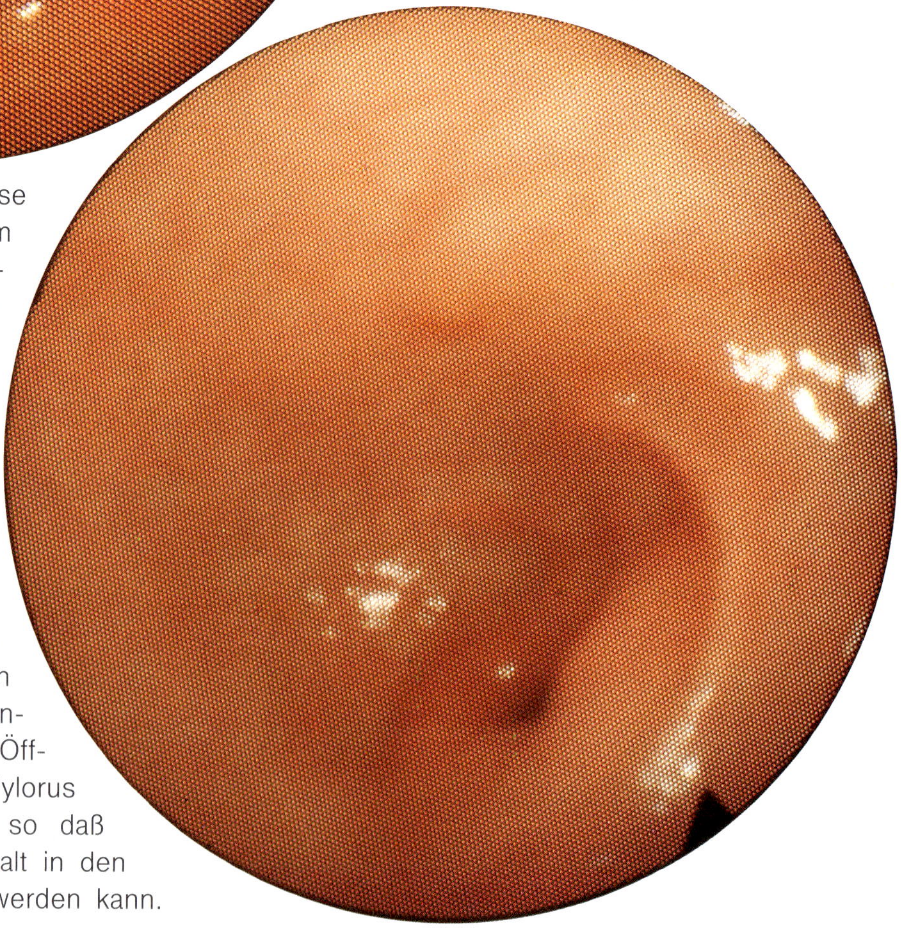

Muskulatur und Innervation

Die Tunica muscularis ist aus Bündeln glatter Muskelzellen aufgebaut. Sie ist der Motor des Magens mit eigenen „Schrittmachern“ (vgl. S. 46).
Im Unterschied zu den übrigen Abschnitten des Verdauungskanals ist die Tunica muscularis des Magens durch drei Muskelschichten gekennzeichnet. Zur äußeren Längsmuskelschicht (untenst. Abb. (1)) und inneren Ringmuskelschicht (2) kommt noch eine innerste, schräg verlaufende Muskellage (4) hinzu, die aber kein geschlossenes Blatt bildet. Sie erstreckt sich von der Incisura cardiaca bis zur Grenze zwischen Corpus und Pars pylorica. Die kleine Kurvatur und die Pars pylorica bleiben frei. Diese sehr steil verlaufenden Fasern strahlen in relativ gleichmäßigen Abständen bogenförmig gespreizt in die Ringmuskulatur ein. So entstehen langgezogene, schraubig verlaufende Muskelschlingen in der Corpusmuskulatur, die dem Magen eine besondere Entfaltungs- und Dehnungsfähigkeit verleihen. Nur im Antrum besteht eine deutliche Zweischichtung.
Ohne koordinierte Funktion der glatten Muskulatur ist eine Kontraktion und Relaxation des Magens und somit ein geordneter Verdauungsprozeß nicht möglich. Durch Hemmung ihres spontanen Tonus kann die glatte Muskulatur erschlaffen, wodurch sich z.B. Sphinkteren öffnen oder der Mageninhalt umgeschichtet wird. Andererseits sorgen Kontraktionen der glatten Muskulatur für die propulsiven Kräfte, die den Mageninhalt in den nachgeschalteten Verdauungstrakt befördern (vgl. S. 45).

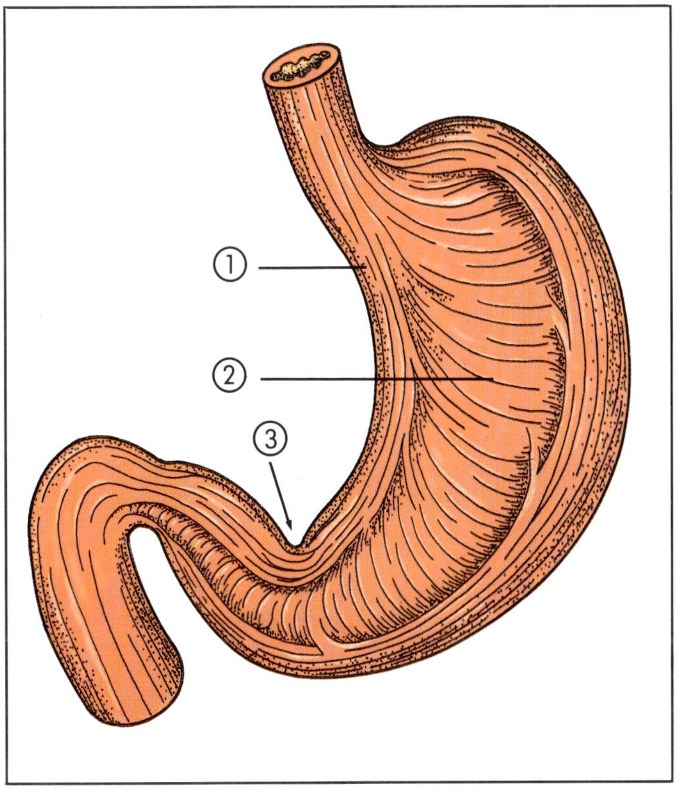

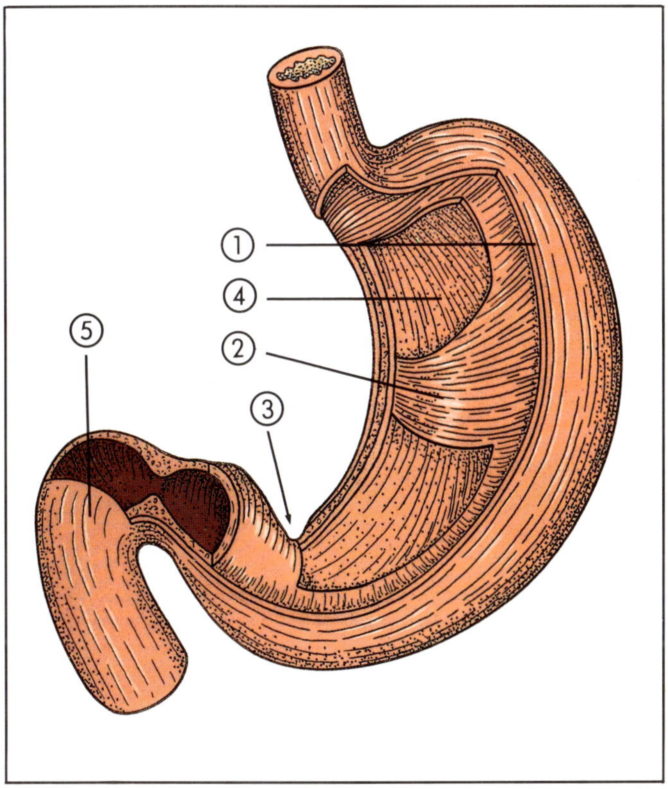

Die Muskelschichten des Magens.
Die Muskulatur des Magens ist aus Bündeln glatter Muskelzellen aufgebaut, die sich wie überall im Gastrointestinaltrakt in eine innere Ring- und eine äußere Längsmuskulatur gliedern. Der Magen besitzt zusätzlich eine innerste, schräg verlaufende Muskelschicht, die sich jedoch nicht über den ganzen Magen erstreckt.
① äußere Längsmuskulatur
② innere Ringmuskulatur
③ Incisura angularis
④ innerste Schrägmuskelschicht
⑤ Duodenum

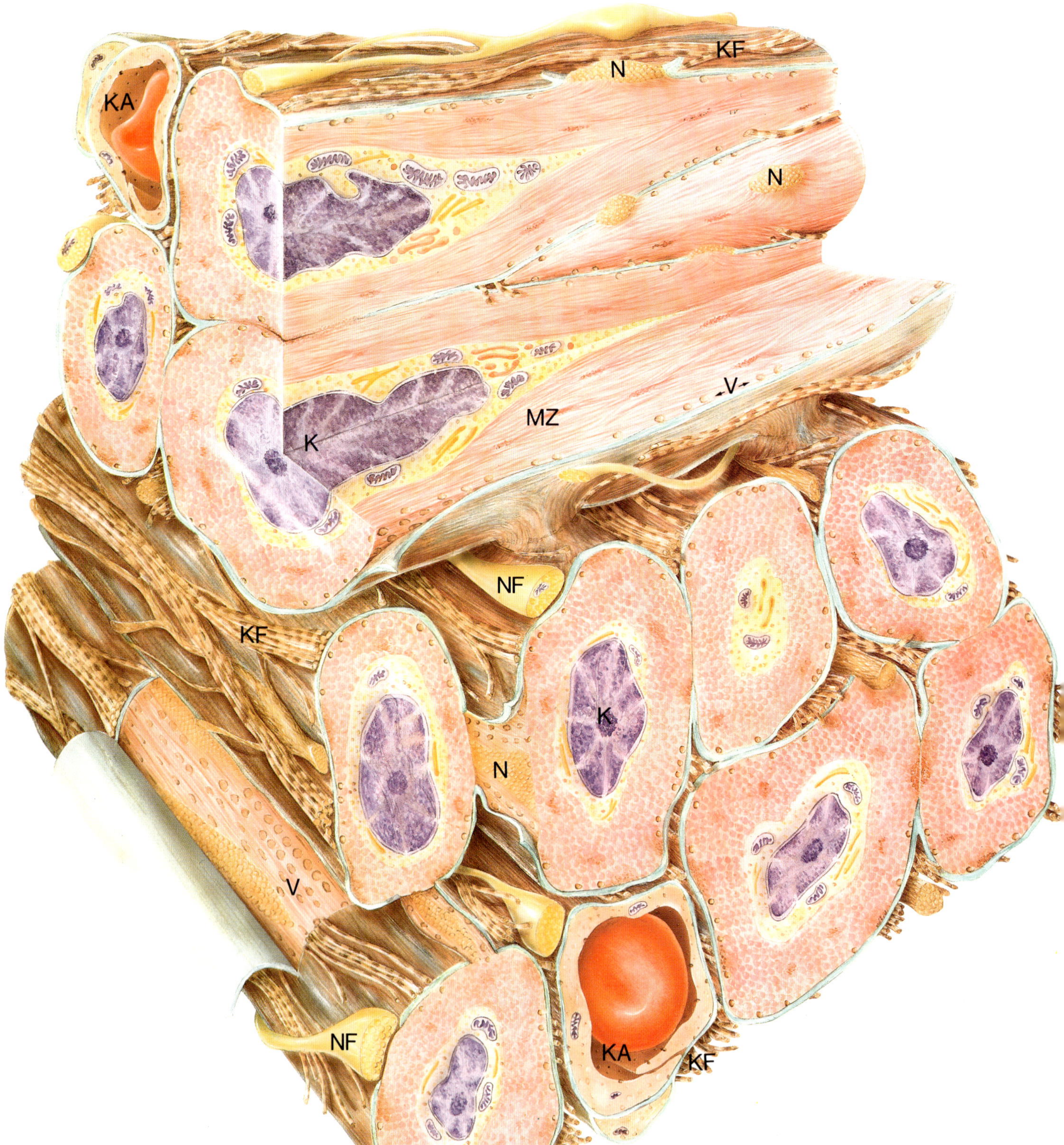
KA
KF
N
N
MZ
V
K
NF
KF
K
N
V
NF
KA
KF

Aber auch die Durchmischung mit Verdauungsenzymen erfolgt durch die Knetbewegungen der Magenmuskulatur. Dieser Prozeß unterliegt der Kontrolle des intramuralen vegetativen Systems, das sich im Gastrointestinaltrakt in den Plexus myentericus (Auerbach) zwischen longitudinaler und zirkulärer Muskellage und in den Plexus submucosus (Meissner) unter der Muscularis mucosae gliedert. Diese neuronalen Netzwerke aus Ganglien, peripheren Gliazellen und Nervenfasern erstrecken sich ohne Unterbrechung vom Oesophagus bis zum analen Sphinkter. Übergeordnete Zentren, aber auch hormonale Einflüsse (z.B. Gastrin) können die Motilität des Magens ebenfalls beeinflussen. Die glatten Muskelzellen sind mononukleär und annähernd spindelförmig. In Ruhe beträgt ihre Länge bis zu 700 μm und ihre Dicke ca. 5–6 μm. Sie lagern sich so aneinander, daß stets ihre Längsachsen in der gleichen Richtung verlaufen.

Die dreidimensionale Abbildung S. 36 zeigt einen Ausschnitt aus der Tunica muscularis propria am Übergang von der Längs- zur Ringmuskelschicht, mit den Besonderheiten der glatten Muskulatur.

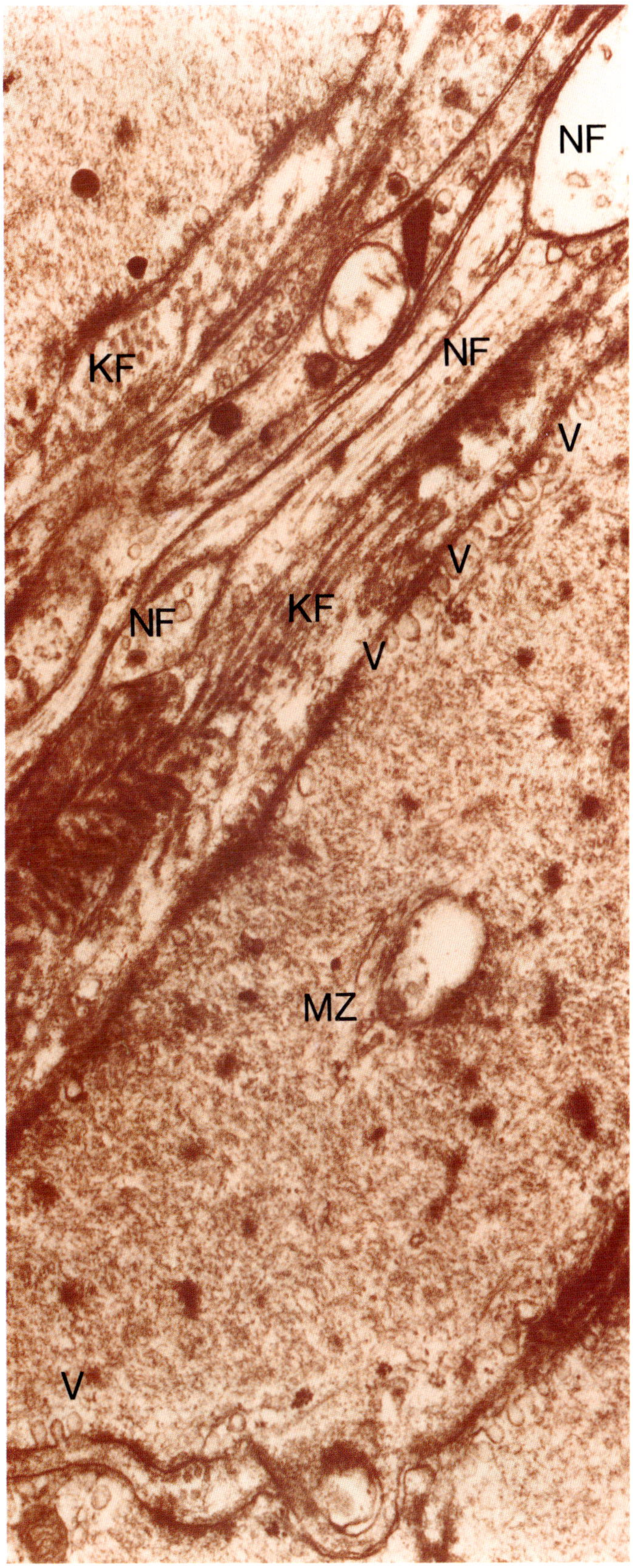

Die linke Abbildung zeigt die Grenzzone von Längs- und Ringmuskulatur.

N = Nexus; basalmembranfreie Zone zwischen zwei Muskelzellen. Die Verzahnung ihrer Oberflächen entsteht durch Plasmalemmausstülpungen. Hier findet die interzelluläre bioelektrische Impulsübertragung statt (myogene Erregungsleitung).

NF = Nervenfaser, z.T. die Basalmembran durchdringend. Dadurch ist eine direkte Berührung des Plasmalemms der Muskelzelle möglich.

V = mikropinozytotische Vesikel; sie liegen in charakteristischer regelmäßiger Anordnung im Randbereich der glatten Muskelzelle.

KF = Kollagenfibrillen; sie durchziehen das Muskelgewebe und sind über Mikrofibrillen mit der Basallamina der einzelnen Muskelzellen verbunden.

MZ = glatte Muskelzelle

K = Kern einer glatten Muskelzelle

KA = Kapillare.

Die rechte Abbildung zeigt einen elektronenmikroskopischen Schnitt durch die Randzonen zweier glatter Muskelzellen mit Nervenfasern und typischer Anordnung der mikropinozytotischen Vesikel. Vergr. 12000fach.

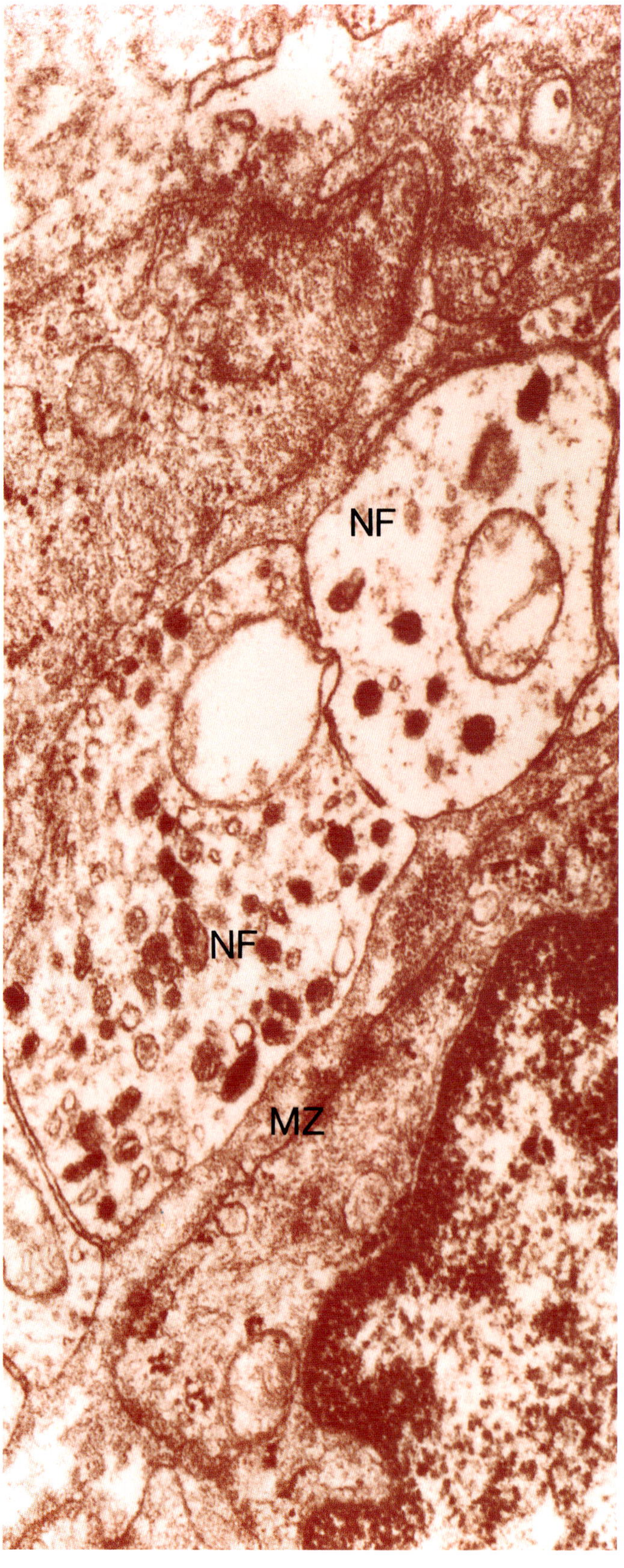

Im Gegensatz zur Skelettmuskulatur imponiert die glatte Muskelzelle durch eine fehlende Querstreifung ihrer längsorientierten Myofilamente. Unterhalb der Basalmembran liegen fast gleichmäßig angeordnet mikropinozytotische Vesikel. Zwischen den glatten Muskelzellen verlaufen zwei Arten von Nervenfasern, von denen die eine die Basalmembran durchdringt und das Plasmalemm der Muskelzelle berührt (s. Abb. S. 37 und S. 38). Die Mehrzahl der Nervenfasern liegt jedoch kontaktfrei zwischen den Zellen. Beide Faserarten enthalten synaptische Strukturen mit osmiophilem Inhalt. Die glatten Muskelzellen sind in der Lage, mit ihrer gesamten Oberfläche Reize aufzunehmen. So können die von den intramuralen Nervenfasern nach dem Gießkannenprinzip freigesetzten Neurotransmitter an jeder Stelle der Muskelzelloberfläche Kontraktionen auslösen. Dank engster interzellulärer Kontakte durch die sog. Nexusregionen wird die Erregung von Muskelzelle zu Muskelzelle synchron übertragen, so daß es zur einheitlichen und gleichgerichteten Kontraktion kommt, auch wenn nicht jede Zelle vom Transmitter erreicht wird.

Die vegetative Versorgung des Magens zeigt eine funktionelle Gliederung und eine Hierarchie der autonomen Kontrolle. Wird z.B. ein isoliertes Magenstück gedehnt, wird dieser Dehnungsreiz mit einer rein myogenen Kontraktion beantwortet. So verhält sich auch die glatte Muskulatur des Darms und der Gefäße. Solche motorischen Reaktionen von Hohlorganen mit glatter Muskulatur werden über zwei unterschiedliche Wege beantwortet. Die glatte Muskulatur im Magen-Darm-Kanal reagiert sozusagen als unterste Instanz durch einen myogenen Au-

Abb. links: Schnitt durch das vegetative Nervengeflecht zwischen Längs- und Ringmuskelschicht (Plexus myentericus). NF = Nervenfaser, MZ = glatte Muskelzelle. Vergr. 20000fach.

Abb. rechts: Rasterelektronenmikroskopische Aufnahme eines in Gewebekultur gezüchteten vegetativen Nervengeflechts. Der mittlere Bildabschnitt zeigt die dichte Verknüpfung der Nervenzellfortsätze untereinander.

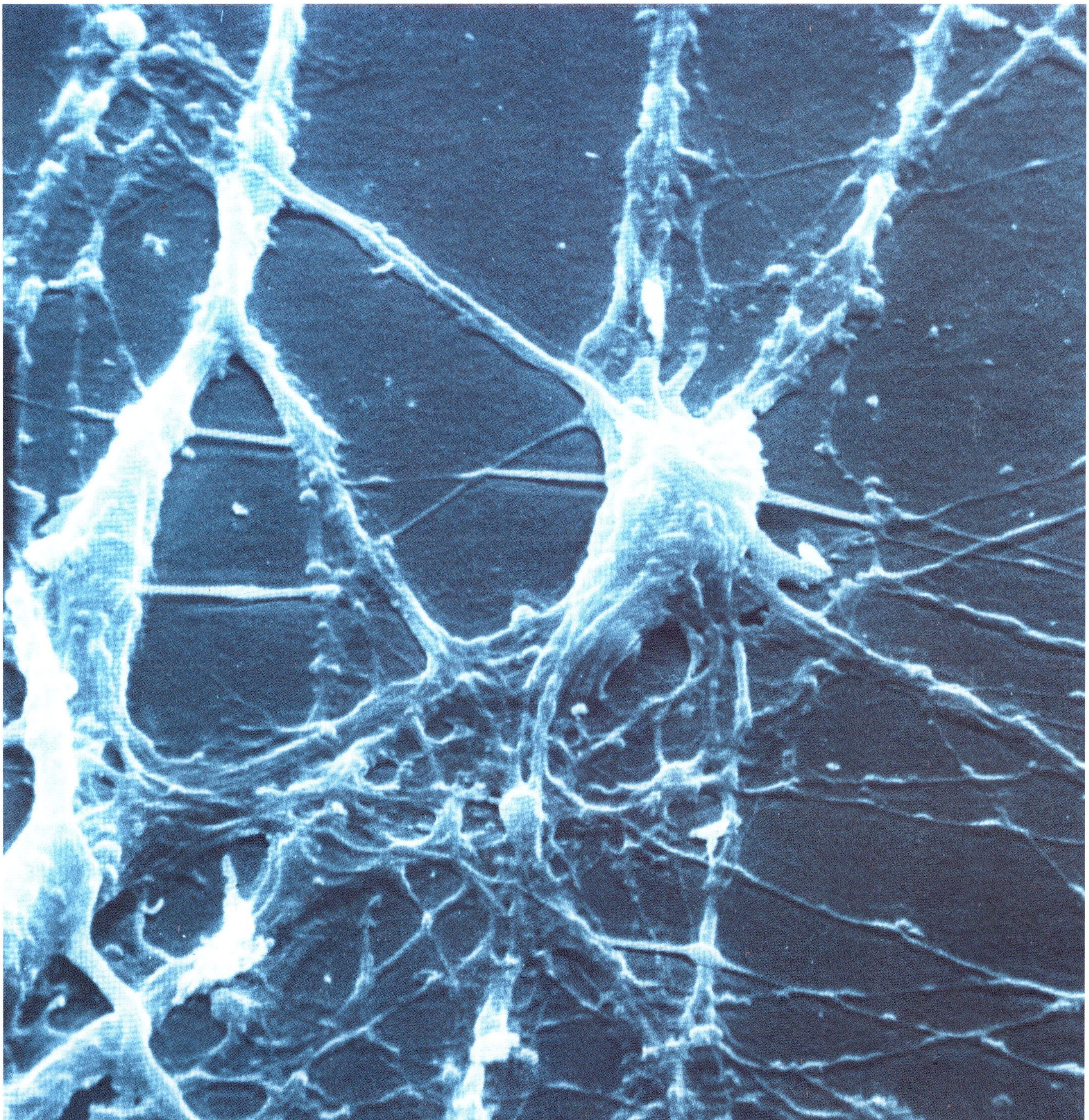

Die Organisationsebenen der vegetativen Nervenversorgung des Magens

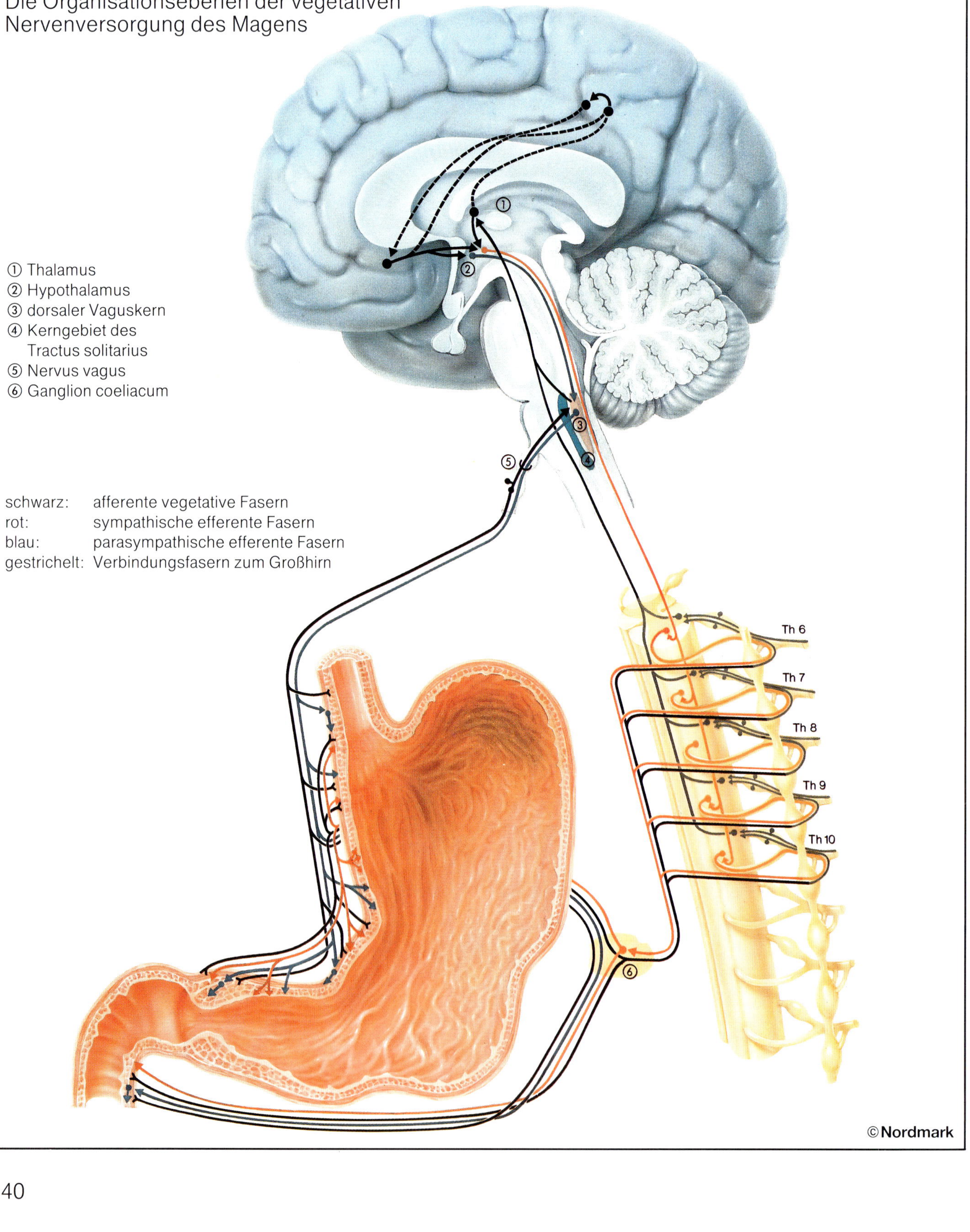

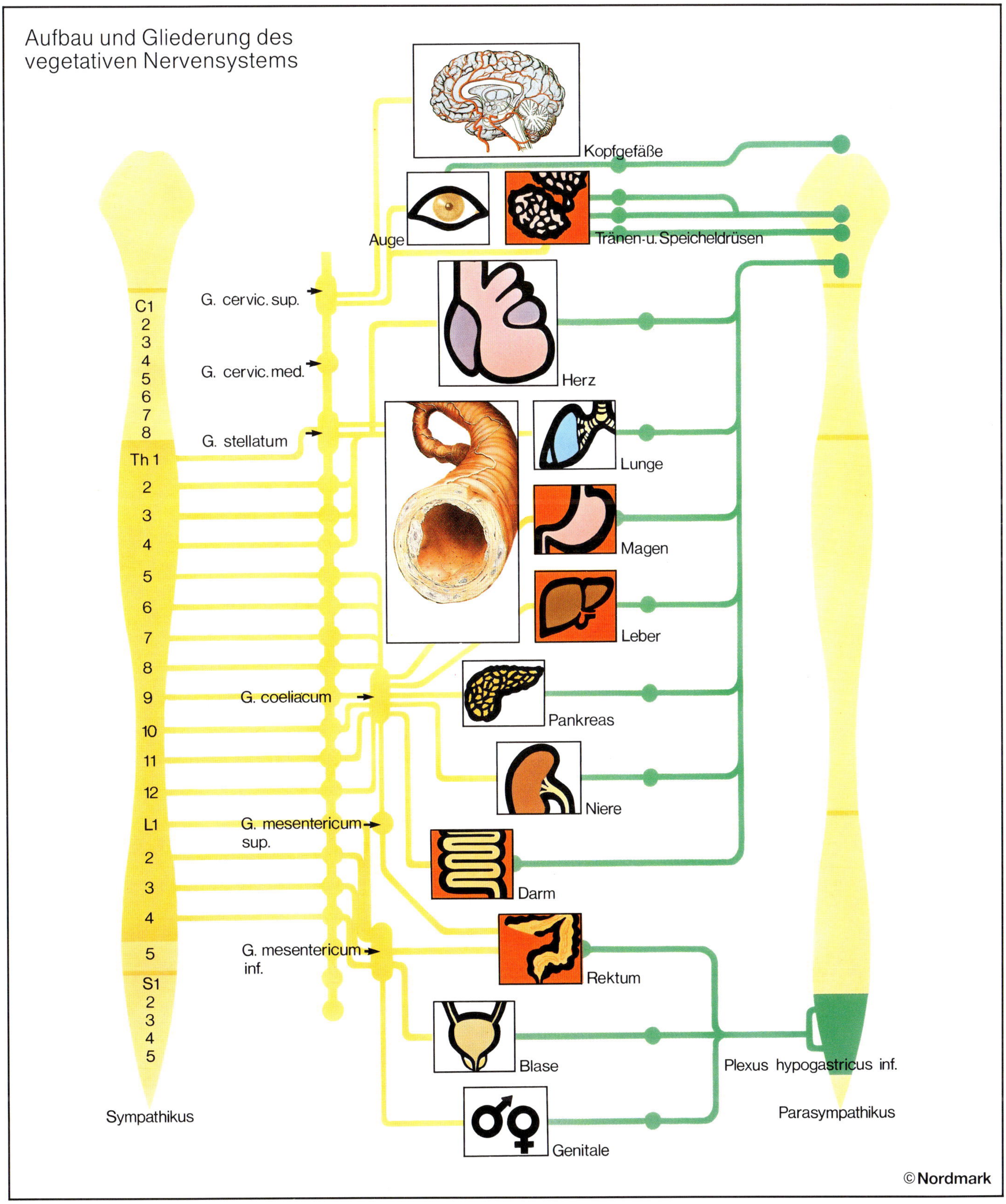
Aufbau und Gliederung des vegetativen Nervensystems
Kopfgefäße
Auge
Tränen-u. Speicheldrüsen
G. cervic. sup.
G. cervic. med.
G. stellatum
Herz
Lunge
Magen
Leber
G. coeliacum
Pankreas
Niere
G. mesentericum sup.
Darm
G. mesentericum inf.
Rektum
Blase
Plexus hypogastricus inf.
Genitale
C1 2 3 4 5 6 7 8
Th 1 2 3 4 5 6 7 8 9 10 11 12
L1 2 3 4 5
S1 2 3 4 5
Sympathikus
Parasympathikus
© Nordmark

tomatismus, der auch ohne nervöse Versorgung über spontane Spannungsänderungen abläuft. Diese myogene Aktivität wird in begrenztem Maße durch zusätzliche Dehnungsreize intensiviert. Die Erregungsausbreitung in der glatten Muskulatur kann mit einer Geschwindigkeit von 10 m/s ausschließlich myogen fortgeleitet werden. Hierarchisch ist diesen Grundprozessen das intramurale vegetative Nervensystem übergeordnet, das durch Freisetzung von Überträgerstoffen den Ablauf der Peristaltik hemmen, fördern oder durch lokale Reflexe modifizieren kann. Auf diese Weise kann z.B. die Motorik von der Schleimhaut her reflektorisch beeinflußt werden. An den Dehnungsreaktionen des Magens sind neben den rein myogenen Effekten meist auch Reflexe beteiligt, an denen das intramurale Nervensystem einen entscheidenden Anteil hat. Das bedeutet, daß für den Tonus und dessen Veränderungen sowohl myogene als auch vegetativ-reflektorische Mechanismen eine Rolle spielen.

Die erste Organisationsstufe der vegetativen Nervenversorgung, das intramurale System, ist in der Wand des Magens unterschiedlich dicht. In der Pars cardiaca findet man pro cm^2 etwa 4000 Ganglienzellen und in der Pyloruswand 5mal so viel. Die Ganglienzellen sind meist multipolar (s. Abb. S. 39) und enthalten beim Erwachsenen reichlich gelbliches bis bräunliches Pigment (Lipofuszin oder Alterspigment), das aus hochverdichteten, unverdaubaren Anteilen mehrfach ungesättigter Fettsäuren wie z.B. Linolsäure besteht, die intrazellulär abgelagert werden. Die vegetativen Ganglienzellen sind in der Regel klein mit einem Durchmesser von 20–60 μm und sind in ein äußerst feines Nervengeflecht mit extrem hoher Verzweigungsrate (Faserdurchmesser bis zu 0,3 μm) eingebettet. Sie werden von Schwannschen Zellen umhüllt, die über lange Strecken auch die Axone mehr oder weniger vollständig umschließen.

Die zum intramuralen Nervensystem gehörenden Nervenfasern und Ganglienzellen in den verschiedenen Schichten der Magenwand lassen sich zwar topographisch den verschiedenen Plexus (Auerbachscher, Meissnerscher Plexus) zuordnen, sie wirken jedoch funktionell zusammen.

Der Aufbau und die Gliederung des vegetativen Nervensystems mit der nächsthöheren Hierarchiestufe der autonomen Kontrolle, sowie die Zuordnung der präganglionären Neurone sind aus den Abb. S. 40 und 41 zu ersehen. Hier treten sympathische und parasympathische Nervenäste mit dem intramuralen System in Verbindung (Abb. S. 40), wobei die sympathischen Fasern hemmend, die parasympathischen fördernd auf Motilität (über den Auerbachschen Plexus) und Sekretion (über den Meissnerschen Plexus) wirken. Die terminalen Neurone von Sympathikus und Parasympathikus liegen außerhalb des Zentralnervensystems (Abb. S. 41). Der Sympathikus nimmt mit seinem Grenzstrang die thorakolumbalen Segmente ein, während der Parasympathikus sowohl vom Hirnstamm als auch vom Sakralteil des Rückenmarks ausgeht. Das höchste Niveau der autonomen Kontrolle liegt im Zentralnervensystem selbst, wobei von hier aus absteigend über sympathische und parasympathische Impulse Einflüsse auf Tonus, Motilität und Sekretion des Magens ausgehen können.

Zonale Gliederung
der Magenmotilität

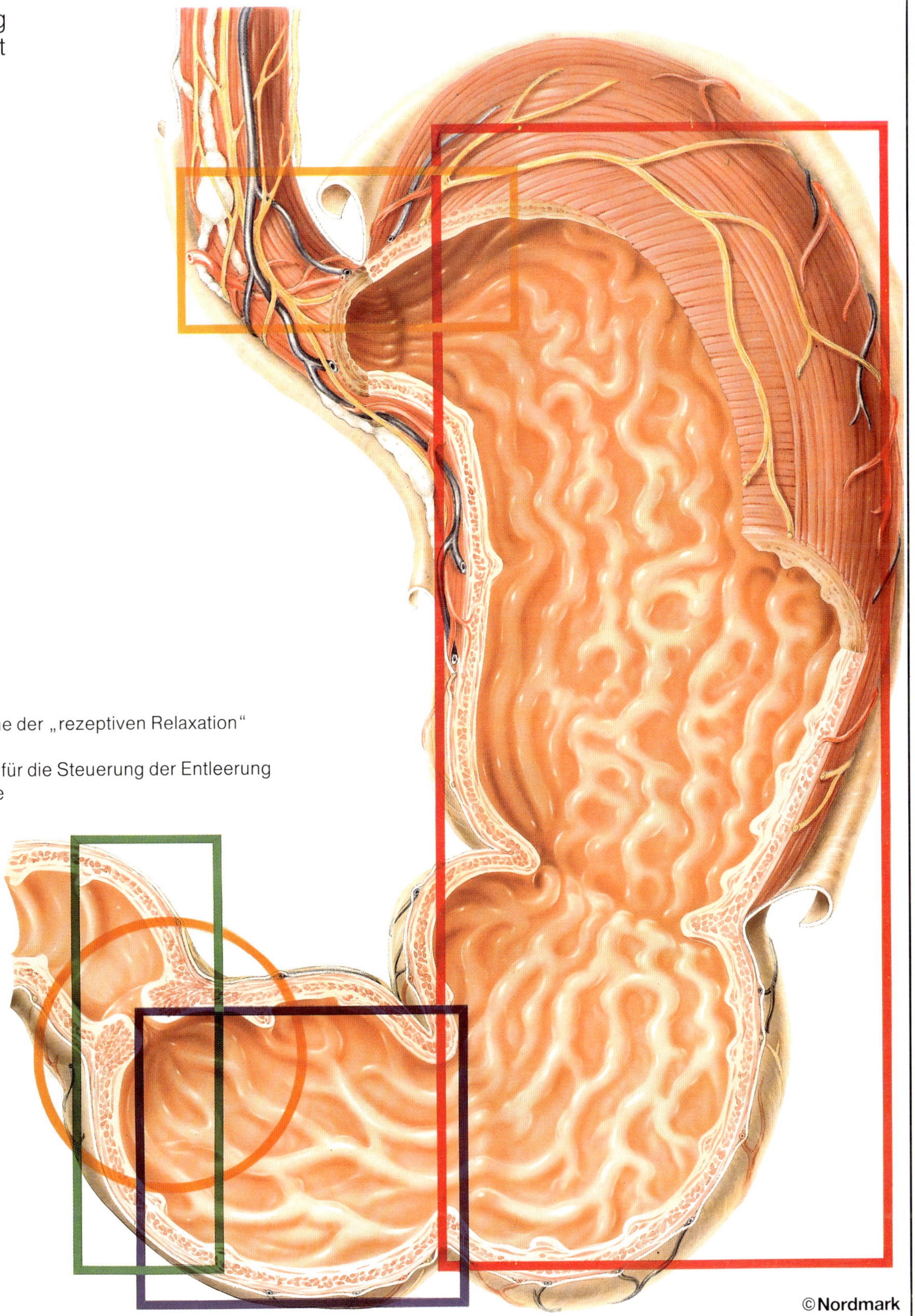

Gelb: Antirefluxzone
Rot: Reservoir, Zone der „rezeptiven Relaxation"
Violett: Antirefluxzone
Orange: Rezeptorzone für die Steuerung der Entleerung
Grün: Verschlußzone

Funktionelle Gliederung der Magenmotorik

Aufgabe der Magenmotorik ist es, die aufgenommene Nahrung, die schubweise angeboten wird, so lange zurückzuhalten und sie dabei zu verändern, bis die nachfolgende Digestion und Absorption im Darm möglich wird. Dabei werden Speicherfunktion und Verarbeitungsaktivität des Magens in zwei Regionen bewerkstelligt. Die erste wird vom proximalen Teil des Magens, dem Fundus und dem Hauptteil des Corpus, gebildet und fungiert vor allem als Nahrungsreservoir. Der distale zweite Abschnitt umfaßt den unteren Corpusbereich und das Antrum. Er dient vorwiegend der Durchmischung und Zerkleinerung der festen Nahrung und hat auch immunologische Bedeutung, denn über die Antrumschleimhaut werden Immunzellen, Antikörper und andere immunologische Faktoren wirksam. Die Wand des proximalen Abschnitts hat die Fähigkeit zur sog. adaptiven Relaxation, d.h. sie dehnt sich in Anpassung an das aufgenommene Nahrungsvolumen durch Verminderung ihres Muskeltonus. Aufgrund dieses Verhaltens können auch große Mengen fester Nahrung ohne Schmerzen, Erbrechen oder beschleunigte Entleerung eingenommen werden. Flüssige und feste Nahrung haben eine unterschiedliche Entleerungsdynamik, wobei Flüssigkeiten den Magen stets vor den festen Bestandteilen verlassen. Die Entleerung ist ausschließlich vom Druckgradienten zwischen Magen (Corpus bzw. Fundus) und Duodenum abhängig. Der Druck im Magen erhöht sich nur geringfügig, wenn dieser sich mit weniger als 50 ml füllt. Füllt er sich bis zur maximalen Größe (1500 ml), paßt sich auch der intraabdominale Druck diesem Füllungsdruck des Magens an.

Dehnung und Relaxation des Magens erfolgen nicht nur passiv, sondern sie werden bereits durch den Schluckakt ausgelöst; dabei ist es gleichgültig, ob feste oder flüssige Nahrung den Oesophagus passiert. Die Relaxation geht dem Bolus wie eine Welle voraus, so daß dieser den unteren Oesophagussphinkter passieren kann. Vermutlich wird dieser Mechanismus durch vagale Impulse über Dehnungsrezeptoren in Pharynx und Oesophagus gesteuert, die den Tonus der glatten Muskulatur herabsetzen. Über solche Reflexbögen ist es möglich, durch wiederholtes Leerschlucken eine Tonusverminderung in der oberen Magenhälfte zu verursachen. Diese rezeptive Relaxation kann auch medikamentös ausgelöst werden, was man bei der Gastroskopie gelegentlich anwendet.

Feste Bestandteile werden erst dann weitertransportiert, wenn sie zum halbflüssigen oder breiigen Chymus aufbereitet worden sind. Die gute Durchmischung und Zerkleinerung der Nahrung sowie ihre Plastifizierung mit Flüssigkeit sind vorwiegend Funktionen der Antrummotilität. Der Sphinkter im Bereich des Pylorus verhindert den Rückfluß des Darminhaltes in den Magen.

Die Peristaltik des Magens ist in nebenst. Abb. dargestellt. Sie erfüllt 2 Funktionen: Erstens ist sie die Kraft, welche die Nahrungsbestandteile in das Duodenum befördert, und zweitens leistet sie die Arbeit, welche zur Aufbereitung von grobpartikulären bzw. festen Nahrungsbestandteilen notwendig ist. Beim Füllungsvorgang (1) entsteht bereits eine geringe peristaltische Welle (a), die vom Antrum zum Pylorus läuft. Gleichzeitig wird der Mageninhalt zum Teil in das Corpus zurückgepreßt. Die peristaltische Welle läuft aus, da sie nicht fähig ist, den Pylorus zu öffnen. Jetzt verläuft eine stärkere Welle (2b) von der Inzisur zum Pylorus, die den Mageninhalt wiederum in beide Richtungen drückt. Wenn sich diese Welle dem Pylorus nähert, wird der Druck im Antrum so hoch, daß der Pylorus sich öffnet (3), und eine portionierte Menge flüssigen Chymus gelangt in den oberen Dünndarmabschnitt. Durch die nächste peristaltische Welle (c) wird der Inhalt des Magens durchmischt. Erreicht sie über das Antrum den Pylorus, bleibt dieser verschlossen (4). Eine wiederum im Schrittmacher (PC) entstehende Welle (d) öffnet den Pylorussphinkter, und die intermittierende Entleerung des Magens setzt sich fort (5),

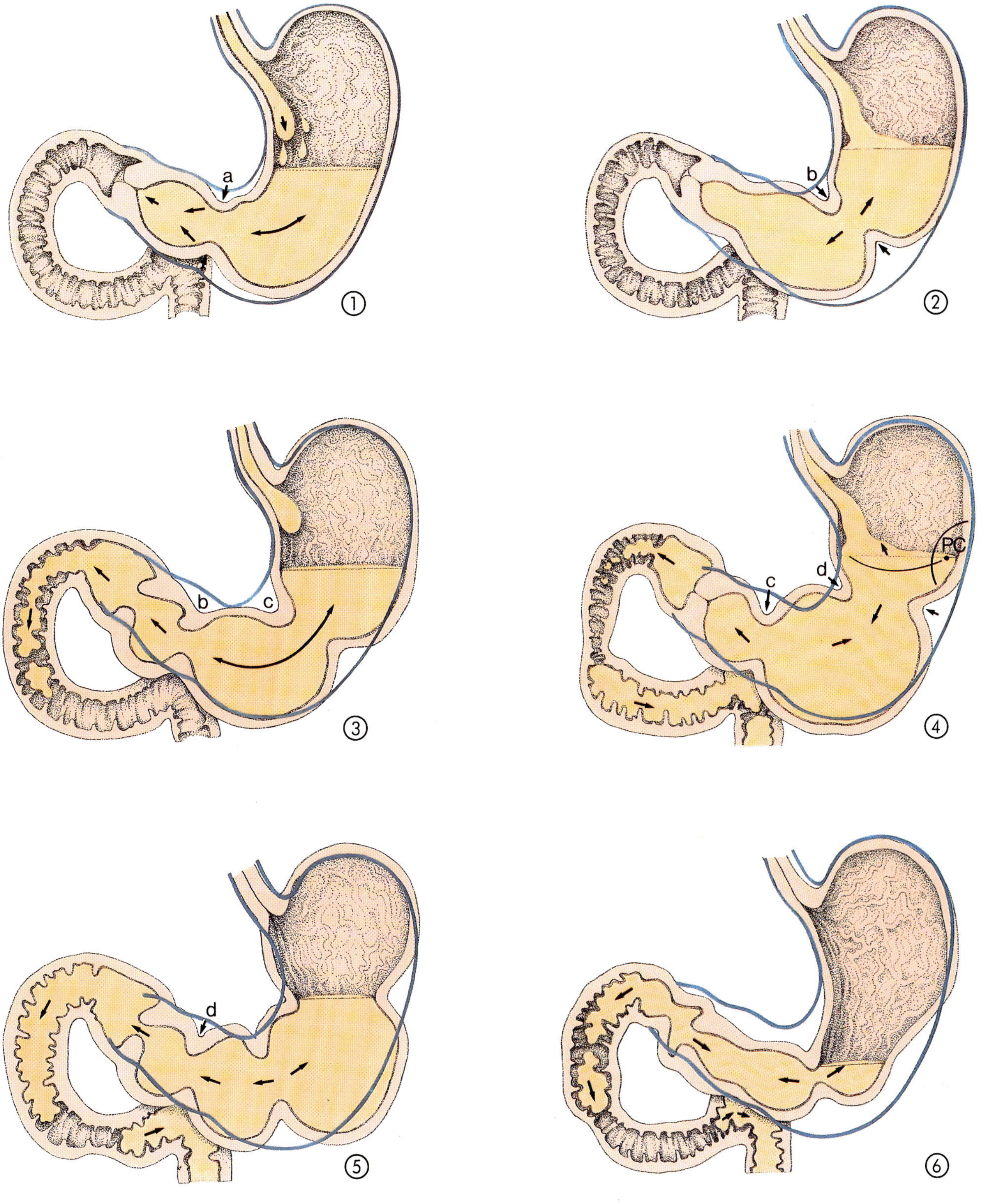
a
①
b
②
b
c
③
c
d
PC
④
d
⑤
⑥

wobei die Peristaltik auf den oberen Dünndarmabschnitt übergreift. Ca. 3 Std. später ist der Magen praktisch leer, und kleine peristaltische Wellen mit geringem Reflux entleeren den oberen Duodenalabschnitt (6).

Die peristaltischen Wellen der Magenwand entstehen im oberen Corpusbereich in Höhe des Schrittmachers (s. untenst. Abb. 1) und setzen sich nach distal über das Corpus bis zum Antrum fort (2–4). Sie beginnen mit einem Kontraktionsring als kleine Einschnürung und werden zunehmend schneller und kräftiger, um schließlich mit einer Kontraktion des gesamten Antrums zu enden (sog. antrale Systole). Der Pylorus verengt sich bei der herannahenden peristaltischen Welle und läßt nur Portionen

Die Peristaltik des Magens wird durch einen Schrittmacher (PC) ausgelöst. Der Depolarisationsverlauf in distaler Richtung kann mit Hilfe von Elektroden (1–4) gemessen werden. Die gebogene Linie verbindet die vier registrierten Depolarisationen der gleichen peristaltischen Welle.

von ca. 50 ml eines verflüssigten oder emulgierten Chymus in den Dünndarm gelangen. Der Druck im distalen Antrum erhöht sich bei geschlossenem Pylorus durch die ankommende peristaltische Welle so, daß die eingeschlossene Nahrung durch den Kontraktionsring in das Corpus zurückgepreßt wird. Damit ist gewährleistet, daß nur flüssiger Chymus ins Duodenum gelangen kann, während feste, noch nicht genügend aufbereitete Teile zurück in das Corpus befördert werden (Antrumpumpe). Die Rate der Magenentleerung wird also einerseits von der Kraft der peristaltischen Welle und andererseits vom Pylorustonus sowie vom Verflüssigungsgrad des Chymus bestimmt.

Der Pylorus hat damit 3 wichtige Aufgaben zu erfüllen:

1) die Limitierung und Portionierung des Flusses von Mageninhalt unter Druck ins Duodenum;
2) die Gewährleistung, daß nur ausreichend durchmischte und aufbereitete Nahrungsbestandteile in den Dünndarm gelangen;

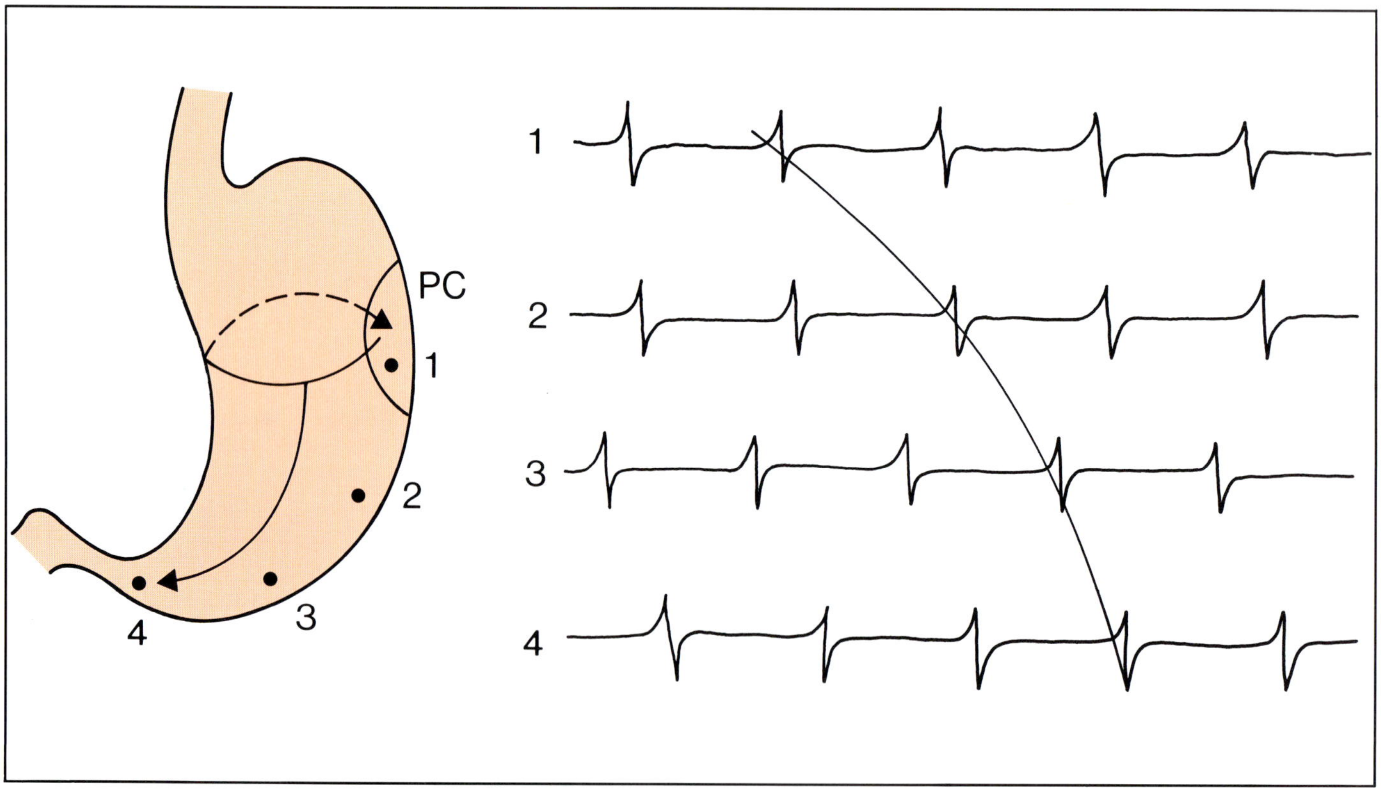

3) die Limitierung des Refluxes von Darminhalt in den Magen durch eine intraluminale Hochdruckzone des Pylorus (ca. 6 mmHg höher als im Duodenum).

Die Magenentleerung ist aber auch dem Magenvolumen direkt proportional, wobei die passive Magendehnung eine Zunahme der afferenten vagalen Entladungen durch Dehnungsrezeptoren bewirkt. Zusätzlich wird der Tonus durch eine vermehrte Freisetzung von hormonellen Substanzen, wie z. B. Gastrin, beeinflußt. Die Motilität des Magens kann nicht als separates funktionelles System, sondern nur gemeinsam mit den sekretorischen Funktionen der Magenschleimhaut betrachtet werden.

Nebenst. Abb.: Schematische Darstellung der Magenwandgefäße. Das arterielle Blut gelangt nach Passage der Submukosa über die Muscularis mucosae in Kapillarschlingen, die sich um die Magendrüsen formieren, um danach über die Venolen in einen venösen Plexus in der Submukosa abzufließen. Die Magenwanddurchblutung wird gefördert durch parasympathische Innervation, durch PGE_1, PGE_2, PGA_1 und PGA_2 sowie durch Stimulatoren wie Gastrin und Histamin.

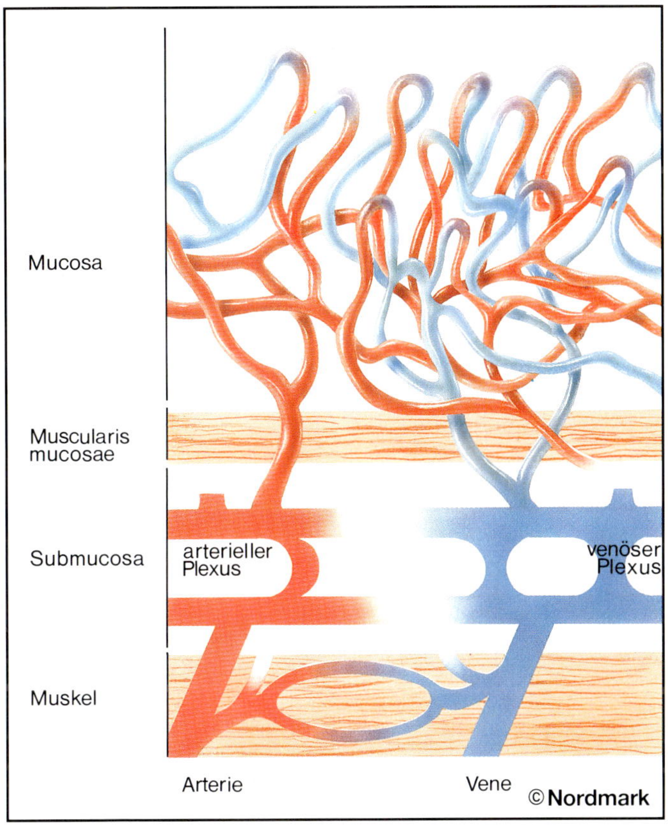

Synopsis der Einflüsse auf die Magenmotilität. Zu den Einflüssen auf die Magenmotilität gehören neuronale und humorale Faktoren. Gastrin, Motilin, Pankreozymin-Cholezystokinin (P-Ch) erhöhen die Schrittmacherfrequenz und damit die peristaltischen Wellen. Die Peptidhormone, z. B. gastroinhibitorisches Peptid (GIP), hemmen die Motilität direkt, während Somatostatin indirekt über eine Sekretionshemmung des Motilins aus der Dünndarmschleimhaut und des GIP aus der Magenschleimhaut wirkt.

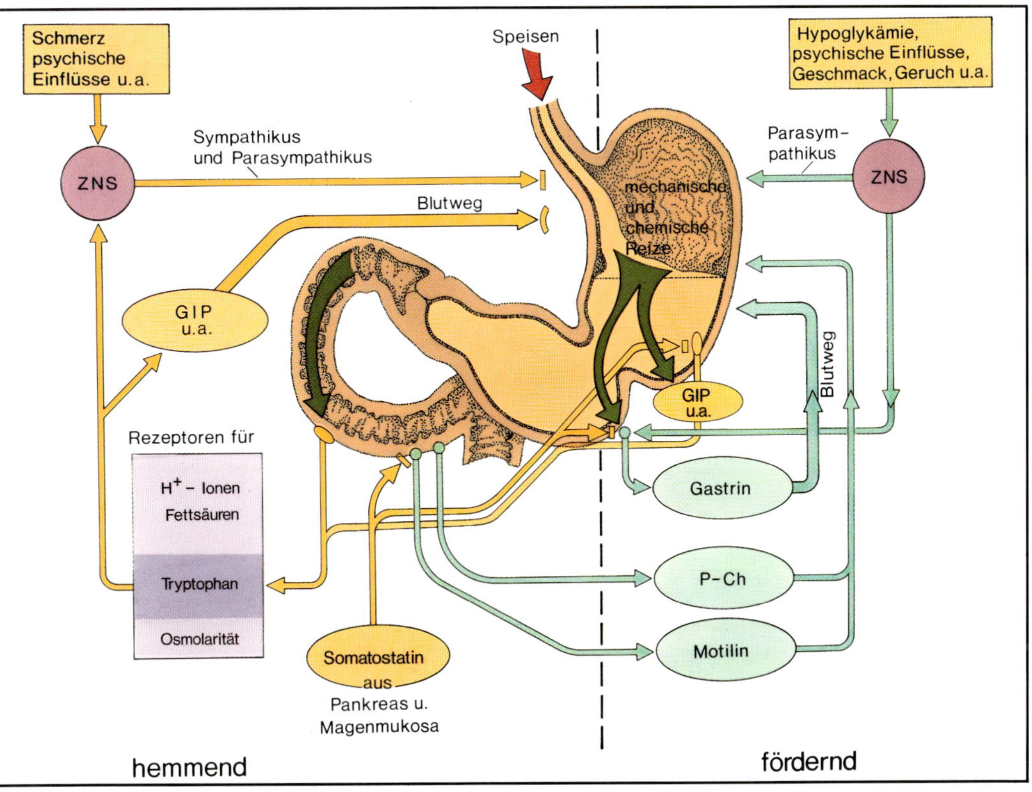

Sekretorische Funktionen der Magenschleimhaut

Die vielfältigen Leistungen der Magenmuskulatur, nämlich Zerkleinerung und Aufbereitung des Chymus und der geordnete Transit des Nahrungsbreis in den Dünndarm, sind nur in engem Verbund mit der Schleimhaut möglich.

Die in groben Falten aufgeworfene Magenschleimhaut zeichnet sich durch eine feinhöckerige, zwischen den Areae gastricae tief zerklüftete Oberfläche aus. Die wulstigen Felder dieser Areae gastricae sind einige mm^2 groß und fallen durch hirnwindungsartige Plicae villosae als oberflächenvergrößernde Strukturen auf. Zwischen ihnen finden sich rundliche bzw. rinnenförmige Öffnungen, die sog. Magengrübchen oder Foveolae gastricae. Die Stereoscanaufnahme (Abb. S. 49) verdeutlicht diese Oberflächenstruktur. In Pylorusnähe sind die Ränder der Foveolae zottenförmig aufgeworfen. Aufbau und Aktivität der Magenmukosa stehen unter hormonalem Einfluß und wandeln sich auch in Anpassung an das hauptsächliche Nahrungsangebot. Die Oberfläche der Magenschleimhaut bis in die Formation der Grübchen hinein wird von einem einschichtigen, hochprismatischen Epithel gebildet. Dessen spezielle sekretorische „Neben"-Zellen sezernieren den Magenschleim, der aus zwei chemisch unterschiedlichen Komponenten besteht, den Mukopolysacchariden und den Glykoproteinen. Hauptanteil der Mukopolysaccharide sind Zukkerbausteine, während die Glykoproteine aus Kohlenhydraten und einem Proteinanteil bestehen. Diese Glykoproteine mit ihren Vernetzungen über Sulfidbrücken verleihen dem Schleim Kohäsivität, Adhäsivität und Viskosität.

Der Magenschleim schützt die Mukosa vor Selbstverdauung. Er wird gebildet unter Beteiligung einer Carboanhydrase. Dieses Enzym spielt überall dort im Körper eine wichtige Rolle, wo ein H^+-Ionengefälle aufgebaut werden muß, wobei mit jedem sezernierten HCO_3^--Ion auch ein H^+-Ion entsteht. So bildet sich zum Selbstschutz gegen die H^+-Ionen

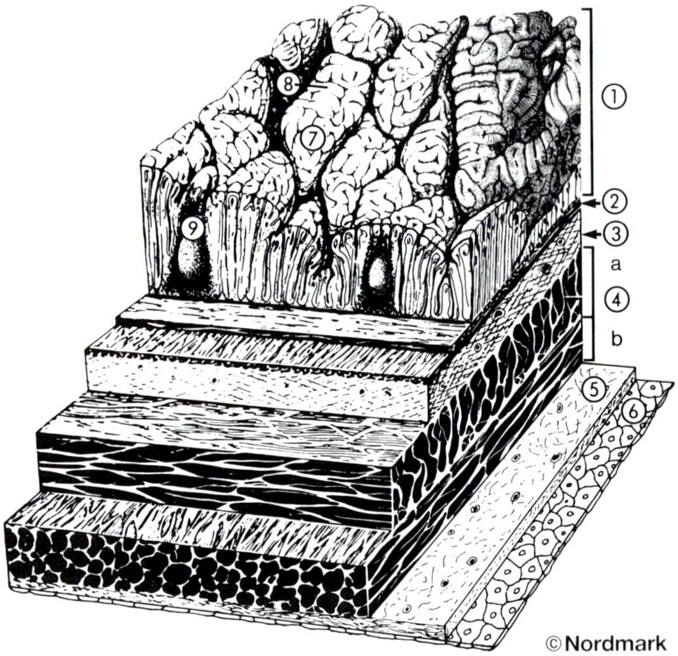

©Nordmark

Aufbau der Magenwand.
① Tunica mucosae, ② Lamina muscularis mucosae mit längs und zirkulär orientierten Faserzügen, ③ Tela submucosa, ④ Tunica muscularis mit Stratum circulare (a) und Stratum longitudinale (b), ⑤ Tela subserosa, ⑥ Serosa, ⑦ Area gastrica, ⑧ Plica villosa, ⑨ Solitärfollikel.

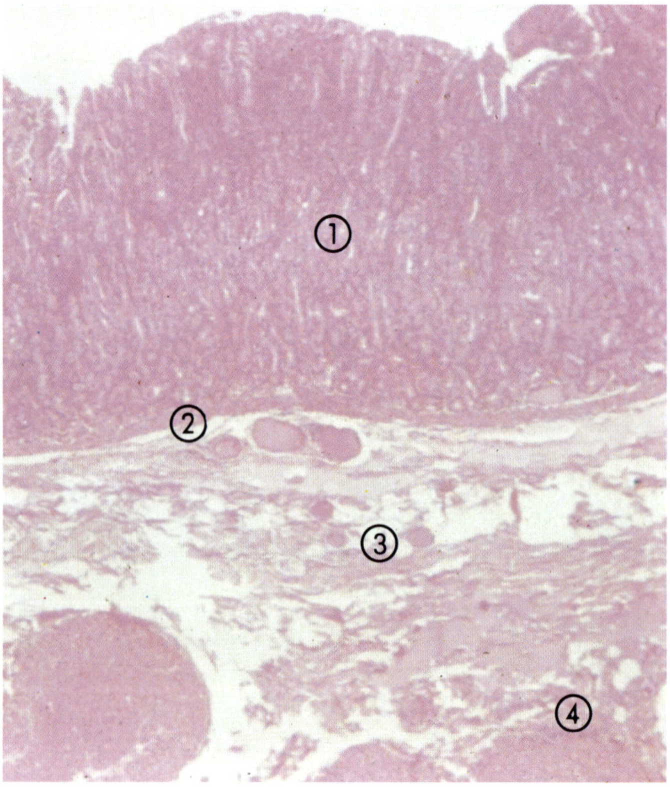

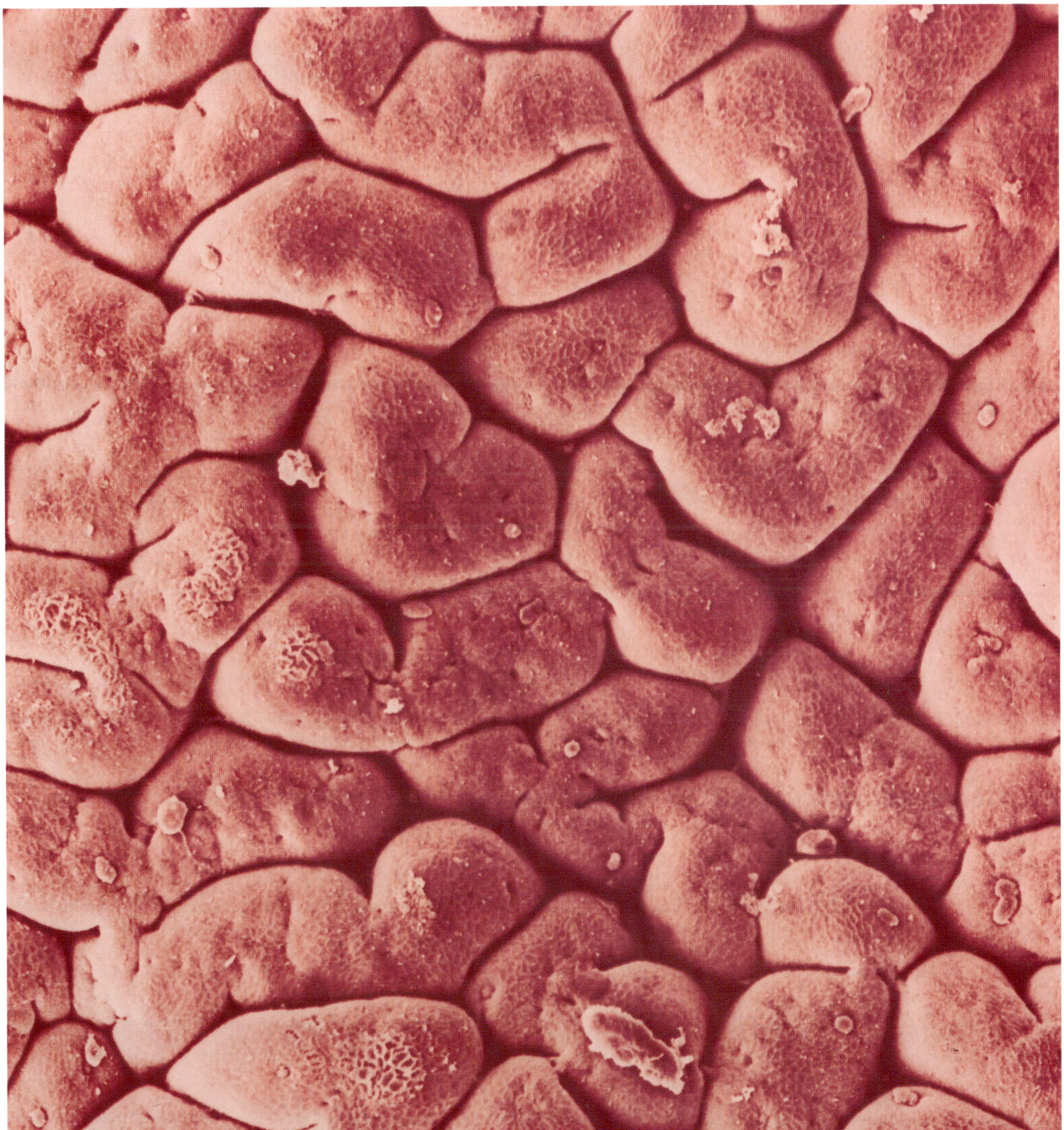
© Nordmark

des Magensaftes (HCl) ein Puffersystem im Schleim der Mukosa, das mit seinen HCO_3^--Ionen die über der Schleimhaut befindliche Säure abpuffert, so daß diese nicht in die Mukosa eindringen kann. Die Schleimschicht mit ihrer Pufferkapazität überbrückt eine pH-Differenz von ca. pH 1–2 im Lumen des Magens bis auf pH 7,5 an der Zelloberfläche (s. untenst. Abb.).

Die Abb. S. 51 zeigt auf dem teilweise vom Schleim befreiten Oberflächenrelief noch einmal die Plicae villosae und im unteren Bereich den durch die Präparation ausgefällten Schleim, der unter physiologischen Bedingungen die gesamte Mageninnenfläche auskleidet. Die Magendrüsen, die in die kanalikulären Foveolae gastricae münden, lassen sich topographisch 3 Regionen zuordnen. Die Cardiaregion ist mit tubulären, geschlängelten, stark verzweigten Drüsenschläuchen ausgestattet. Der Fundus- und Corpusbereich, der den Hauptanteil des gesamten Magens umfaßt, besitzt vorwiegend gestreckte bis leicht geschlängelte Drüsen, deren Wände aus den schleimbildenden Nebenzellen, den säurebildenden Belegzellen und den Pepsinogen I und II produzierenden Hauptzellen bestehen.

Am Drüsengrund finden sich enteroendokrine Zellen, die ihre Hormone nicht über den Ausführungsgang der Drüse, sondern direkt in die Blutbahn und parakrin abgeben (s. Abb. S. 52, A).

Die Antrumregion des Pylorus, die etwa 1/5 des Magens einnimmt, ist durch einfach verzweigte tubuläre Drüsen gekennzeichnet, die im wesentlichen Schleim absondern. Diese Drüsenschläuche verzweigen sich erst in der Tiefe der Schleimhaut, wo sie sich aufknäueln. Eine Besonderheit dieser Region sind die sog. G-Zellen, die das Gastrin produzieren. Besonders an der Basis der Pylorusdrüsen sind diese enteroendokrinen Zellen verhältnismäßig zahlreich. Nach Übertritt des Gastrins in die drüsennahen Blutkapillaren (s. Abb. S. 59, unterer Bildabschnitt) erreicht dieses über den Blutkreislauf die Drüsen des Corpus und Fundus und induziert in deren Belegzellen die Salzsäurebildung.

Die Corpus- und Fundusdrüsen werden von vier Zellarten gebildet. Erstens von den schon erwähnten schleimbildenden Nebenzellen, die vorwiegend im Drüsenhals lokalisiert sind; zweitens von den prismatischen Hauptzellen mit ihrem

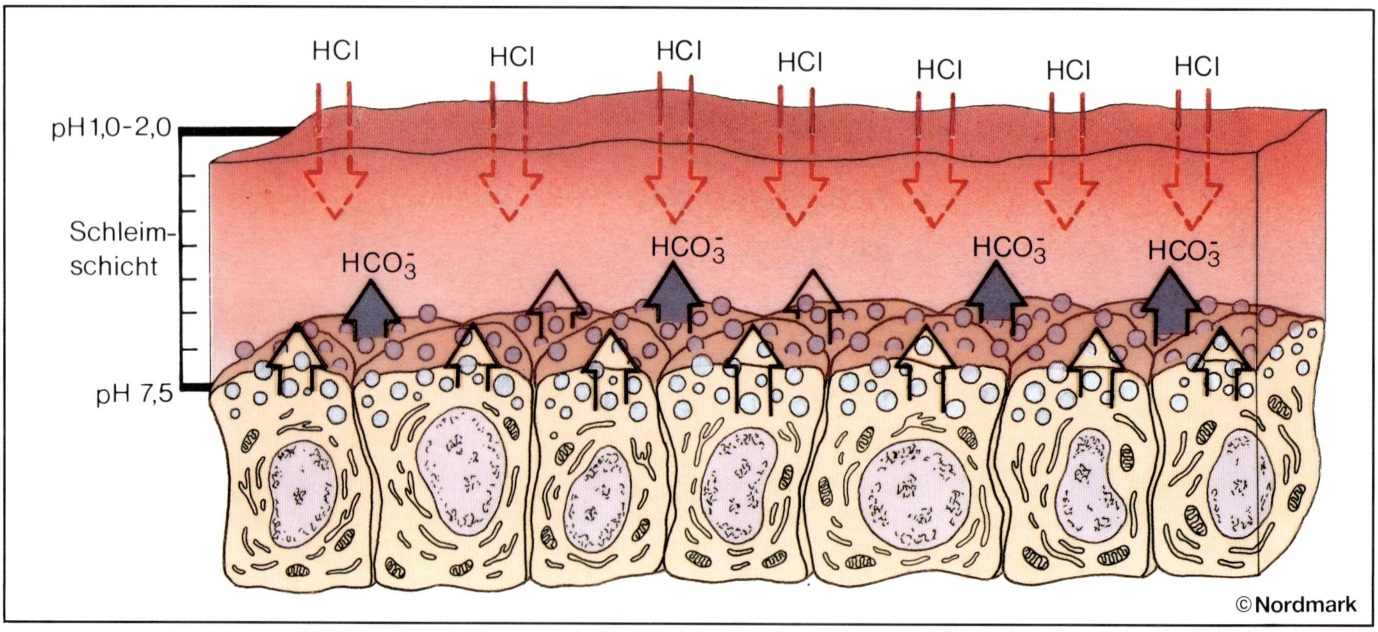

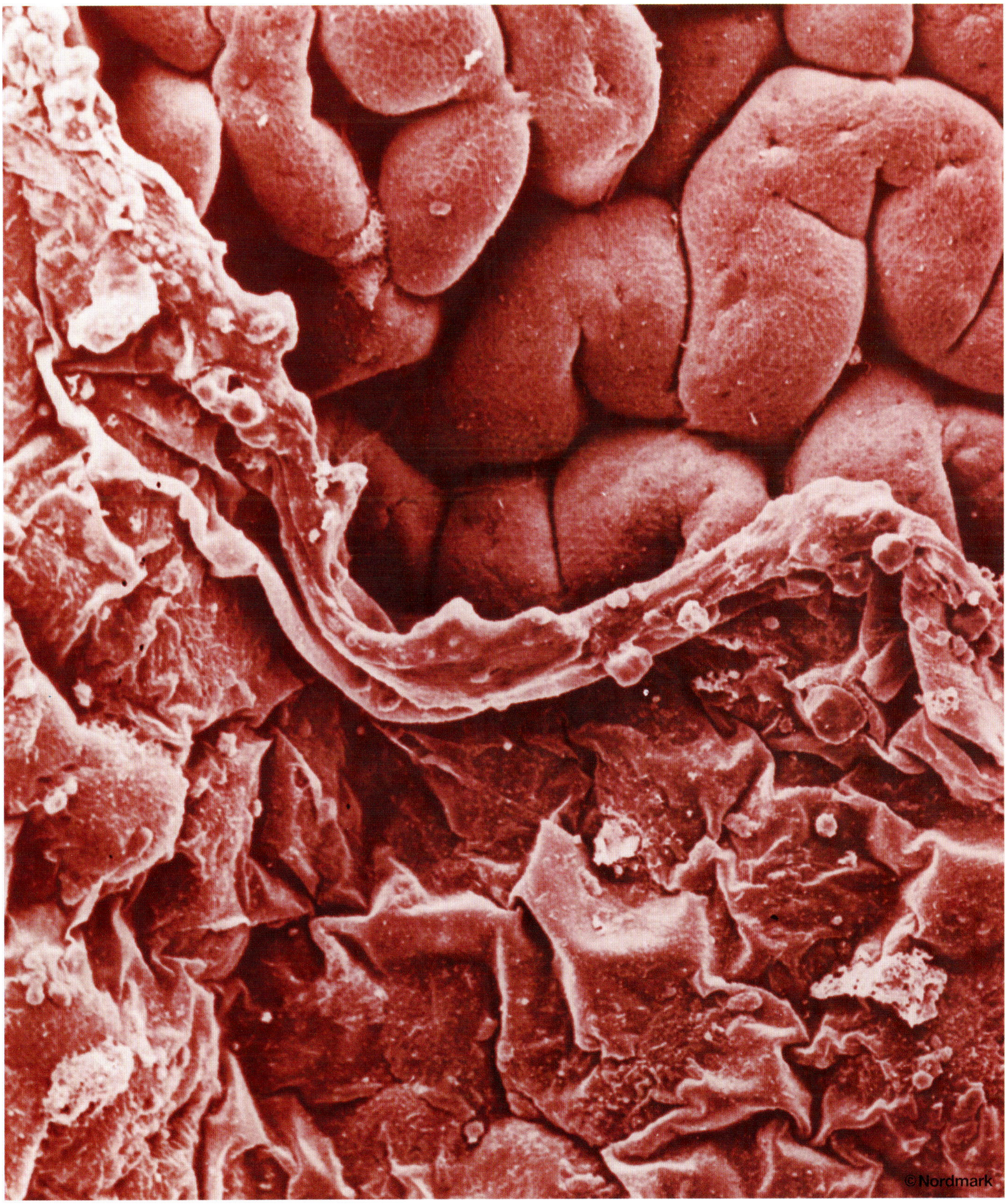

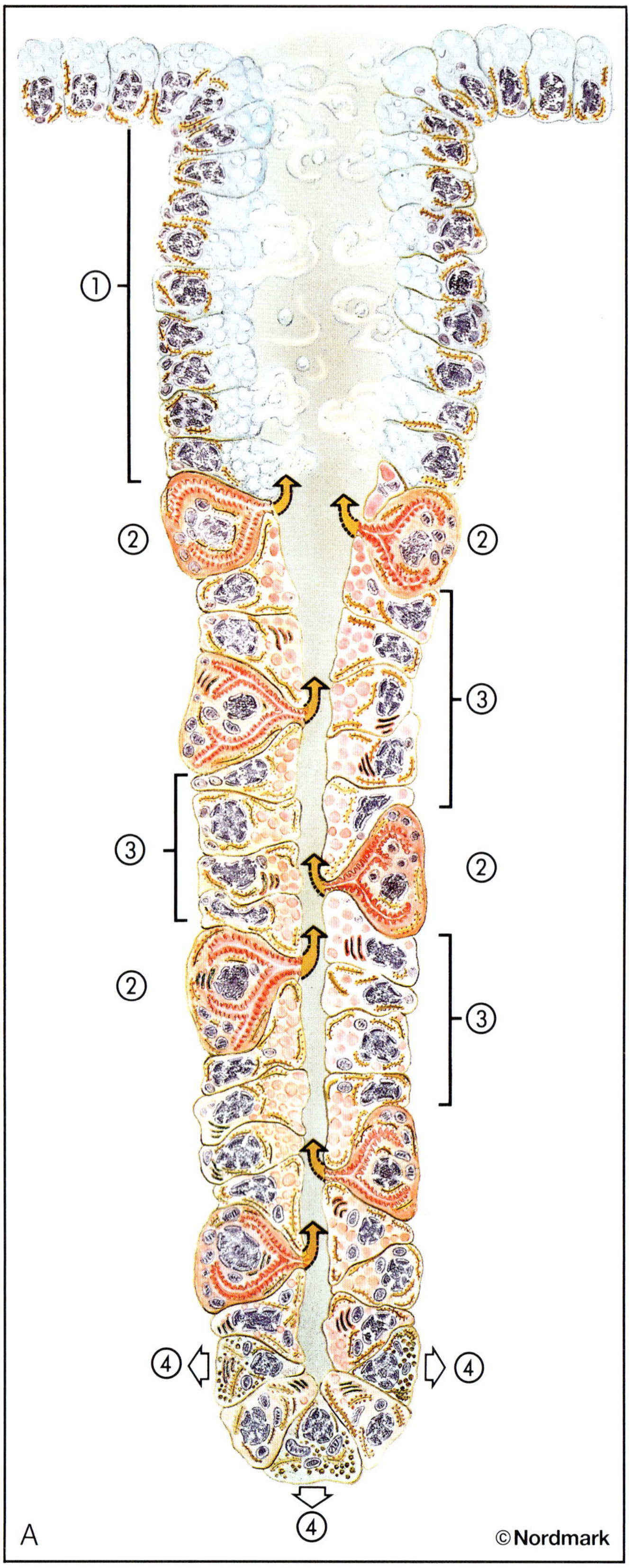

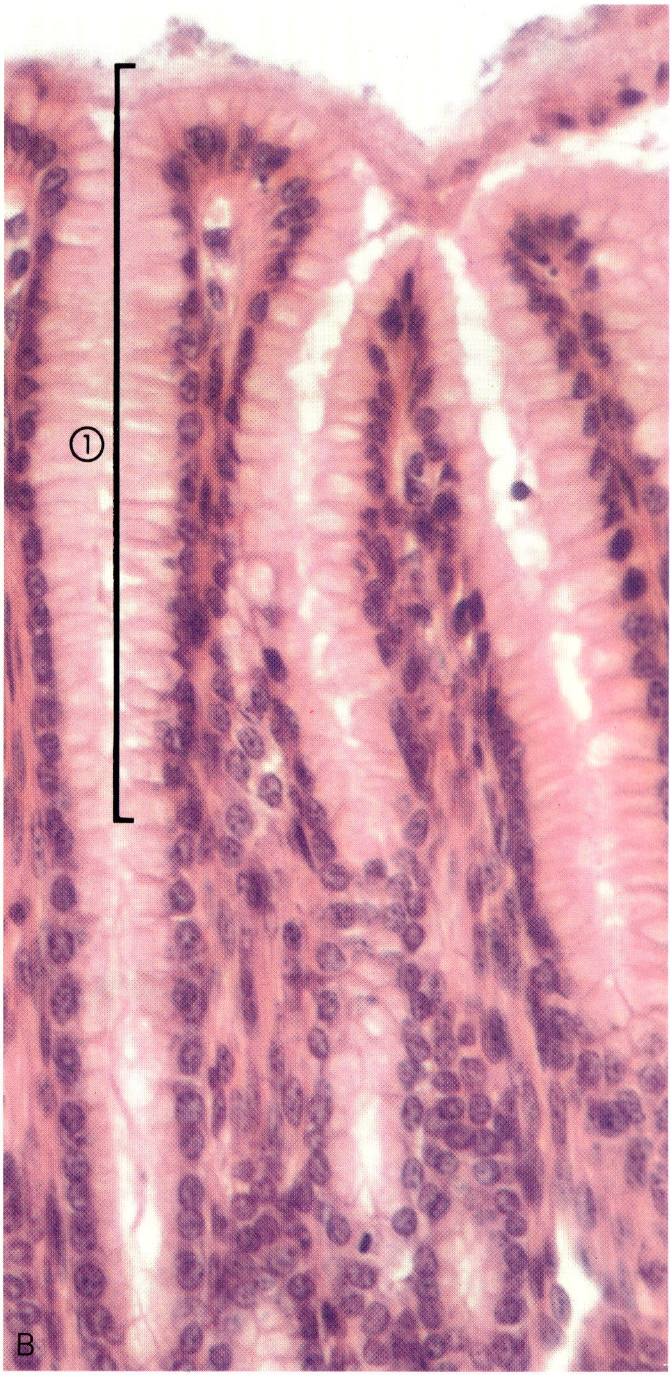

Abb. A: Fundusdrüse des Magens. ① Schleimbildende Nebenzellen, ② salzsäurebildende Belegzellen, ③ pepsinogenbildende Hauptzellen, ④ enteroendokrine Zellen.

Abb. B: Fundusdrüsenzone. Ausschnitt aus dem oberflächennahen Anteil der Foveolae gastricae ① mit einem einschichtigen hochprismatischen Zylinderepithel. Der hohe Schleimgehalt läßt dieses Epithel bei H. E.-Färbung blaß erscheinen; die Kerne liegen basal, die L. propria enthält Fibrozyten, Kapillaren, Nerven und ver-

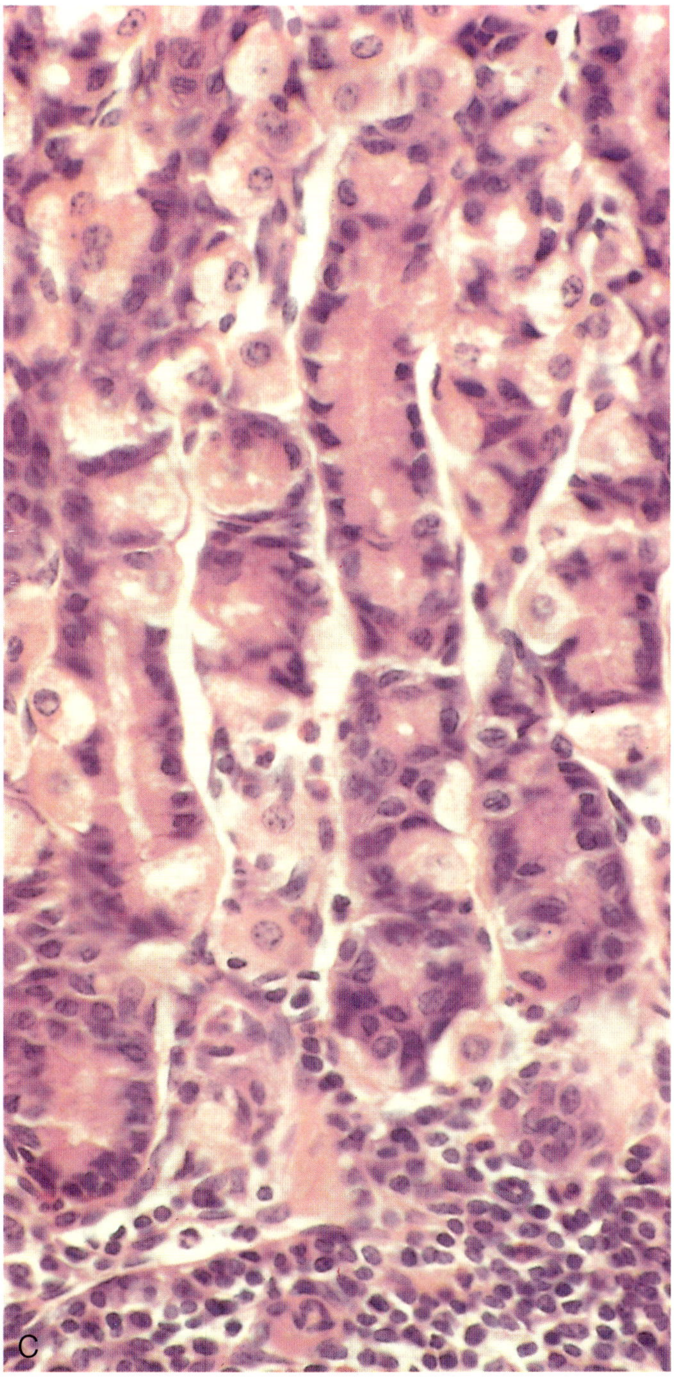

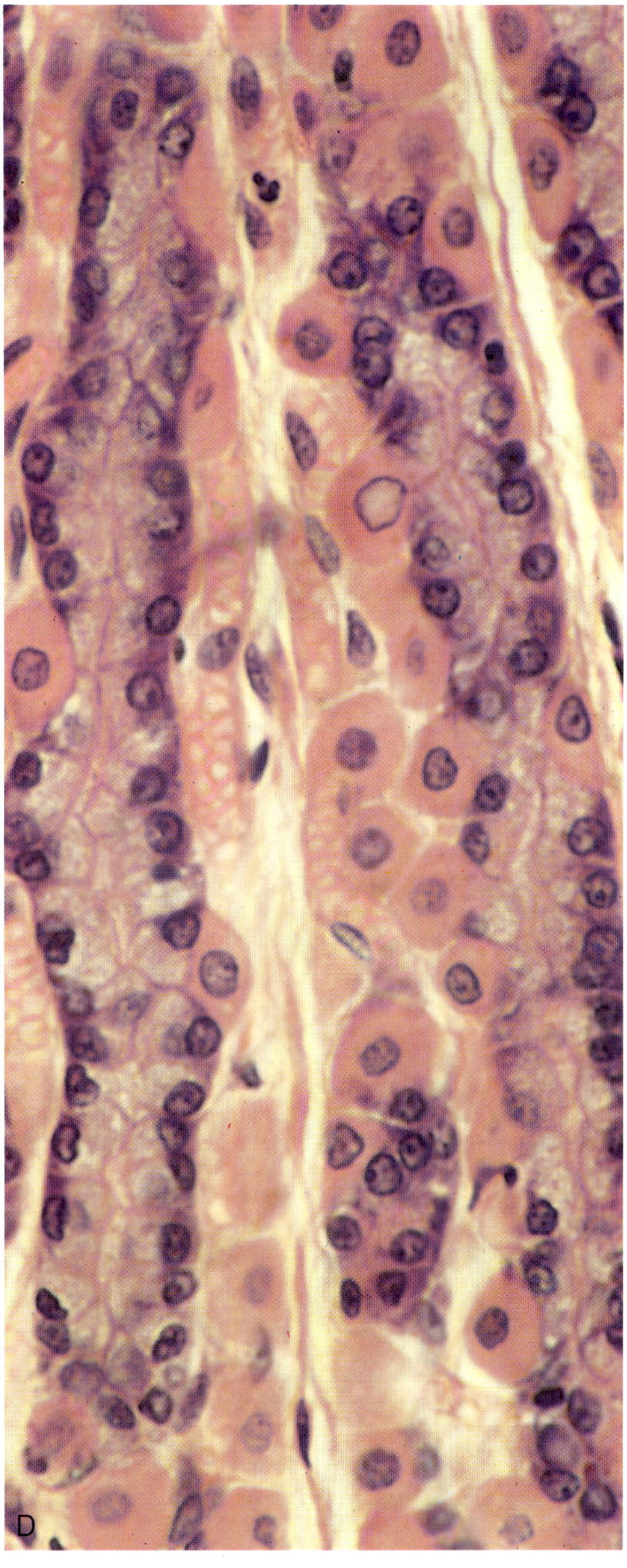

einzelt glatte Muskelzellen. Vergr. 200fach.

Abb. C: Fundusdrüsenzone. Basale Abschnitte der Schlauchdrüsen mit diffuser lymphatischer Infiltration. Vergr. 200fach.

Abb. D: Fundusdrüsenzone. Ausschnitt aus der L. propria mit Schlauchdrüsen und lockerem Bindegewebe mit Fibrozyten und glatten Muskelzellen. Die Drüsenwand wird von hellen Hauptzellen und den außen anliegenden, hier eosinophilen Belegzellen gebildet. Vergr. 300fach. Abb. C und D: H. E.-Färbung.

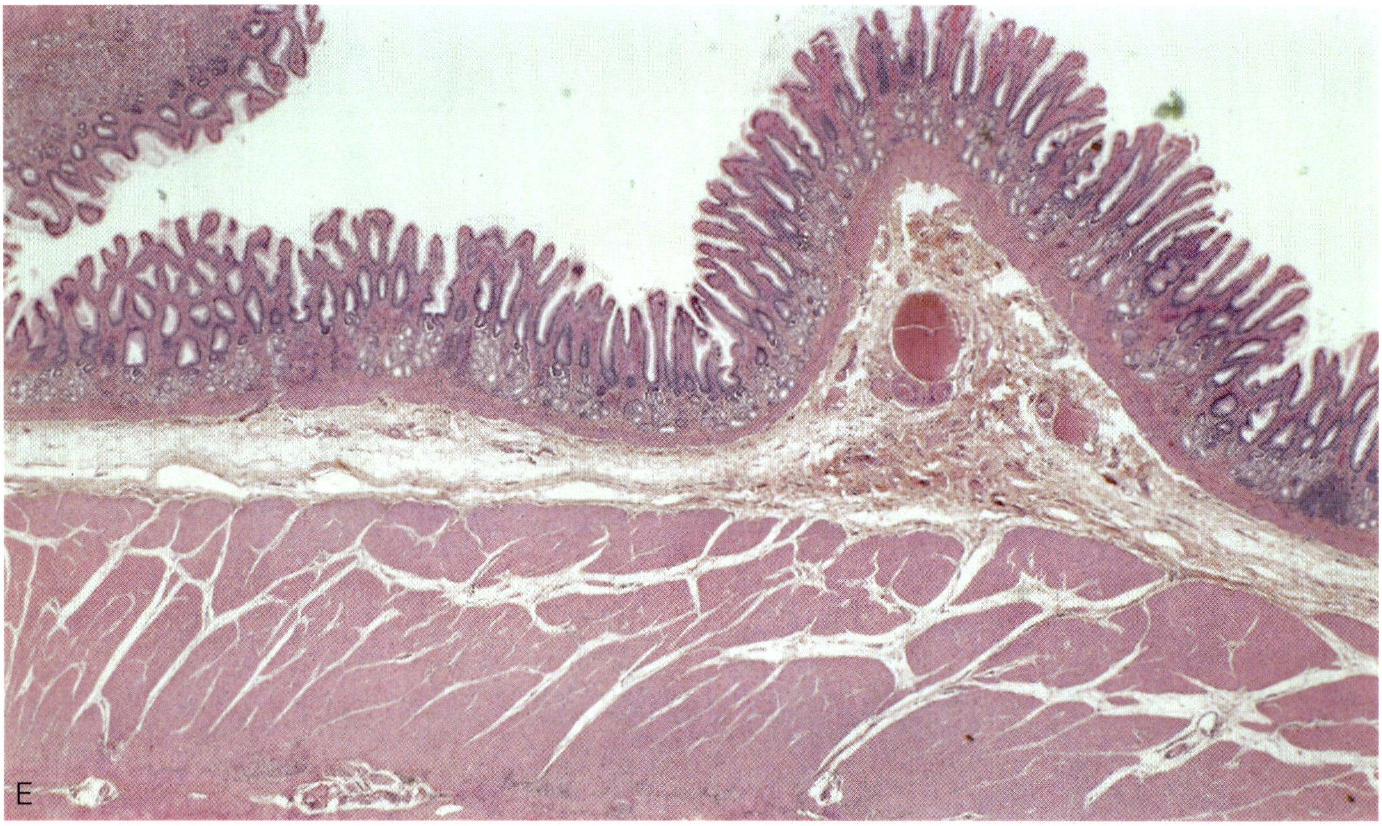
E

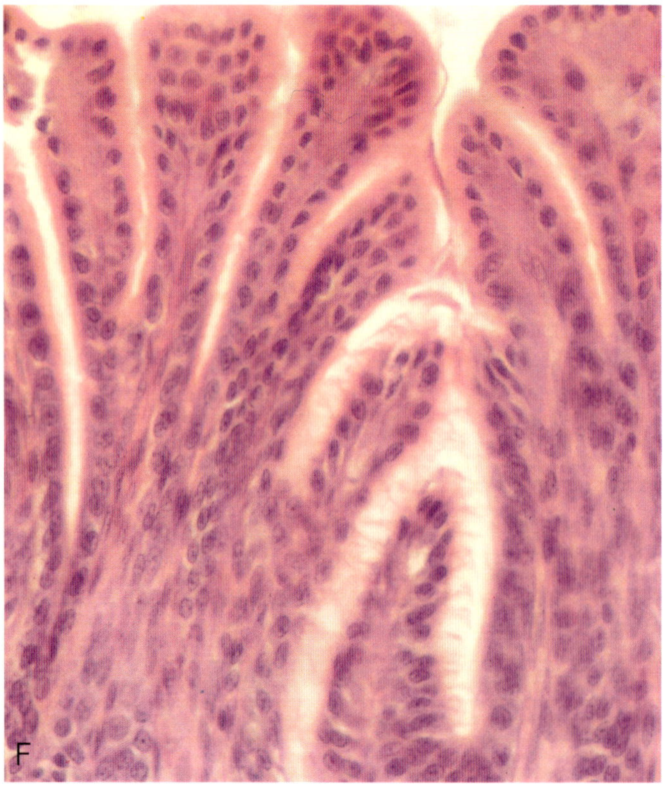
F

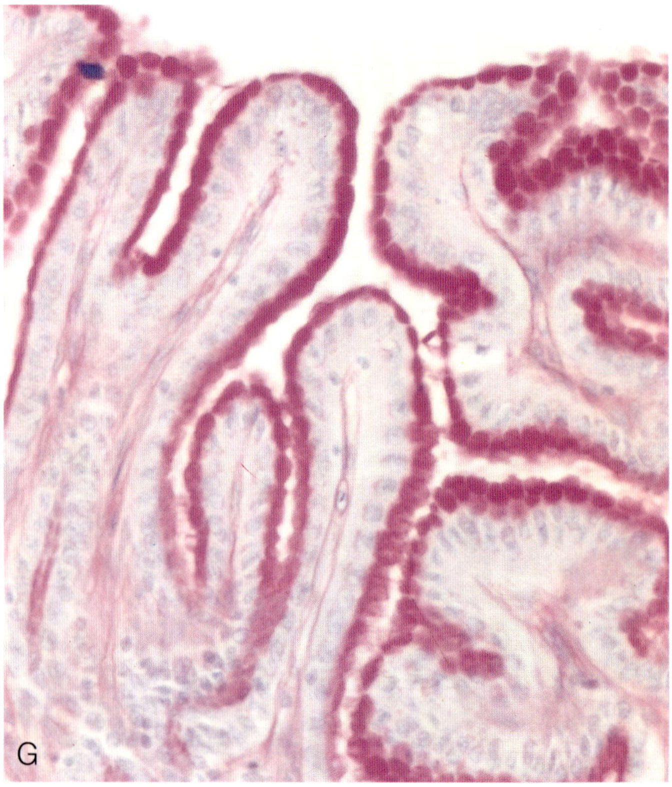
G

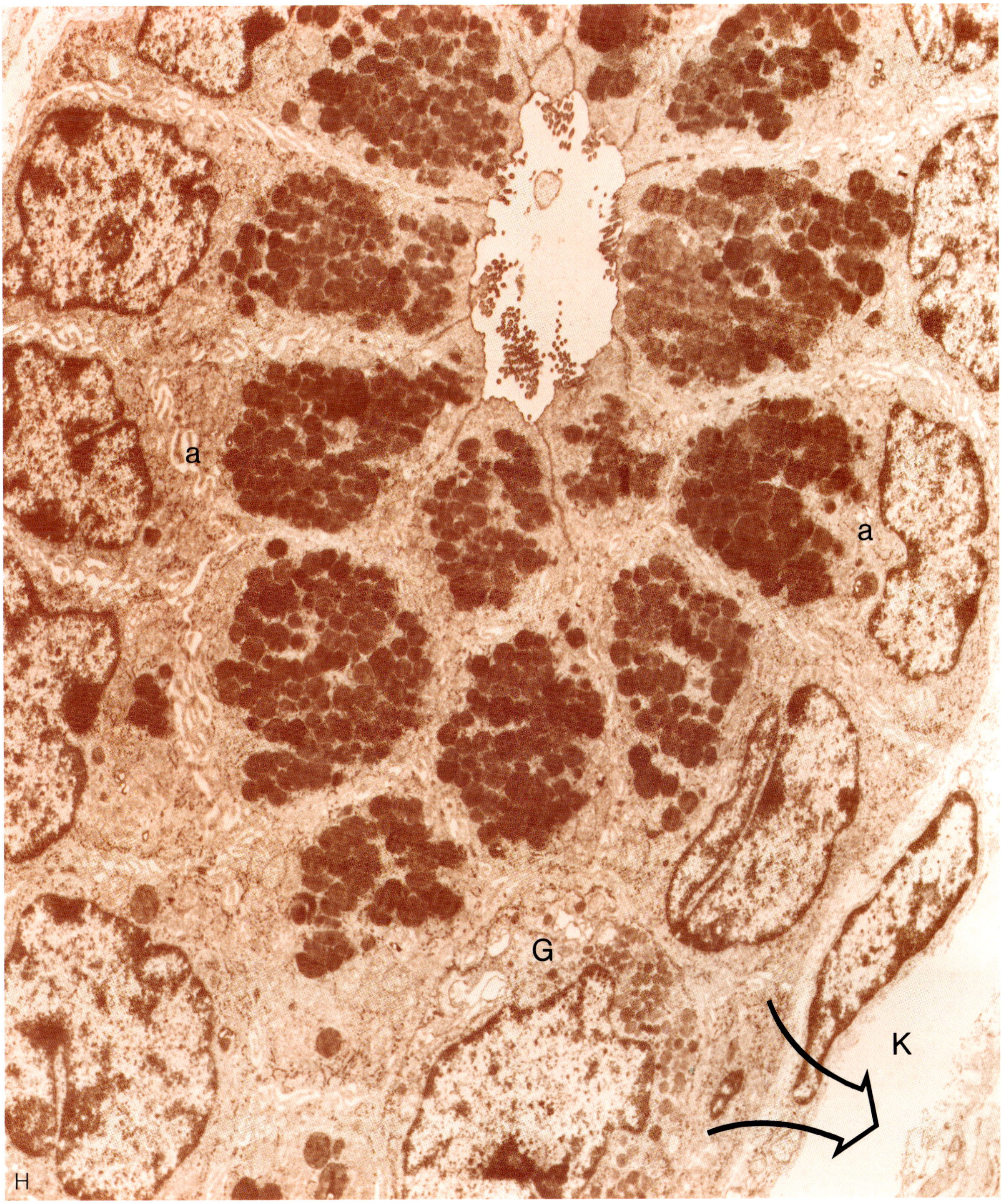
a
a
G
K
H

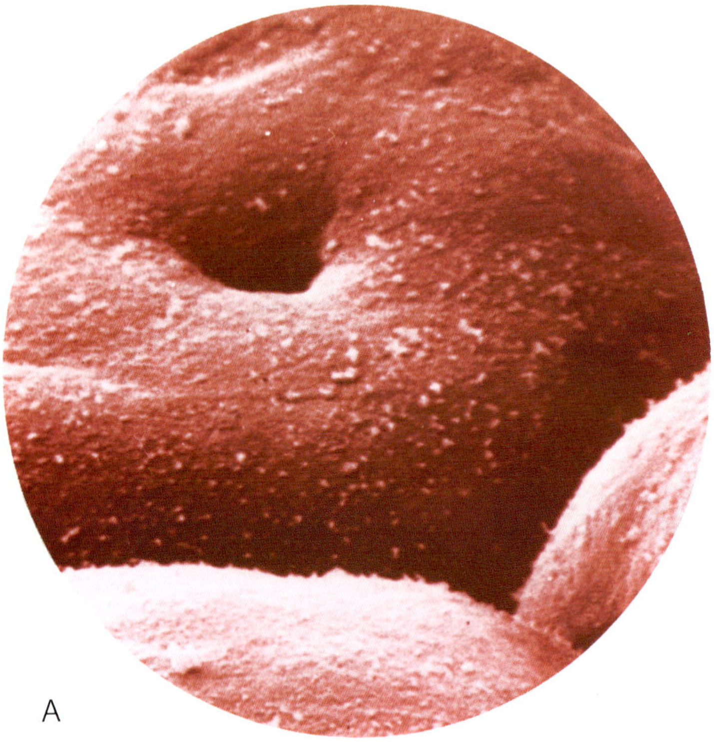
A

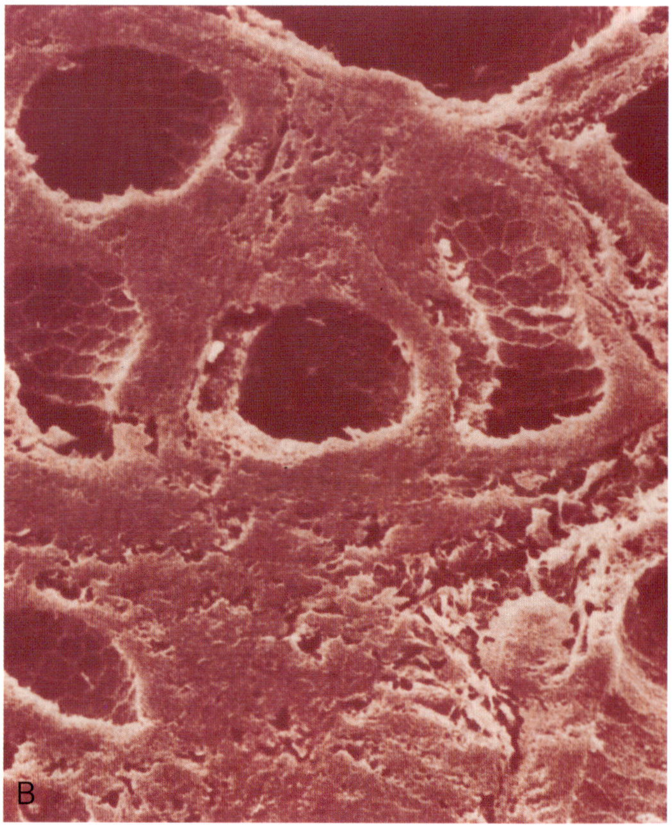
B

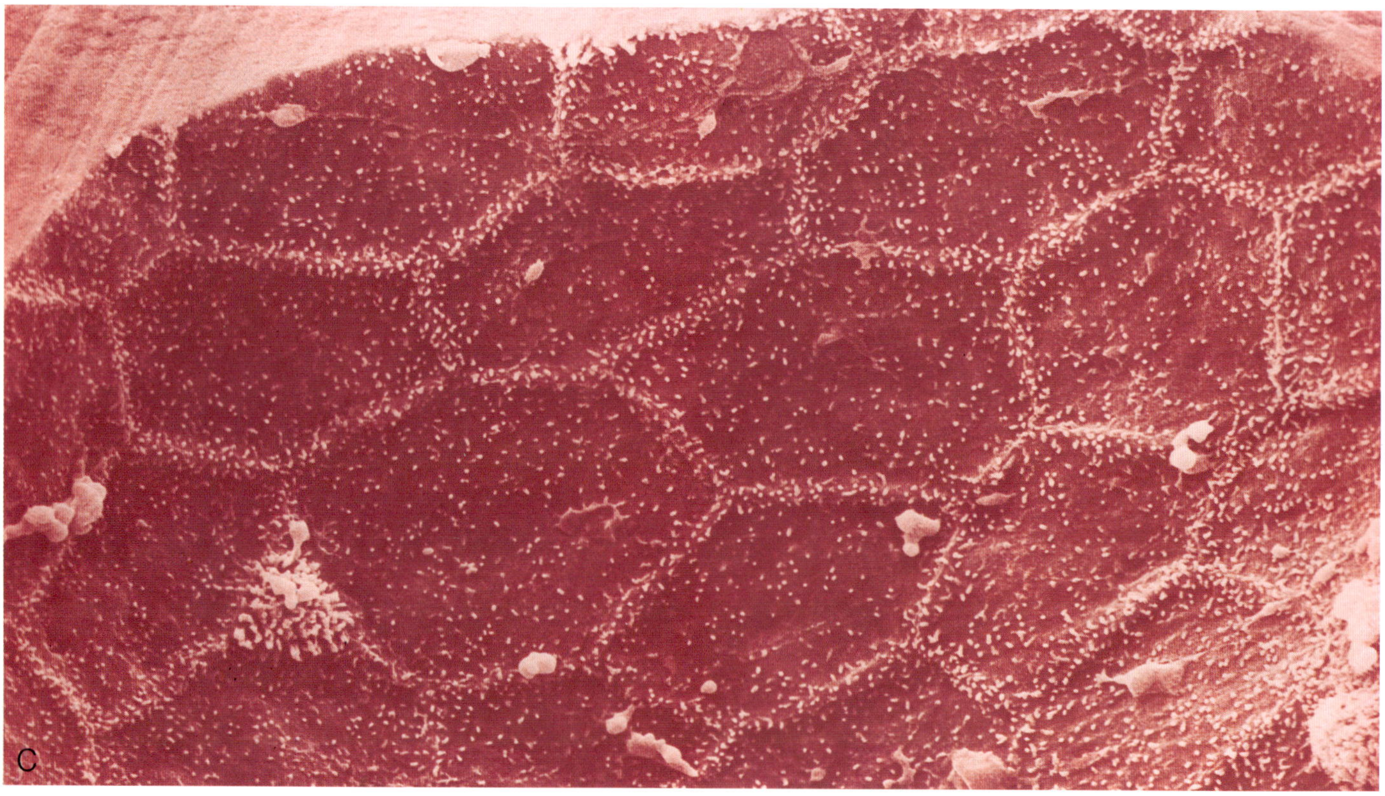
C

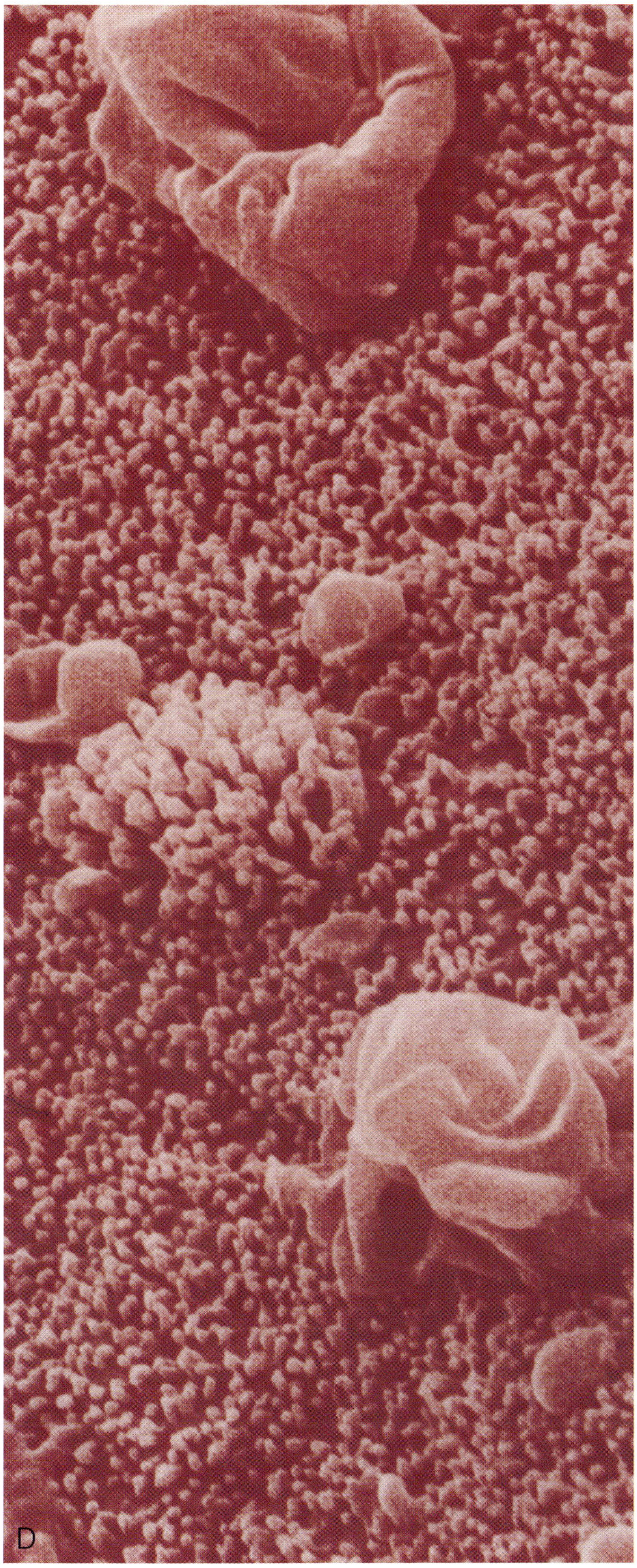

reich entwickelten rauhen endoplasmatischen Retikulum und großen Mengen freier Ribosome. Solche Zellen sind oberhalb des Kerns mit zahlreichen lichtbrechenden Sekretgranula angefüllt. Diese sog. Zymogenkörnchen enthalten das Pepsinogen, eine Vorstufe des eiweißspaltenden Pepsins, das der Aktivierung durch Salzsäure bedarf. Sekretkörnchen werden an der freien Zelloberfläche durch Exozytose ausgeschleust. Physiologisch interessant ist, daß im elektronenmikroskopischen Bild eine Verringerung des Durchmessers der Sekretkörnchen nach Nahrungsaufnahme durch Synthese kleinerer Granula festzustellen ist.

Die dritte Zellart, die Salzsäure-bildenden Belegzellen, sind erheblich größer als die Hauptzellen und durch große kugelförmige Kerne gekennzeichnet. Oft enthalten sie zwei oder mehr Kerne

Abb. S. 54/55: Abb. E: Pylorusdrüsenzone (Übersicht). Erweiterte und tiefe Foveolae gastricae, geknäulte Drüsenschläuche, eine schmale T. submucosa und eine breite Muskelwand kennzeichnen diesen Organabschnitt. Zusätzlich ist eine Plica gastrica im Schnittbild getroffen. H. E.-Färbung, Vergr. 15fach.
Abb. F: Pylorusdrüsenzone. Ausschnitt aus oberflächlichen Wandbereichen mit erweiterten Foveolae gastricae, die mit einem einschichtigen hochprismatischen Epithel ausgekleidet sind. H. E.-Färbung, Vergr. 100fach.
Abb. G: Pylorusdrüsenzone. Ausschnitt aus oberflächlichen Schleimhautfalten. PAS-Färbung, Vergr. 100fach.
Abb. H: Querschnitt durch einen Tubulus mit schleimbildenden Zellen (a) und einer intraepithelialen G-Zelle (G), die ihren Inhalt in eine Kapillare (K) abgibt. Vergr. 2000fach.

Abb. S. 56/57: Abb. A: Rasterelektronenmikroskopische Aufnahme der Oberfläche der Pylorusschleimhaut mit Foveola gastrica. Vergr. 3000fach.
Abb. B: Rasterelektronenmikroskopische Übersicht von Schlauchdrüsen des Pylorus. Im Bindegewebe Anschnitte der Foveolae gastricae. Vergr. 800fach.
Abb. C: Rasterelektronenmikroskopische Aufsicht auf die epitheliale Wandauskleidung eines Tubulus. Vergrößerter Ausschnitt aus Abb. B. Deutlich erkennbar ist die polygonale Felderung des Epithels. Homogene Anordnung von Mikrovilli auf den Zelloberflächen, im Bereich der Zellgrenzen verdichtet. Vergr. 5000fach.
Abb. D: Rasterelektronenmikroskopischer Ausschnitt aus einer Schlauchdrüsenwand des Pylorus mit dichtem homogenem Mikrovillibesatz, büschelartigen Fortsätzen und Schleimauflagerungen. Vergr. 16500fach.

und verdicken im aktiven Zustand das Drüsenprofil. Die Belegzellen sind durch intrazelluläre Sekretkapillaren, deren Wände einen dichten Mikrovillisaum besitzen, an das Drüsenlumen angeschlossen (vgl. Abb. S. 59). Das elektronenmikroskopische Bild (Abb. S. 60 B) zeigt, daß das Zytoplasma der Belegzellen mit sehr vielen, dicht gedrängten Mitochondrien und einem an das glatte endoplasmatische Retikulum erinnernden sog. tubulo-vesikulären System ausgestattet ist. Über die funktionelle Bedeutung der Haupt- und Belegzellen hat der Physiologe R. HAIDENHAIN bereits 1870 formuliert: „Die Hauptzellen produzieren das Pepsin, die Belegzellen die Salzsäure." Er beobachtete nämlich, daß die Hauptzellen in verdünnter Salzsäure schneller verdaut werden als die Belegzellen, und vermutete daher, daß letztere die Salzsäure-Bildner sein müßten.

Eine vierte Zellart im Epithel der Fundus- und Corpusdrüsen sind die bereits erwähnten enteroendokrinen Zellen (Abb. S. 60 C). Sie liegen vereinzelt vor allem im Drüsengrund. Diese Zellen, die auch in anderen Regionen des Magen-Darm-Traktes zu finden sind, stehen stets mit der Basalmembran des Schleimhautepithels in Kontakt, denn sie geben auf der Basalseite ihres Zellkörpers ihr Sekret direkt in die Blutkapillaren ab (Abb. S. 59). Sie kommen auch in den Inseln und Gängen des Pankreas vor, so daß einige Autoren von einem endokrinen gastro-entero-pankreatischen System sprechen. Aufgrund ihrer Färbbarkeit mit Kaliumbichromat wurden sie von früheren Histologen als entero-chromaffine Zellen bezeichnet. Ihre kleinen Granula sind vorwiegend im Bereich der Zellbasis angereichert (daher früher auch: basal gekörnte Zellen). Mit Hilfe immunzytochemischer Methoden konnten bis heute neun verschiedene enteroendokrine Zelltypen unterschieden werden. Drei davon kommen überwiegend in der Magenschleimhaut vor, nämlich die Serotonin-bildenden EC-Zellen, die Gastrin-produzierenden G-Zellen und die Somatostatin-sezernierenden D-Zellen. Darüber hinaus gibt es in der Magenmukosa noch Histaminbildner und andere, Peptidhormone-produzierende Zellen.

Die dreidimensional gezeichnete Übersicht zeigt den basalen Abschnitt einer Fundusdrüse im funktionellen Verbund mit Kapillaren und Bindegewebe. Der Transitweg der Hormone aus den basalen enteroendokrinen Zellen ist durch die Pfeilführung verdeutlicht. Die Zonen A, B und C sind in den elektronenmikroskopischen Abb. vergrößert dargestellt.
Abb. A: Apikale Zonen von Hauptzellen mit Pepsinogengranula, Mikrovillibesatz und tight junctions an den Zellgrenzen. Elektronenmikroskopische Aufnahme, Vergr. 10000fach.
Abb. B: Ausschnitt einer Belegzelle mit zahlreichen Mitochondrien (Mi), endoplasmatischem Retikulum (ER) und intrazellulären Sekretkapillaren mit fingerförmigen Ausstülpungen (SK). Links unten ist ein Kernanschnitt (K) erkennbar. Vergr. 6000fach.
Abb. C: Enteroendokrine Zelle, wohl nach partieller Hormonabgabe, und benachbartes Bindegewebe. Vergr. 5000fach.

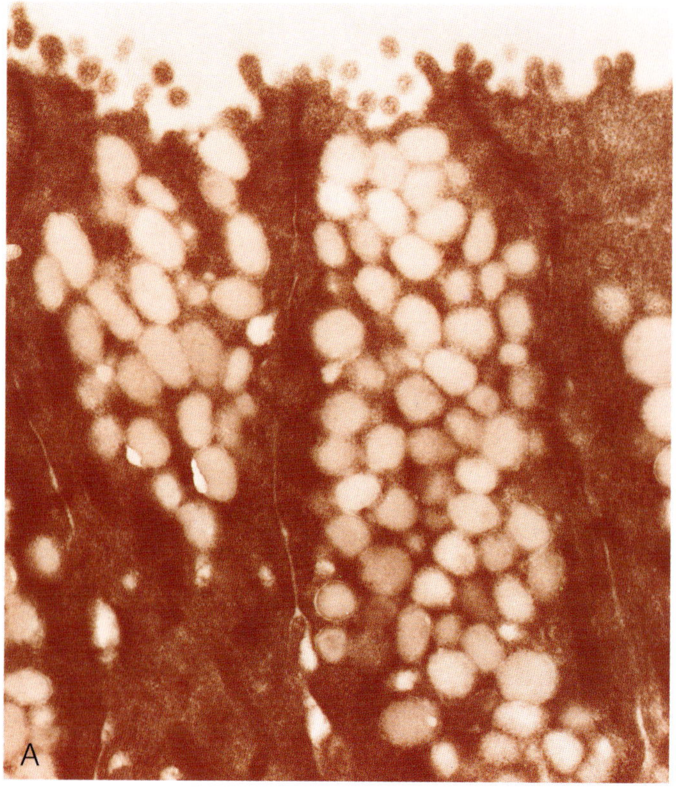

Die Bildung von Salzsäure

Die Belegzellen sind hochspezialisiert und in ihrer Eigenschaft, die zur Salzsäurebildung nötigen Ionen H^+ und Cl^- in hoher Konzentration zu sezernieren, einzigartig. Hierbei wird eine gegenüber dem Blutplasma um den Faktor 10^6 höhere H^+-Ionen-Konzentration erzielt. Der Mechanismus der HCl-Sekretion ist im Einsatzbild S. 62 dargestellt. Mit Hilfe von ATP als Energiequelle werden die Ionen H^+ und Cl^- aktiv aus der Belegzelle in den Magensaft transportiert (Ionen-Pumpe). Bei dieser Ausschleusung öffnen sich die bis tief in das Innere der Belegzelle reichenden Sekretkanälchen, deren Wände einen dichten Bürstensaum besitzen (s. untenst. Abb.). Diese enorme Vergrößerung der luminalen Oberfläche ermöglicht eine maximale Steigerung der H^+- und Cl^--Sekretion der Belegzelle, so daß die Salzsäuresekretion des Magens, die in Ruhe ca. 2 mmol/h beträgt, auf über 20 mmol/h ansteigen kann. Die bei der Salzsäurebildung freiwerdenden OH^--Ionen werden durch H^+-Ionen neutralisiert, die aus der Dissoziation von Kohlensäure stammen. Dabei gleichzeitig entstehendes HCO_3^- wird in die Blutbahn abgegeben. Die Bildung von Kohlensäure wird durch eine Carboanhydrase katalysiert, die in hoher Konzentration intrazellulär vorkommt und ständig H_2CO_3 aus CO_2 und H_2O nachbildet (s. nebenst. Abb., Einsatzbild). Die Bedeutung der Carboanhydrase für die HCl-Produktion ergibt sich aus der Tatsache, daß die pharmakologische Blockierung dieses Enzyms zu einem raschen Sistieren der Salzsäurebildung führt. Dieser Mechanismus der Belegzellen, HCO_3^- ins Blut und H^+-Ionen ins Magenlumen abzugeben, läuft entgegengerichtet in den schleimbildenden Nebenzellen ab.

Belegzelle und ihre Stimulationsmöglichkeiten.
Die Sekretionsstimulation erfolgt durch Transmitter wie Acetylcholin, Histamin aus Mastzellen und Gastrin, die sich an die Rezeptoren der Belegzelle binden. Diese Substanzen gelten als first messenger für die HCl-Sekretion.

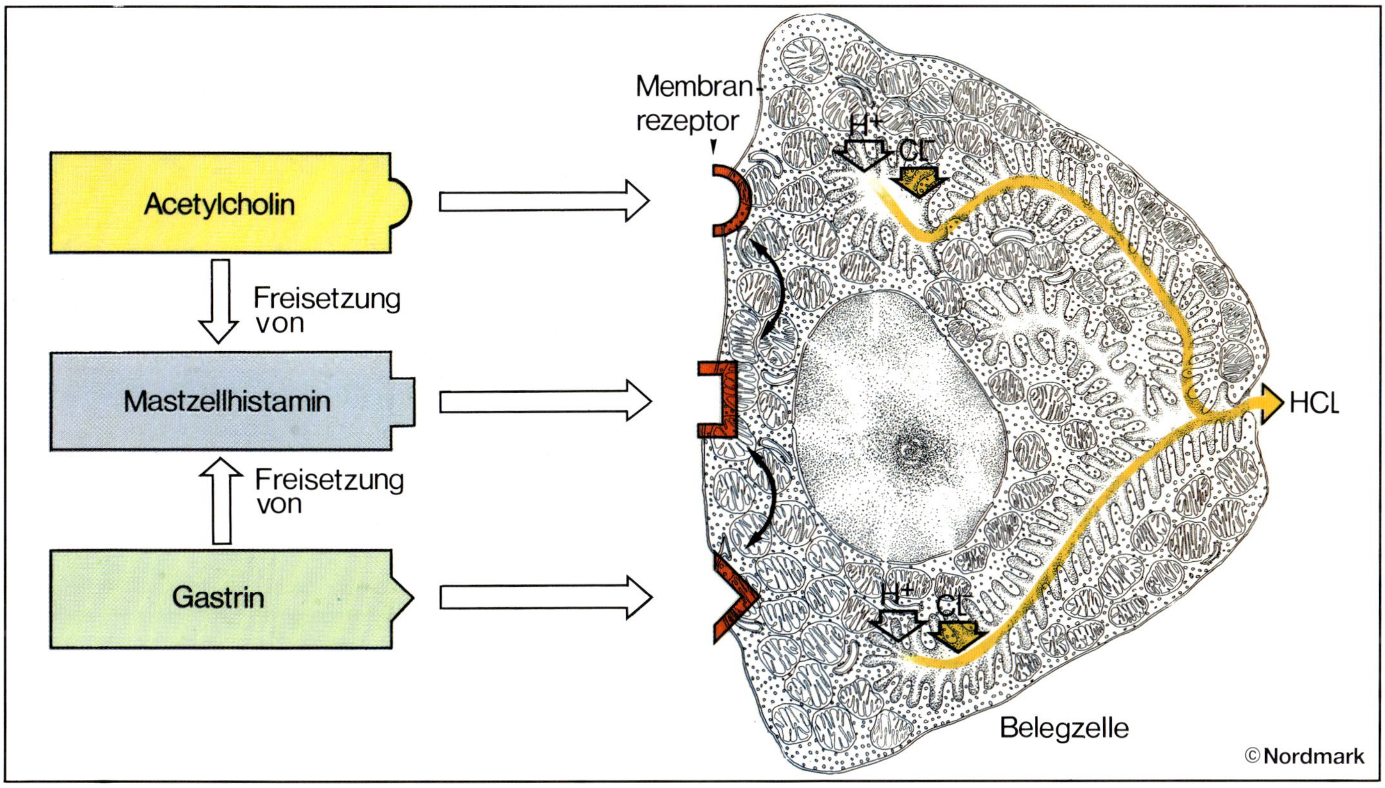

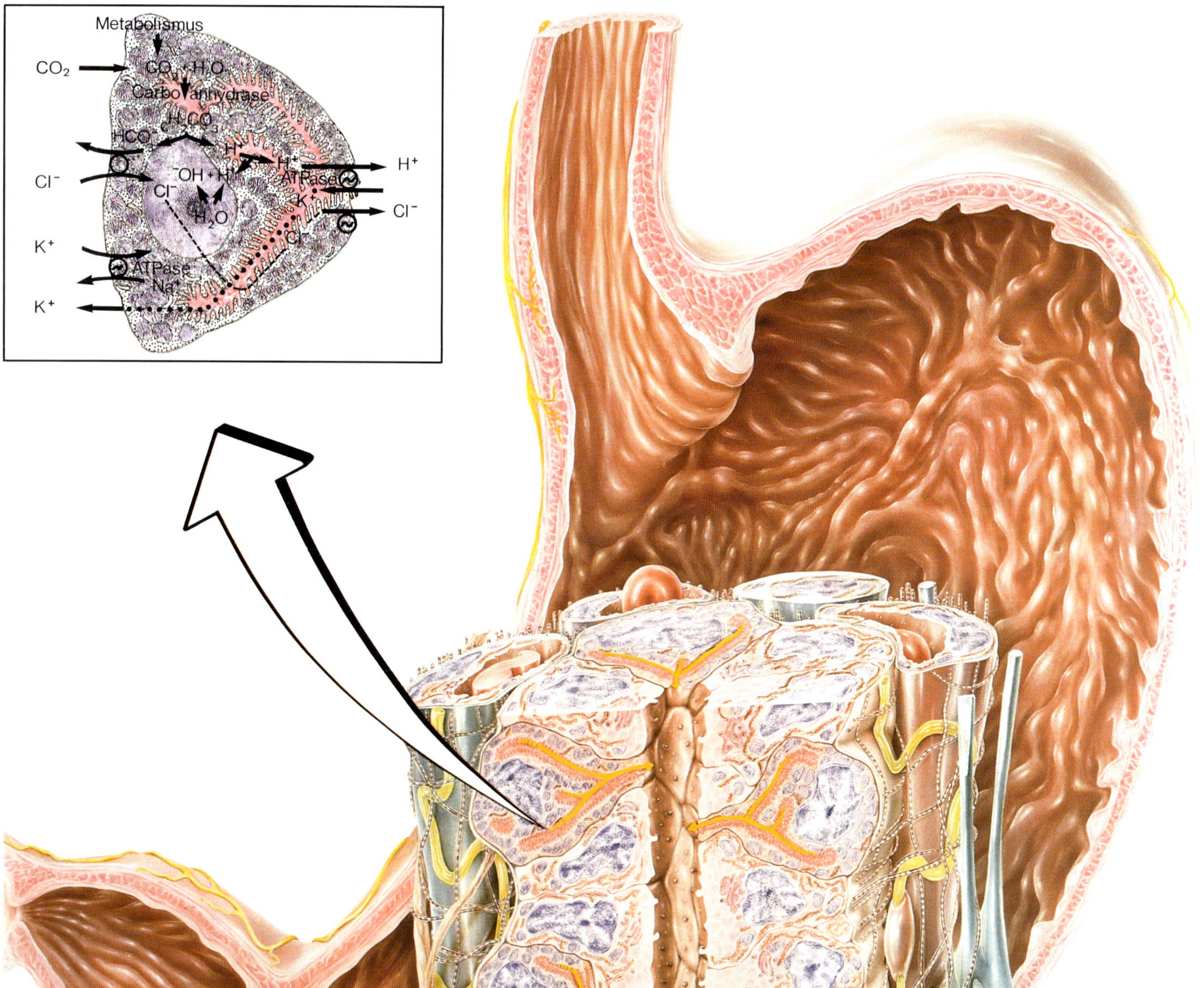
Metabolismus
CO2
CO2 + H2O
Carboanhydrase
H2CO3
HCO3−
H+
H+
H+
Cl−
−OH + H+
Cl−
H2O
ATPase
K+
Cl−
Cl−
K+
ATPase
Na+
K+

Der Magensaft

Die in der Magenschleimhaut liegenden Drüsen produzieren täglich bis zu 3 Liter Magensaft, dessen Bestandteile im wesentlichen eiweißspaltende Enzyme (Pepsine), Schleim (Muzin), Salzsäure (HCl), Intrinsic factor, „Gastroferrin“ (Eisen III-bindendes Glykoprotein) und Magenlipasen sind. An erster Stelle der im Magensaft vorkommenden Verdauungsenzyme stehen die Pepsine. Sie bilden sich aus ihren Vorstufen, den Pepsinogenen, bei saurem pH. Das Optimum der meisten Pepsine liegt bei pH 1,8. Beim Aufschluß von Proteinen durch Pepsineinwirkung entstehen kurzkettige Polypeptide mit Molekulargewichten zwischen 600 und 3000 (ca. 4–20 Aminosäuren). Der niedrige pH-Wert des Magensaftes trägt zur Denaturierung verdaulicher Proteine bei und wirkt bakterizid. Neben den Pepsinen finden sich weitere proteolytische Enzyme wie beispielsweise das Gastricin, dessen pH-Optimum bei 3 liegt. Es dient der Proteolyse des Caseins und entspricht etwa dem Labferment der Kälber.

Ein weiteres im sauren Bereich wirksames Enzym ist die Magenlipase. Ihr pH-Optimum liegt bei 4–6. Sie ist relativ säurestabil und für die Fettverdauung bei Säuglingen bedeutsam, da sie primär Triglyzeride der Milch (mit kurzkettigen Fettsäuren) abbaut.

Die Zusammensetzung der Elektrolyte im Magensaft ist abhängig von der Sekretionsaktivität stimulierter Beleg- und Schleimzellen, die u.a. K^+-Ionen und Na^+-Ionen abgeben.

Im Magensaft vorkommende Makromoleküle sind außerdem der Intrinsic factor, der von den Belegzellen sezerniert wird, und ein weiteres Vitamin B_{12}-bindendes Protein, das sog. R-Protein (R = rapid, wegen seiner hohen elektrophoretischen Wanderungsgeschwindigkeit). Vitamin B_{12} wird im sauren Magensaft vorwiegend an das R-Protein gebunden. Diese Bindung wird durch Pankreasenzyme im oberen Dünndarm wieder gespalten. Danach erfolgt die Bindung an den Intrinsic factor, der als proteolysefester Komplex im Ileum resorbiert wird.

Regulation der Magensaftsekretion

Die Eiweißverdauung und die dafür erforderliche Freisetzung von Salzsäure und Pepsin sind für den Organismus relativ gefährliche Vorgänge, die wegen der Möglichkeit einer Selbstverdauung strenger Überwachungsmechanismen bedürfen. So ist die gleichzeitige Produktion eines als Muzin bezeichneten Glykoproteingemisches eine erste Magenschleimhaut-schützende Maßnahme. Das häufige Auftreten von Magengeschwüren (s. S. 159 ff.), Magenschleimhautentzündungen und Motilitätsstörungen beweist, wie wichtig eine funktionierende Regulation der Magenschleimbildung ist. Deren Mechanismen müssen sowohl in der Nüchternphase als auch bei maximaler Füllung des Magens funktionieren, wobei u.a. auch extreme Temperaturunterschiede – heiße und kalte Speisen – ausgeglichen werden müssen.

Die Nahrungsaufnahme ist der adäquate Reiz für die Stimulation der Magensaftsekretion. Schon die

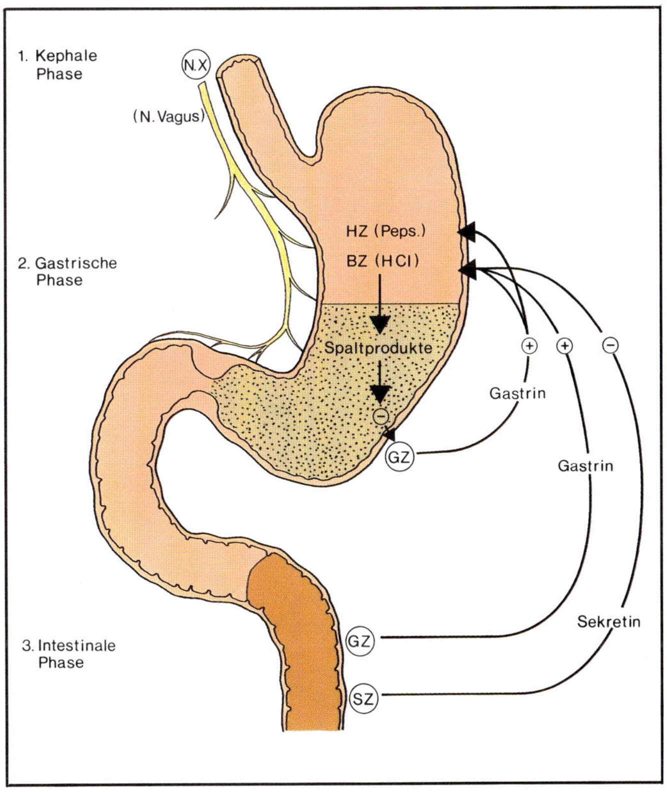

Bereitschaft zur Nahrungsaufnahme geht ebenso wie die Phase nach Beendigung der Mahlzeit in den Regulationsvorgang mit ein. Durch Konditionierung können auch bestimmte Reize, wie z.B. „12.00 Uhr mittags" oder Signaltöne (Pawlow-Reflex), die Magensaftsekretion stimulieren.

Man kann die Regulation der Magensaftsekretion in eine kephal-vagale, eine gastrische und in eine intestinale Phase einteilen, die sich zeitlich überlappen (s. Abb. S. 63). Die kephale Phase wird durch die Erwartung des Essens, durch Vorstellung, durch optische, olfaktorische und gustatorische Einflüsse ausgelöst. Diese unter dem Sammelbegriff „flavour" subsumierten Reize werden von verschiedenen neuralen Strukturen perzipiert und über das

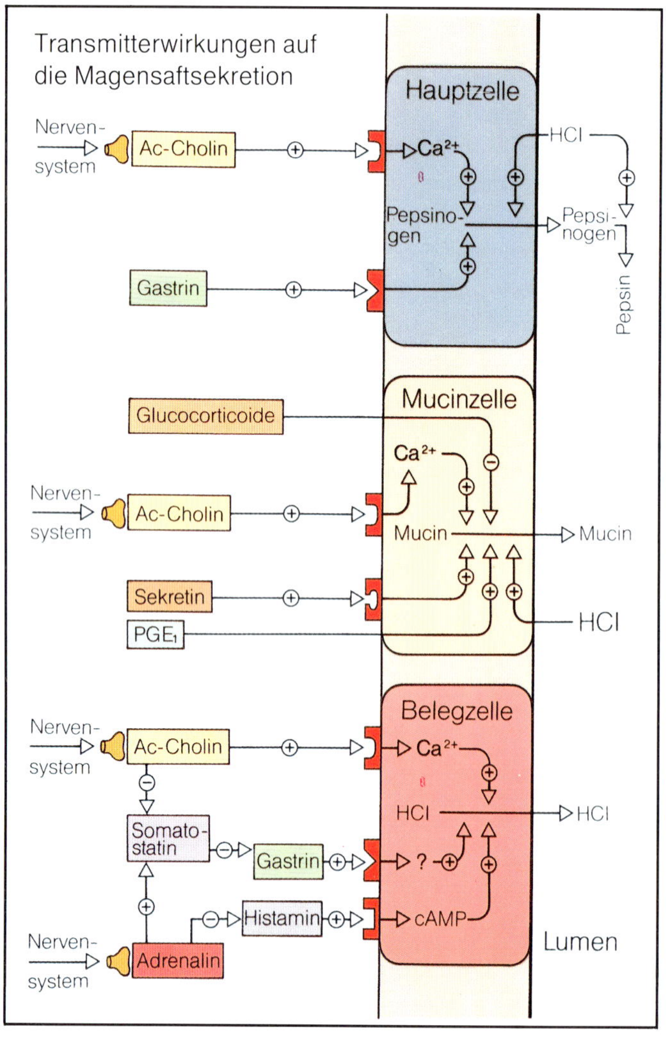

Zentralnervensystem verarbeitet. Wir sehen mit dem Gehirn, wir riechen mit dem Gehirn, unsere gustatorischen Eindrücke werden mit Hilfe des Gehirns qualifiziert. Von diesen übergeordneten Strukturen des Zentralnervensystems ausgehend werden Impulse über den N. vagus zum Magen geleitet und setzen hier Gastrin, Histamin, Serotonin, Somatostatin, Acetylcholin und Prostaglandine (PGE_1) frei, die ihre Wirkung auf die spezialisierten Zellen der Magenschleimhaut ausüben (s. untenst. Synopsis). Eine Unterbrechung der Nerven, die den Magen versorgen, eliminiert die hier lokalisierte Freisetzung der als Transmitter wirkenden Stoffe und Hormone praktisch vollständig. In der kephalen Phase wird der größte Teil des Magensaftes (nahezu 50%) gebildet. Aber auch ein Glukosemangel im Gehirn kann solche sekretorischen Prozesse auslösen. Ebenso wirkt Aggression sekretionssteigernd, während Angst einen hemmenden Einfluß auf die Magensaftsekretion hat. In beiden Fällen sind efferente Impulse des N. vagus wirksam. Das durch den N. vagus freigesetzte Acetylcholin aktiviert über einen Ca^{2+}-Einstrom nicht nur die Belegzellen, sondern auch benachbarte, Histamin-produzierende Mastzellen und die Gastrin-bildenden Zellen des Antrums. So löst der N. vagus indirekt parakrine Histamin- und endokrine Gastrineinflüsse auf die Magensaftsekretion aus. Eine Vagotomie unterbindet diese Einflüsse. Sie wird aus diesem Grund auch heute noch als operative Ulcustherapie angewandt.

Die gastrische Phase wird einerseits induziert durch die Dehnung der Magenwand, also die Menge der aufgenommenen Nahrung, und andererseits durch die Art der Nährstoffe, d.h. ihre chemische Beschaffenheit. Der Dehnungsreiz wird über die intramuralen Nervenplexus reflektorisch beantwortet und auch mit Hilfe neuronaler Mechanismen über den N. vagus beeinflußt. Wenn tiefere Magenteile wie das Antrum mit dem Speisebrei in Kontakt kommen, wird dort aus den G-Zellen Gastrin freigesetzt. Dieses gelangt über den Blutweg an die spezifischen Effektorzellen der Magenschleimhaut und stimuliert dort mittels der Gastrinrezeptoren die Belegzellen (s. Abb. S. 61). Fördernd auf die Gastrinfreisetzung wirken Eiweißabbauprodukte wie Peptide und Aminosäuren sowie Calcium, Alkohol, Coffein und ein zu hoher pH-Wert im Chymus (negative Rückkoppelung).

Gelangen erste Chymusportionen mit ihren Eiweißabbauprodukten ins Duodenum, wird die intestinale Phase eingeleitet, wobei die sekretorische Aktivität der Corpusschleimhaut zusätzlich vom Duodenum aus geregelt wird. Liegt der pH-Wert des ins obere Duodenum gelangenden Chymus unter 4, dann werden die sog. S-Zellen der Duodenalschleimhaut stimuliert, die Sekretin freisetzen, das auf humoralem Weg die HCl-Sekretion des Magens hemmt. Hier greifen ebenfalls noch andere Hormone bzw. hormonartige Wirkstoffe in den Regelmechanismus ein. Ist der Duodenalinhalt zu alkalisch, beginnen die auch in der Duodenalschleimhaut vorkommenden G-Zellen Gastrin zu sezernieren, das über den Blutweg die HCl-Sekretion der Belegzellen in der Fundusregion wieder steigert. So regelt der obere Dünndarmabschnitt gewissermaßen rückkoppelnd den Säuregehalt des Chymus. An diesen regulativen Prozessen sind auch die Pankreasenzyme beteiligt (s. S. 109). Eine zusätzliche örtliche sekretorische Steuerung erfolgt über die Rezeptoren der Belegzellen. Die sich an diese Rezeptoren bindenden Stoffe sind Acetylcholin, Histamin aus Mastzellen und Gastrin, wobei diese Substanzen als „first messenger" auf die HCl-Sekretion wirken. Der Mechanismus läuft dann über cAMP, Calcium (Calmodulin) bzw. über Prostaglandine des E-Typs (PGE_1) u.a. ab. Die Abbildung S. 61 zeigt ein Drei-Rezeptorenmodell einer Belegzelle, wobei eine starke und obligate Interaktion zwischen Histamin und dem Gastrinrezeptor und eine schwächere, fakultative Interaktion zwischen Histamin und dem Acetylcholinrezeptor angenommen wird. H2-Antagonisten blockieren die HCl-Produktion am Histaminrezeptor (s. untenst. Abb.).

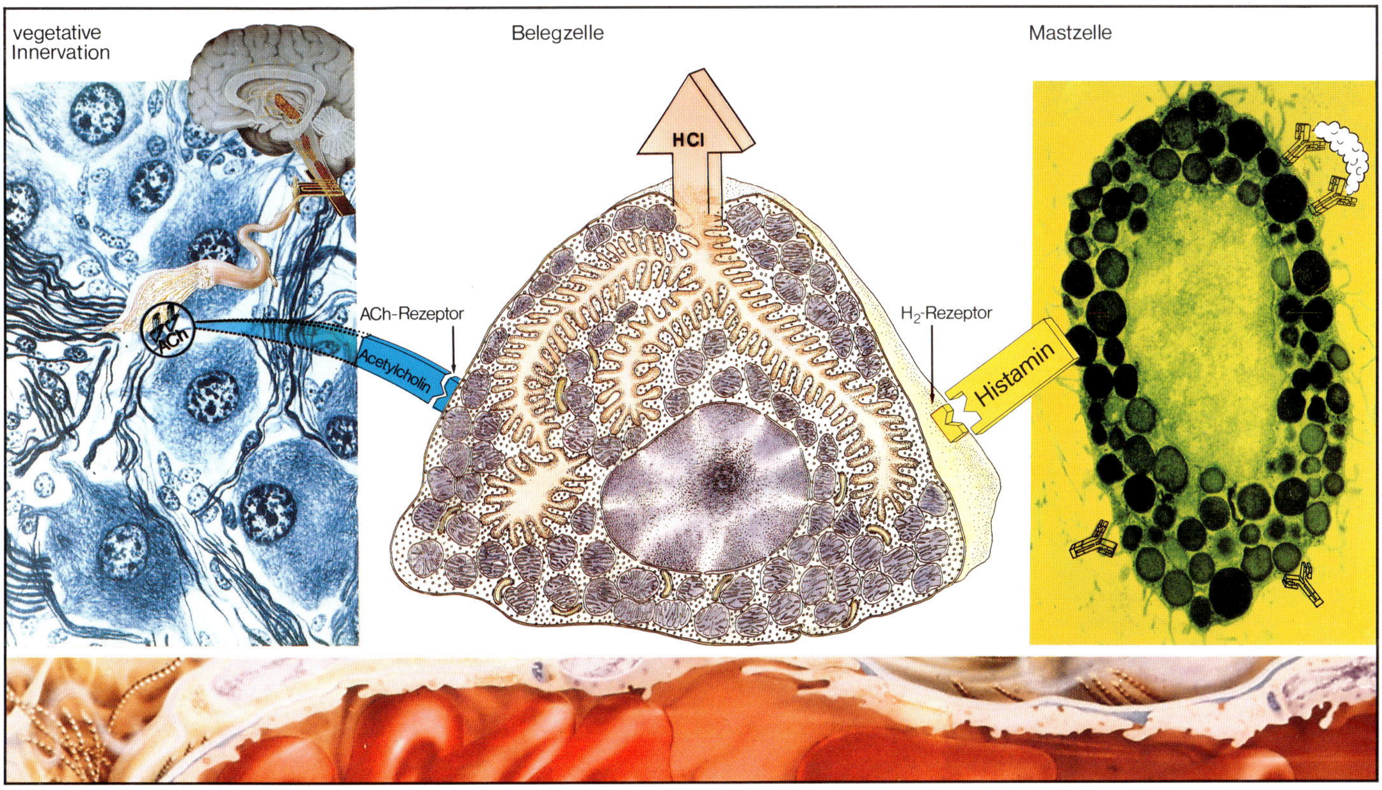

Struktur und Funktion des Dünndarms

Der große Funktionsträger der Resorption (Absorption) und damit der Energieversorgung des Organismus ist der Dünndarm. Sein auffälligstes Merkmal ist die starke Oberflächenvergrößerung der Schleimhaut. Erst der methodische Fortschritt der Gastroenterologie mit ihren In-vivo- und In-vitro-Methoden zum Studium der Resorption und die direkten endoskopischen und bioptischen Verfahren zur Betrachtung und Gewinnung der Dünndarmschleimhaut schufen die Voraussetzungen für die Erforschung der Morphologie und der biochemischen Funktion des Dünndarms. Eine Fülle von speziellen Strukturen und Funktionen trägt dafür Sorge, daß der im Magen vorbereitete Chymus so transportiert und aufbereitet wird, daß Energieträger, Wasser, Elektrolyte, Gallensäuren, Vitamine, Alkali-, Erdalkali- und Übergangsmetalle sowie Spurenelemente vom Darmlumen über einen Zelltransfer in den Kreislauf gelangen können.

Voraussetzung für diesen Resorptionsmechanismus ist die enzymatische Zerlegung der drei hauptsächlichen Energieträger Kohlenhydrate, Eiweiße und Fette. Diese Arbeit übernehmen die Sekrete der Speicheldrüsen, des Magens, des Pankreas und der Leber. Aber auch in der Dünndarmschleimhaut selbst finden sich Enzym-produzierende Zellen, z.B. für die Spaltung niedermolekularer Substanzen wie der Disaccharide. Außerdem bildet der Dünndarm als sekretorisches Organ verschiedene Hormone, und eine besondere Bedeutung kommt ihm als Träger immunologischer Schutzfaktoren zu (s.S. 92 ff.). Damit bildet die Darmschleimhaut eine entscheidende Barriere zur Erhaltung der Integrität des Organismus. Der Darm ist also kein „träger Geselle", der nur die Aufbaustoffe aus der verdauten Nahrung gewinnt, sondern er ist ein „Transportunternehmen" und gleichzeitig ein „Chemiewerk", dessen Produkte die Nahrung verdauen helfen, und mit einer schlagkräftigen Armada von Immunzellen hilft er, mit äußeren Feinden des Organismus fertig zu werden.

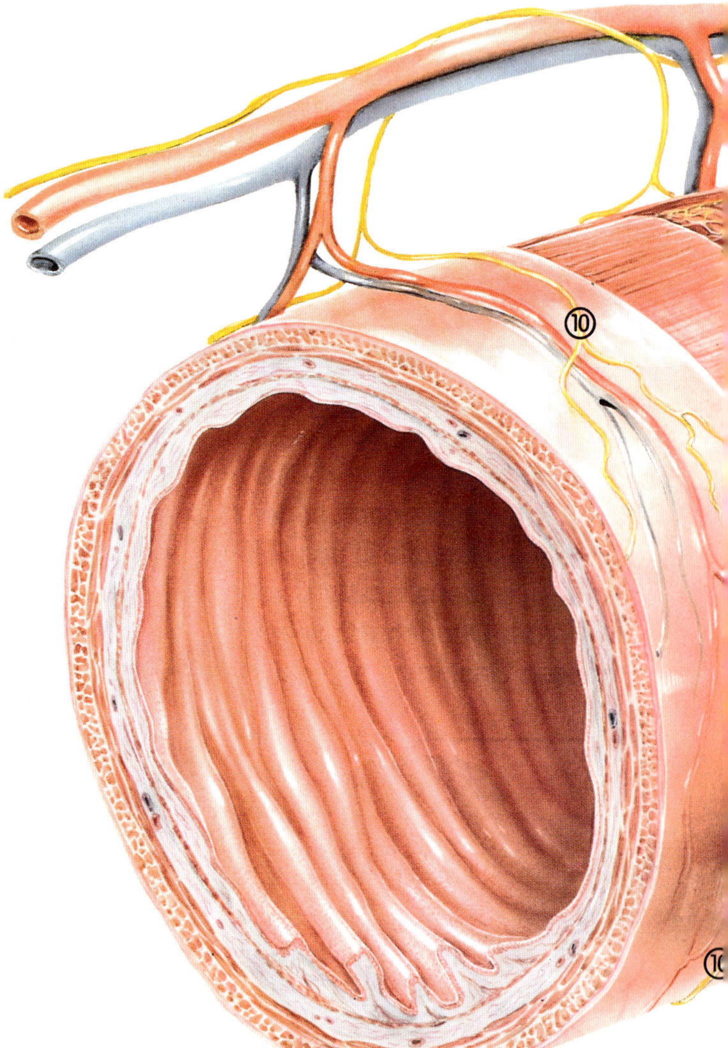

Der Dünndarm gliedert sich in drei verschieden lange, jedoch makroskopisch nicht scharf voneinander getrennte Abschnitte, in Duodenum, Jejunum und Ileum. Sein mittlerer Durchmesser beträgt 4 cm bei einer Länge von ca. 3–9 m. Zur Resorption und damit zur Energiebereitstellung dient ein hierarchisches System von Falten (makroskopisch), Zotten (mikroskopisch) und Mikrovilli (elektronenoptisch), so daß sich eine Resorptionsfläche von ungefähr 200 m^2 ergibt.

Schema des Wandaufbaus des Dünndarms.
① Plicae circulares oder Kerckringsche Falten
② Lamina epithelialis mucosae
③ Lamina propria mucosae
④ Lamina muscularis mucosae
⑤ Plexus submucosus

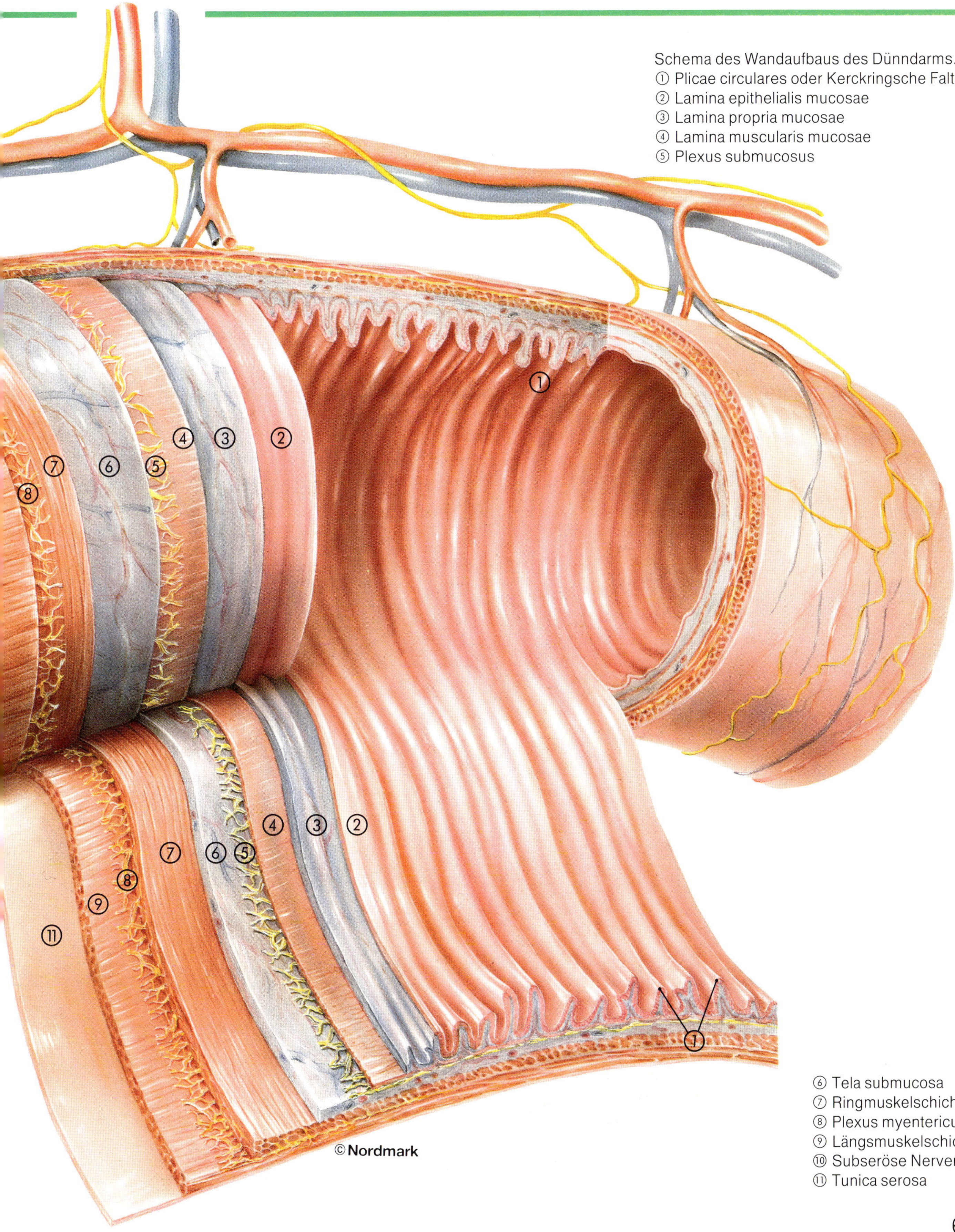

⑥ Tela submucosa
⑦ Ringmuskelschicht
⑧ Plexus myentericus
⑨ Längsmuskelschicht
⑩ Subseröse Nerven
⑪ Tunica serosa

Die Schichtengliederung des Dünndarms

Wie die Speiseröhre und der Magen ist auch die Fortsetzung des Verdauungstraktes, der Dünndarm, aus folgenden Schichten aufgebaut:

Tunica mucosa (Schleimhaut)
- Lamina epithelialis (Schleimhautepithel)
- Lamina propria (Schleimhautbindegewebe)
- Lamina muscularis mucosae (Muskelschicht der Schleimhaut)

Tela submucosa (Bindegewebsschicht)

Tunica muscularis (Muskelschicht)
- Stratum circulare (Ringmuskelschicht)
- Stratum longitudinale (Längsmuskelschicht)

Tunica serosa mit Mesenterium (Stütz- und Haltevorrichtung für den Darm und Leitstruktur für seine Blut- und Nervenversorgung).

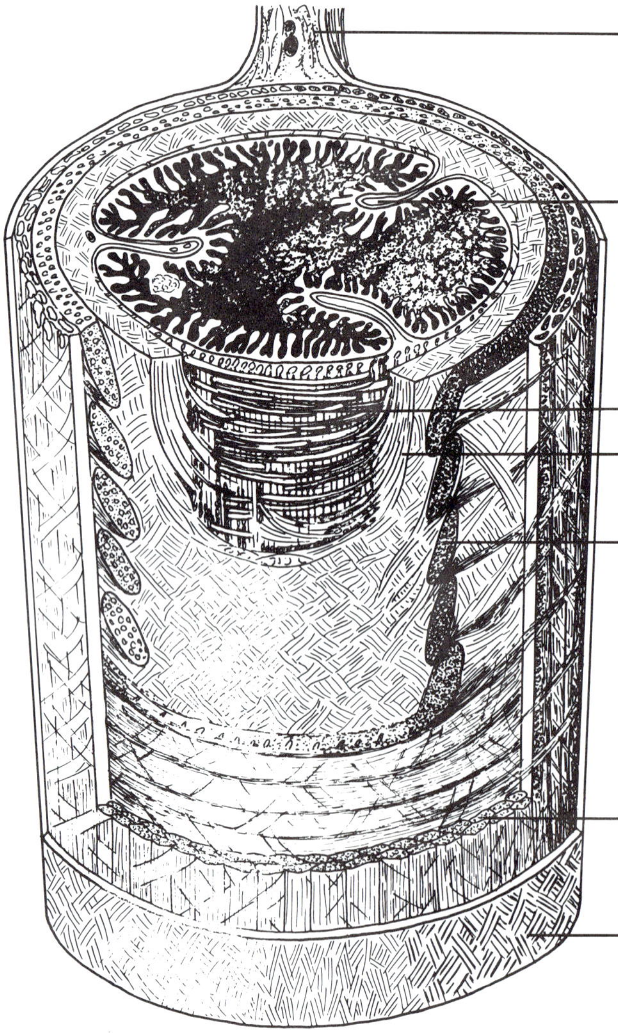

Die Dünndarmschleimhaut

Die Ringfalten des Dünndarms sind makroskopisch deutlich sichtbare Erhebungen der Schleimhaut, deren zentraler Bindegewebssockel von der Submukosa gebildet wird (vgl. untenstehende Abbildung). Diese Plicae circulares Kerckringi (Kerckringsche Falten) beginnen 2–5 cm vom Pylorus entfernt. Sie sind 8–10 mm hoch und auch bei starker Darmfüllung nicht völlig verstrichen. In Anpassung an die Resorptions- und Verdauungstätigkeit sind sie im oberen Dünndarmabschnitt am stärksten ausgebildet. Auf diesen Falten erheben sich Zotten, wesentlich kleinere, ausschließlich aus Schleimhaut bestehende fingerförmige Ausstülpungen, die erst bei Lupenvergrößerung zu erkennen sind (Abb. S. 73 + 74). Diese Zotten sind die eigentlichen Resorptionsorgane. Sekretorische Funktionen werden hauptsächlich von den Zellen in den dazwischenliegenden Krypten wahrgenommen. Diese Lieberkühnschen Krypten stellen etwa 400 μm tiefe, einfache tubulöse Drüsenschläuche dar, die bis zur Muscularis mucosae in die Tiefe reichen können. Sie erscheinen im Querschnitt rund oder oval und sind mit einem einschichtigen Zylinderepithel ausgekleidet, das sich auf die Zotten fortsetzt (s. Abb. S. 71 und S. 72 links).

Die Dichte des „Zottenrasens" verleiht der Schleimhautoberfläche das Aussehen eines Samtbelages. Am dichtesten ist der Zottenbesatz im Duodenum und oberen Jejunum. Hier findet man ca. 30 Zotten pro mm^2 (vgl. Abb. S. 74, umrahmte Fläche). Sie sind teilungsfähige Einheiten, sog. Histomere, so daß man häufig gespaltene Zotten, „Zwillinge", und gelegentlich solche mit mehr als zwei Spitzen findet, deren Teilung offenbar nicht zu Ende gekommen ist. Aufgrund des hohen Ver-

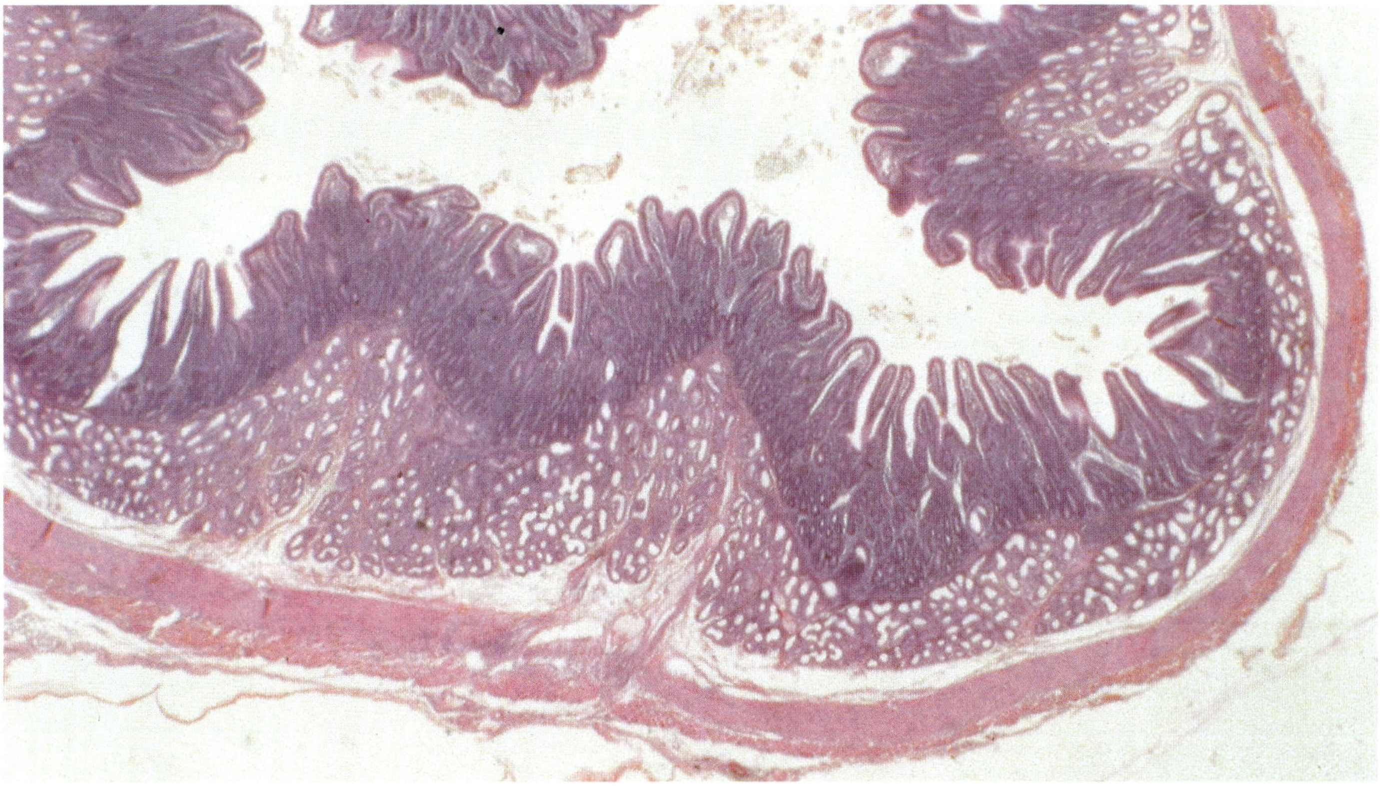

Übersicht über den Wandaufbau des Duodenums (quer geschnitten), das neben dem typischen Schleimhautrelief des Dünndarms mit Zotten und Krypten vor allem durch die großen Mengen in der Submukosa gelegener Drüsen (= Brunnersche Drüsen) charakterisiert ist. Färbung: H. E.; Vergr. 4fach.

schleißes der Zotten und insbesondere ihres Epithels durch den Schub beim Nahrungstransport, durch die Art der Nahrung, durch toxische Einflüsse oder Dysbakterien ist eine fortlaufende Regeneration der Epithelzellen notwendig. Aus undifferenzierten Matrixzellen in der Tiefe der Krypten bilden sich durch mitotische Teilung in rascher Folge die Saumzellen des einschichtigen Zylinderepithels. Diese sich stets neu bildenden Zellen schieben sich dann entlang der Basalmembran aufwärts bis zur Zottenspitze. Hierbei differenzieren sie sich und reifen zu resorbierenden Saumzellen aus. An der Zottenspitze sterben sie ab, einerseits durch den Verschleiß, andererseits durch den Regenerationsschub der in den Krypten nachgebildeten Zellen, und werden dann ins Darmlumen abgeschilfert. Es kommt auf diese Weise zu einem ununterbrochenen „Zellfluß" aus der Tiefe der Krypten bis zur Zottenspitze. Der Lebenszyklus einer einzelnen Epithelzelle beträgt dabei nur etwa 1–2 Tage. An dieser Erneuerung der Schleimhaut nimmt auch das Zottenstroma teil. Die Fibroblasten und die Immunzellen, wie Plasmazellen, B- und T-Lymphozyten,

Längsschnitt eines menschlichen Duodenums mit dem charakteristischen Oberflächenrelief des Dünndarms, Falten (daran zu erkennen, daß ihr zentraler Bindegewebssockel von der Tela submucosa gebildet wird) und Zotten, an deren Aufbau nur die Schleimhaut beteiligt ist. Die ovoiden Aufhellungen in der Submukosa (blaßblau gefärbt) sind Anschnitte der typischen Duodenaldrüsen (Brunnersche Drüsen →). Färbung: Azan; Vergr. 6fach.

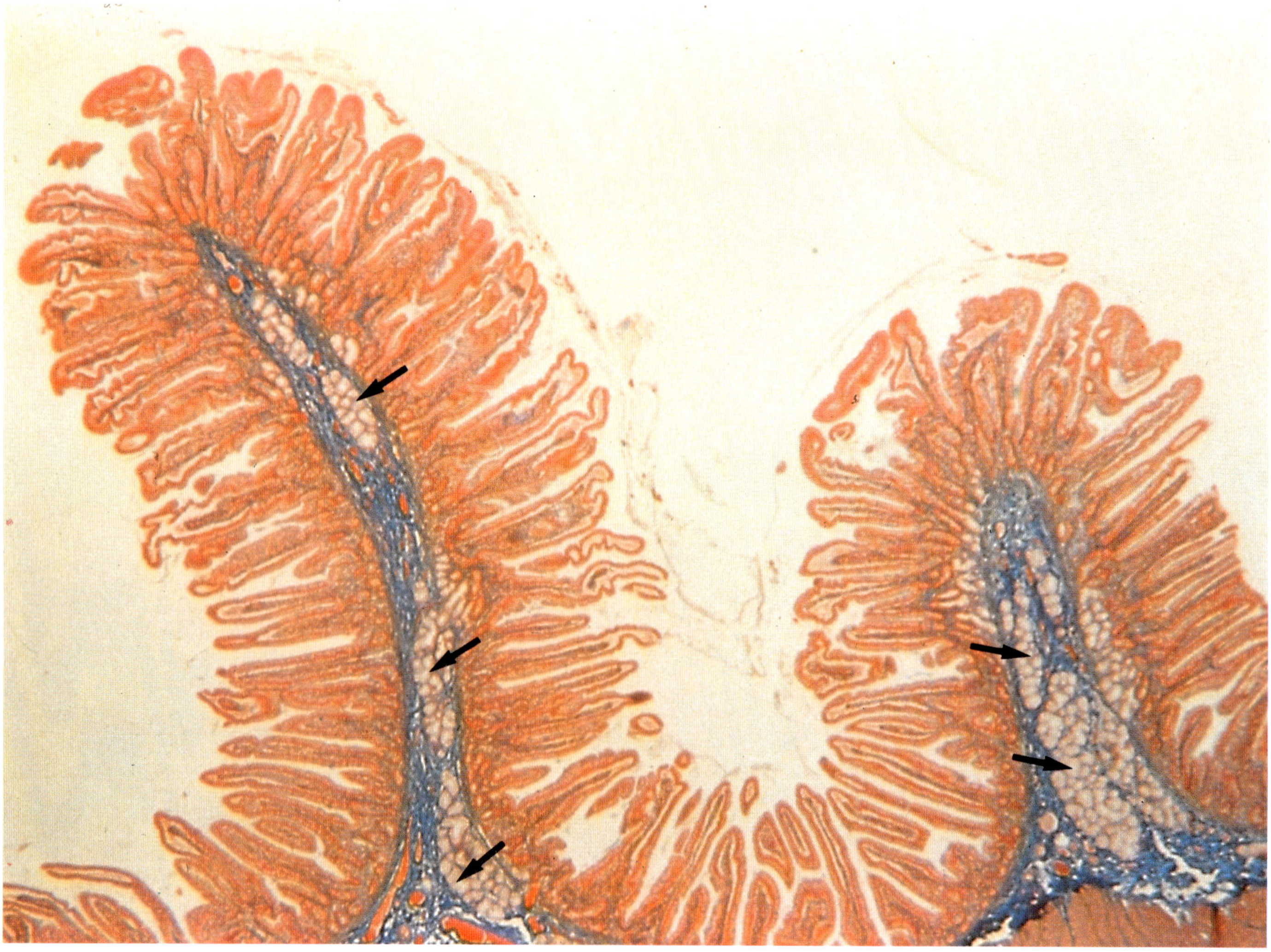

wandern mit der gleichen Geschwindigkeit wie die Epithelzellen durch das Zottenstroma bis zur -spitze. Der gesamte Regenerationsprozeß ist in gewisser Weise belastungsabhängig. Bei starker Beanspruchung läuft der Zellumsatz sehr rasch ab. Dabei verändert sich auch das Zottenprofil. Diese Regenerationsleistung der Darmschleimhaut ist besonders beachtlich, bedenkt man den komplizierten Aufbau des Zottenstromas mit seinem verzweigten Kapillarkonvolut, den zentralen Lymphkapillaren, der Nervenversorgung und den aus der Muscularis mucosae aufsteigenden Muskelfasern (s. S. 73). Das Alter des Menschen beeinflußt diese strukturellen Umbauvorgänge. Eine übertriebene Aufnahme von Ballaststoffen, z.B. Cerealienschalen (Kleie), kann zu einer unphysiologischen Abrasio der Darmzotten führen. Wie Tierexperimente gezeigt haben, hat die Art der bevorzugten Nahrung Einfluß auf das Zottenbild (Resorptionsfläche). Kohlenhydratreiche, proteinreiche oder lipidreiche Nahrung induziert jeweils ein anderes Zottenprofil, so daß es zu erheblichen strukturellen Veränderungen der Resorptionsfläche kommen kann. Dies trifft ebenso auf andere Bezirke des Magen-Darm-Traktes zu. Die lichtmikroskopische Gegenüberstellung (s. Abb. S. 75) mag hierfür als Beispiel dienen.

Flachschnitt durch die Schleimhaut eines menschlichen Jejunums zur Demonstration der epithelausgekleideten Lieberkühnschen Krypten. Diese relativ kurzen, reagenzglasförmigen Epitheleinsenkungen (hier im Querschnitt) sind u.a. der Ort für die Regeneration des gesamten Schleimhautepithels (→ Mitosen). Färbung: Giemsa; Vergr. 100fach.

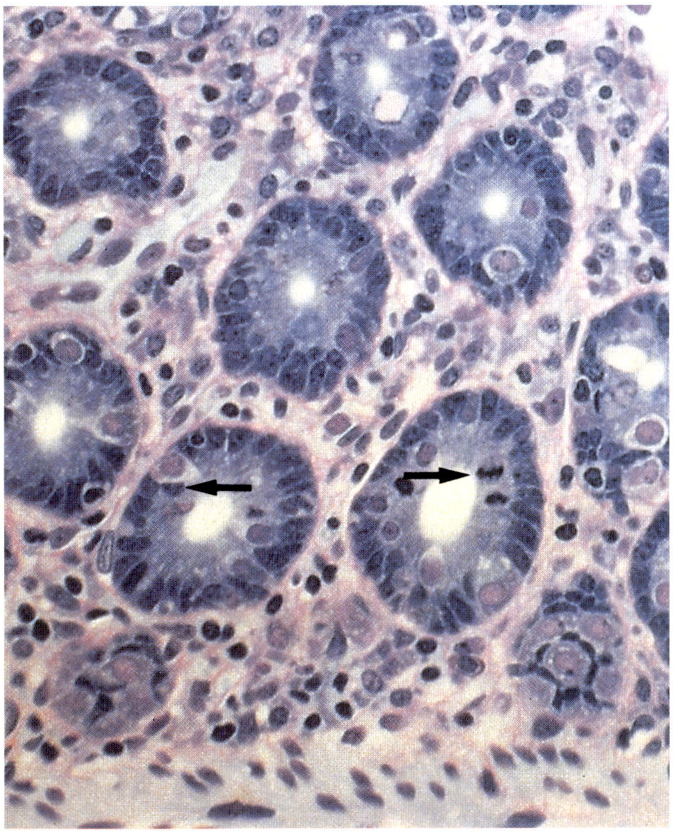

Zwei Schleimhautkrypten des menschlichen Jejunums, in deren epithelialer Wand mehrere Zellen mit blassen, großen Kernen und deutlichem, punktförmigem Nukleolus auffallen, die intensiver gefärbte Granula in ihrem apikalen Zytoplasma enthalten. Es handelt sich dabei um Panethsche Körnerzellen (→). Färbung: Methylgrün-Pyromin; Vergr. 160fach.

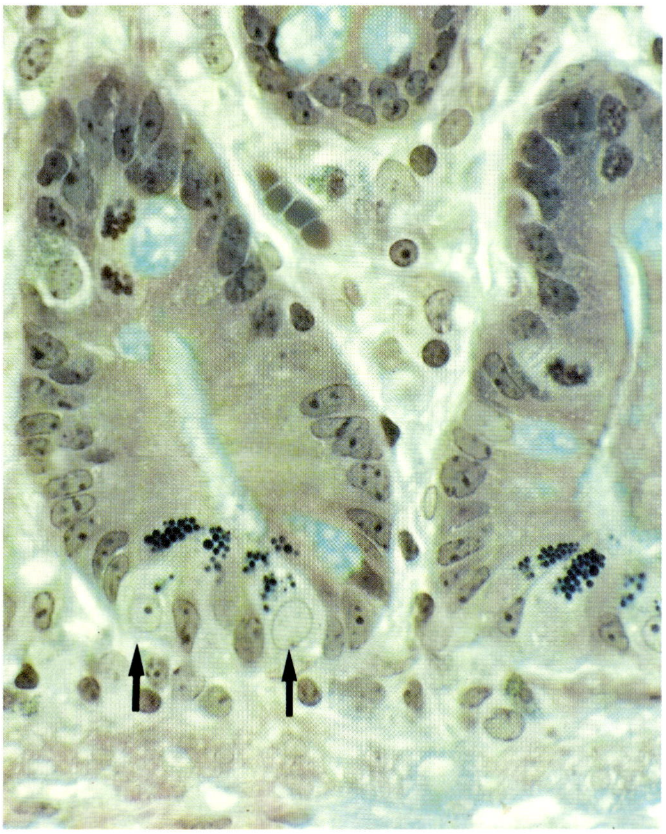

Nebenst. Abb.: Dreidimensional gezeichneter Ausschnitt eines Schleimhautbezirkes des Dünndarms. Die Zotten sind lückenlos mit einschichtigem Zylinderepithel bedeckt. Dazwischen können schleimproduzierende Becherzellen auftreten. Die Lamina propria ist neben dem Kapillarnetz mit vegetativen Nervenfasern, Lymphgefäßen und Myozyten, die den Zotten eine gewisse Eigenbeweglichkeit verleihen, ausgestattet. Zwischen den Zotten sind die Öffnungen der Krypten zu erkennen (vgl. auch Abb. S. 76).

Die Zotten werden stets von einem resorptionsaktiven einschichtigen Zylinderepithel bedeckt. Hier sind die Dünndarmzotten (Jejunum) mit dem epithelialen Bürstensaum (→) und den schleimproduzierenden Becherzellen (▶) mittels PAS-Reaktion dargestellt. Färbung: Hämalaun; Vergr. 100fach.

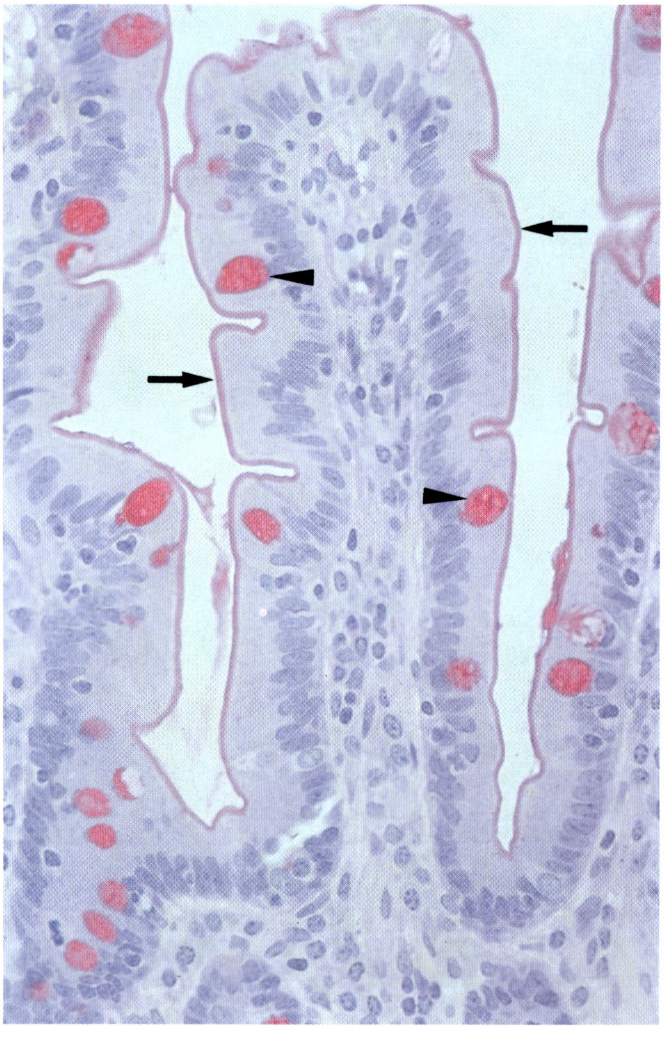

Dünndarmschleimhaut (Jejunum) mit Darstellung der Blutgefäße durch deren Injektion mit einer blaugefärbten Gelatinelösung. Beachtenswert sind die Unterschiede im Kapillarmuster von Zotten (oberer Bildabschnitt) und Krypten (basale Zone). Färbung: Kernechtrot; Vergr. 30fach.

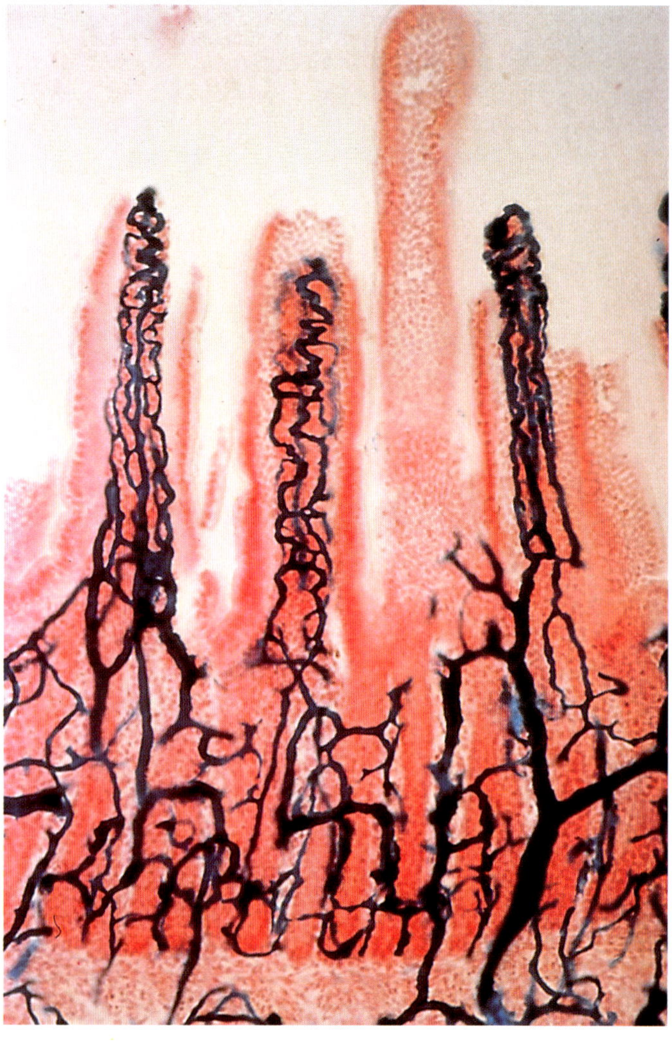

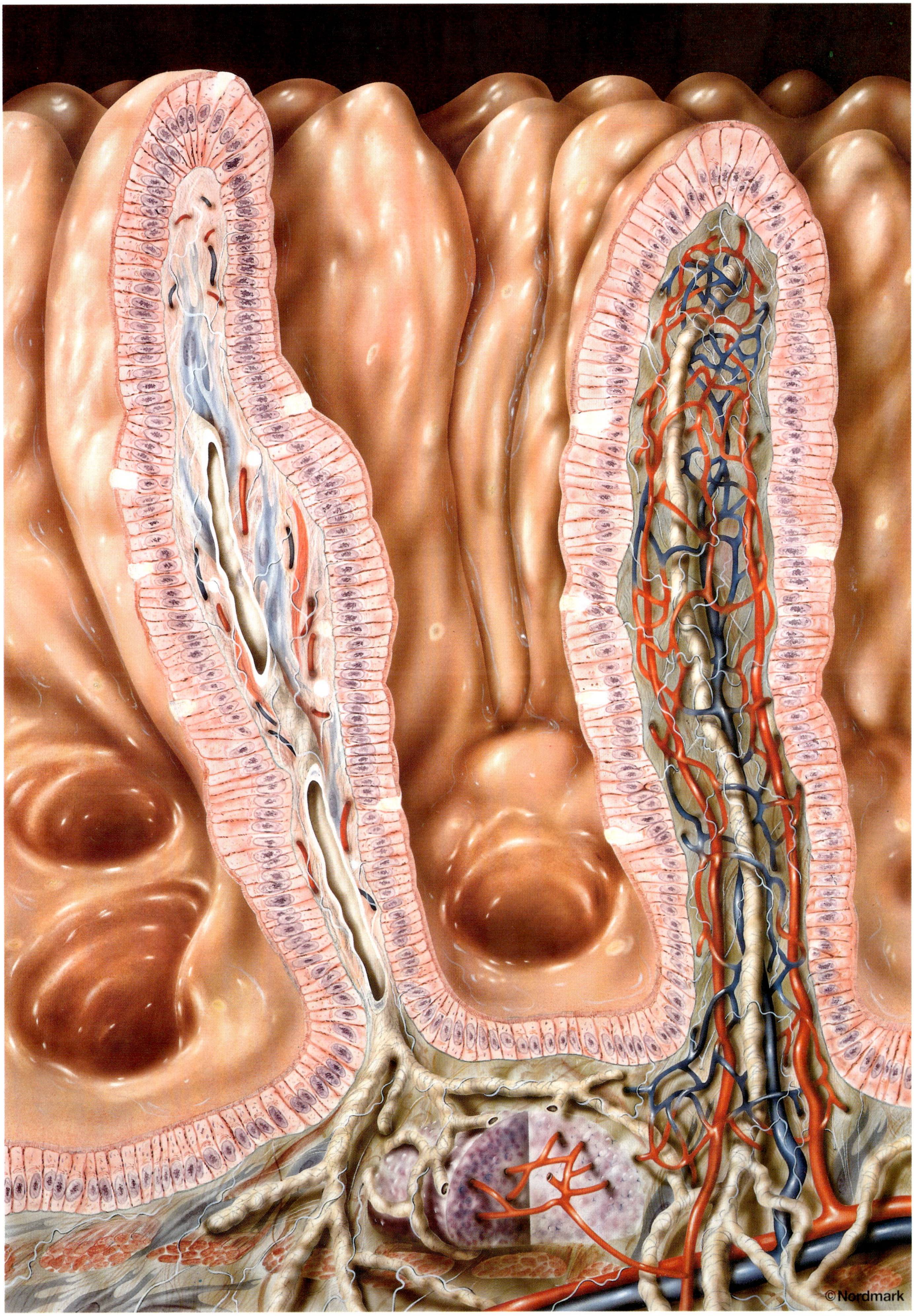
©Nordmark

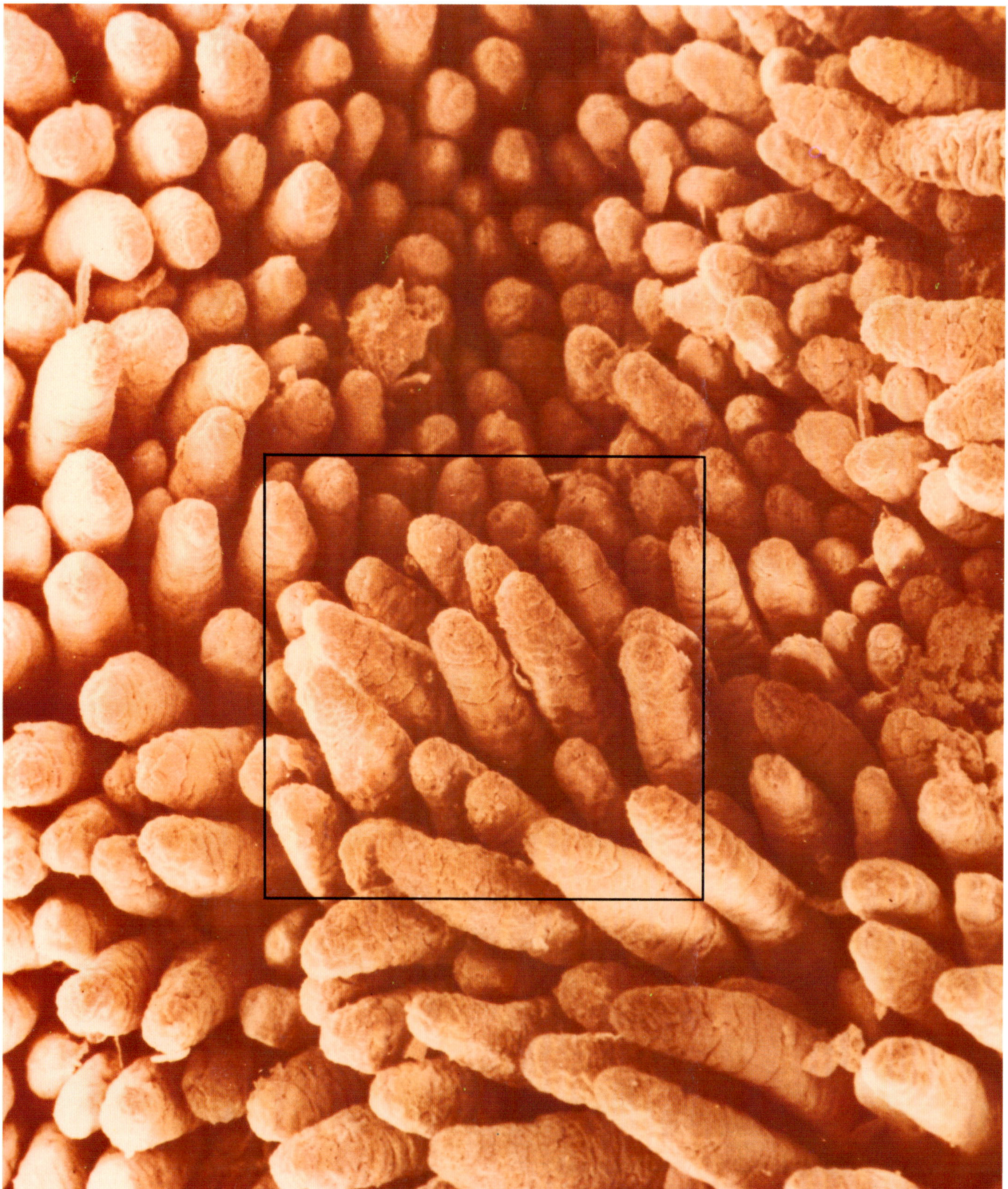

Nebenst. Abb.: Rasterelektronenmikroskopische Aufnahme von Dünndarmzotten. Die umrahmte Fläche entspricht 1 mm^2 und enthält ca. 30 Zotten. Vergr. 80fach.

Untenst. Abb.: Typisches Zottenbild bei kohlenhydratreicher (KH), bei proteinreicher (P) und bei fettreicher (L) Nahrung. Von allen drei Versuchsgruppen haben die mit Fett gefütterten Tiere eindeutig die längsten Zotten und die kürzesten Krypten. Die Zotten bei proteinreicher und kohlenhydratreicher Nahrung sind zwar breiter, aber deutlich kürzer. (Tierexperimentelles Präparat nach N. Wolff, Diss., München 1985).

Abb. S. 76: Die Synopsis zeigt im linken oberen Bildteil einen Duodenalabschnitt im Verbund mit der Bauchspeicheldrüse. Der markierte Ausschnitt aus der Dünndarmschleimhaut (weißer Rahmen) ist in der unteren Bildhälfte zur Verdeutlichung des Zottenbesatzes vergrößert dargestellt.
Rechts oben ist eine Saumzelle aus dem Zottenepithel zu erkennen, mit ihrem charakteristischen Mikrovillibesatz zur Vergrößerung der Resorptionsoberfläche.

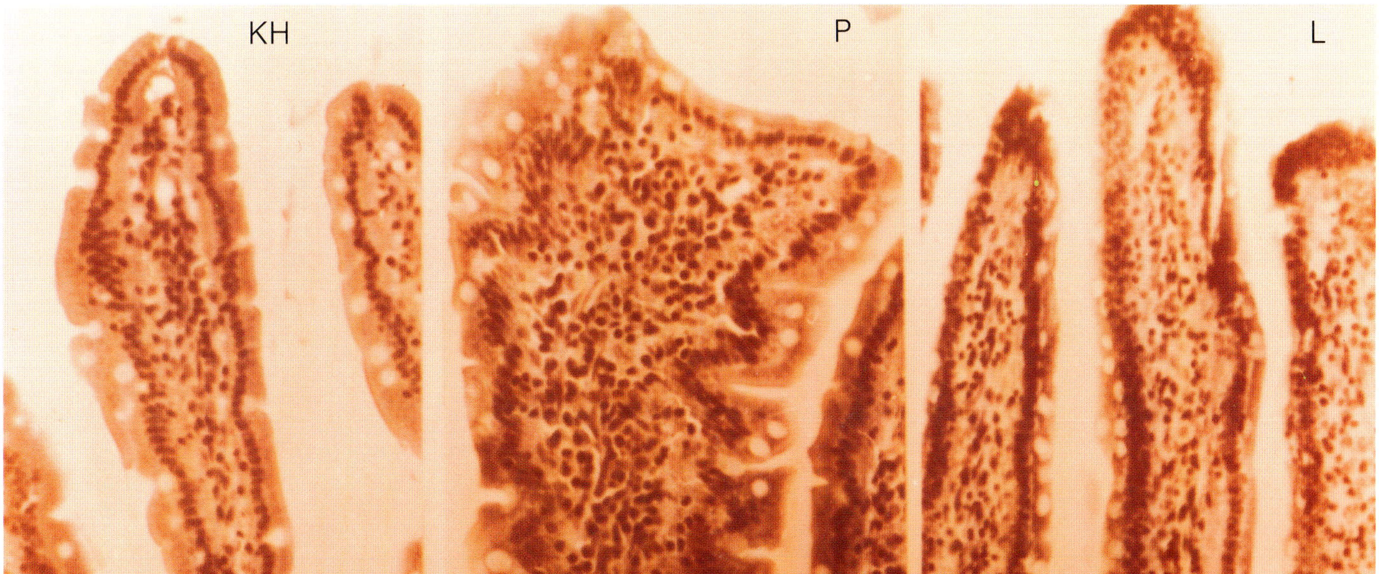

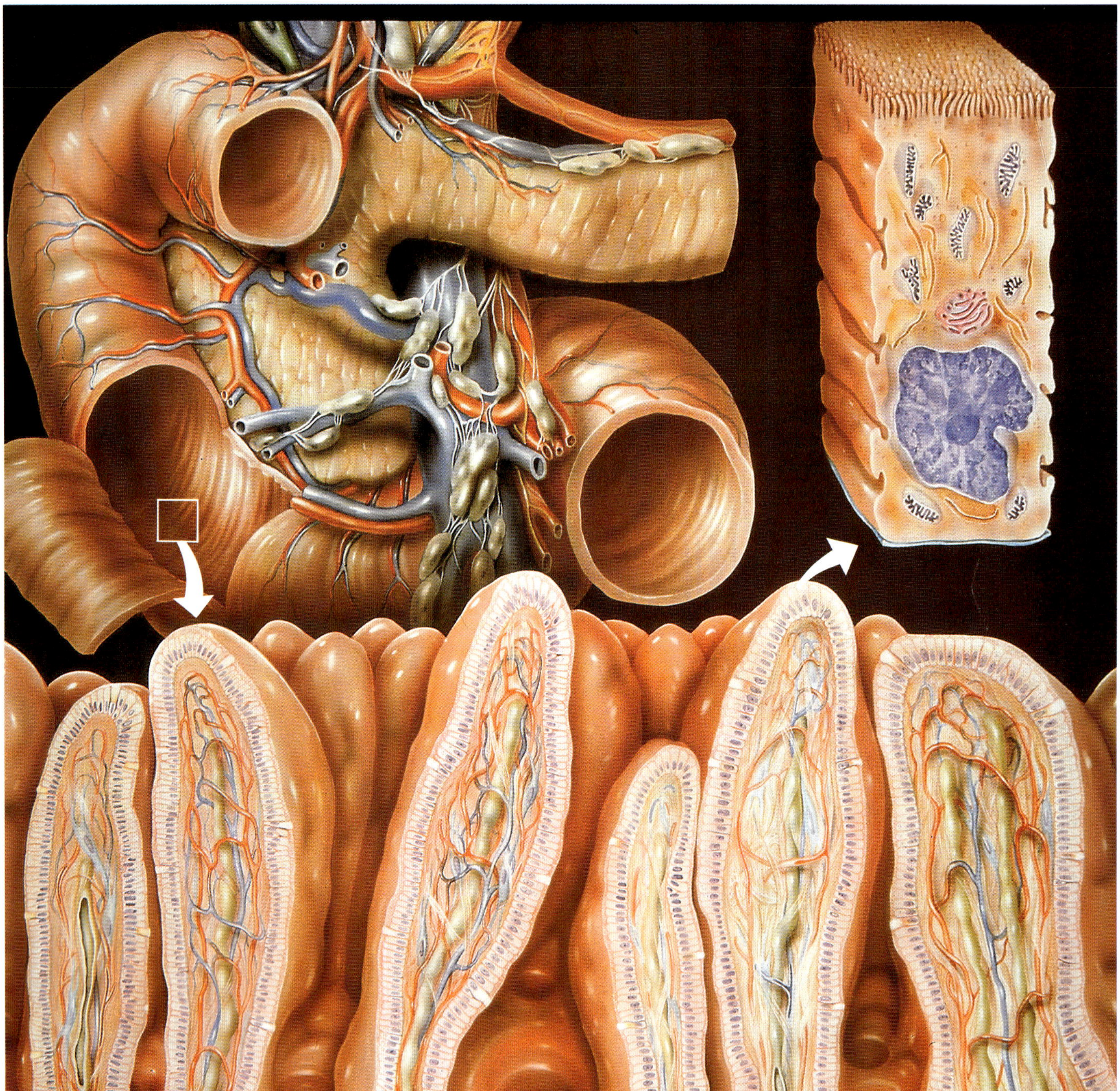
©Nordmark

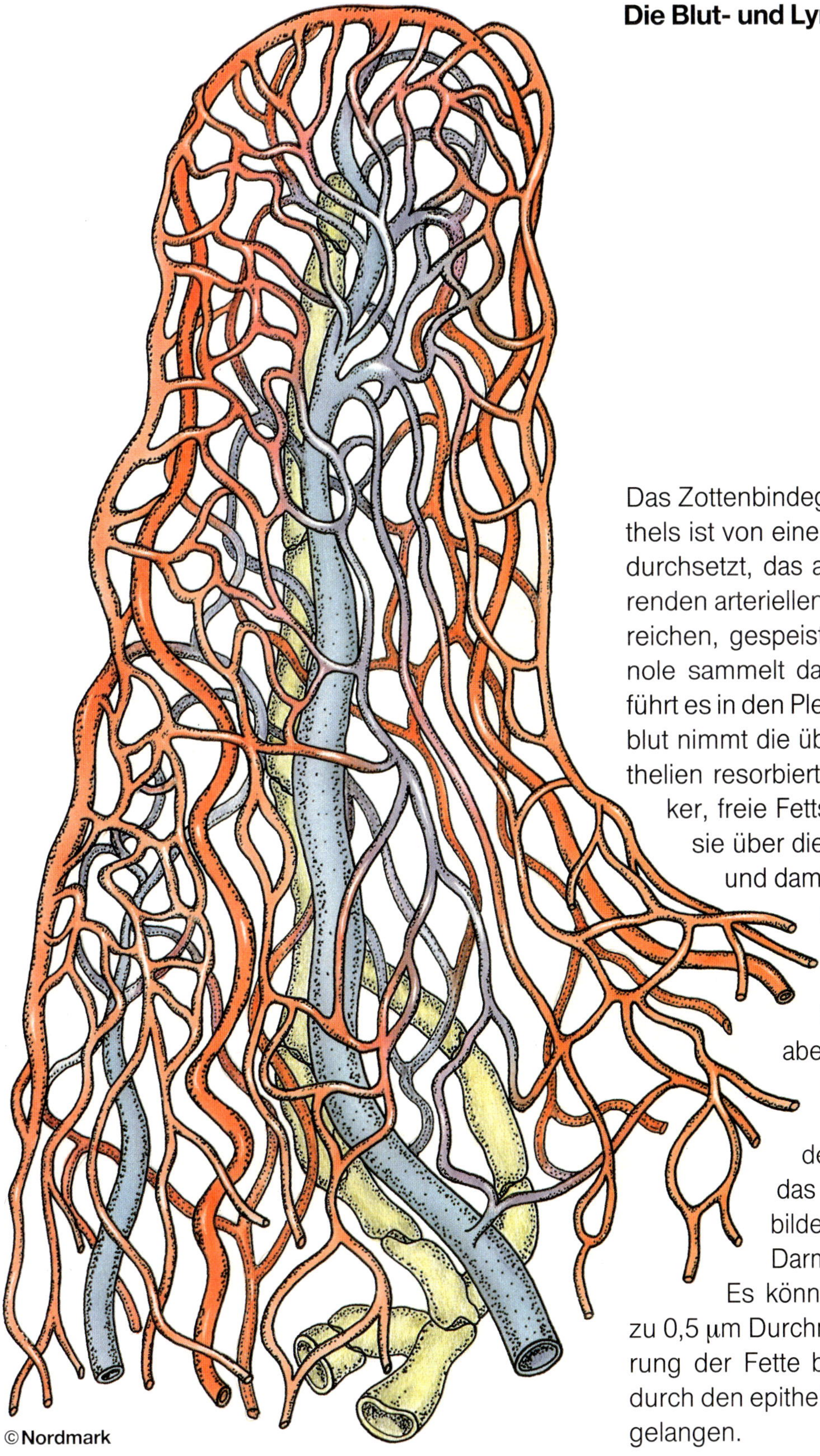

© Nordmark

Die Blut- und Lymphgefäße der Zotten

Das Zottenbindegewebe unter dem Saum des Epithels ist von einem dichten Netz von Blutkapillaren durchsetzt, das aus zwei oder drei kleinen zuführenden arteriellen Gefäßen, die bis zur Zottenspitze reichen, gespeist wird. Eine zentral gelegene Venole sammelt das Blut aus dem Kapillarnetz und führt es in den Plexus submucosus ab. Das Kapillarblut nimmt die über die gefensterten Kapillarendothelien resorbierten Stoffe wie Aminosäuren, Zukker, freie Fettsäuren und Glyzerin auf und führt sie über die zentrale Venole ins Pfortaderblut und damit zur Leber. Innerhalb des Gefäßnetzes liegt ein Lymphgefäß, das sog. zentrale Chylusgefäß. Mit dem Chylus, der Lymphe des Darms, werden die resorbierten, aber vorher nicht gespaltenen Fette, die Triglyzeride, abgeführt und über den Ductus intestinalis in den Ductus thoracicus und damit in das venöse System geleitet. Die sich bildenden Fetttröpfchen geben der Darmlymphe ein milchiges Aussehen. Es können jedoch auch Fetttröpfchen bis zu 0,5 μm Durchmesser, die während der Emulgierung der Fette bereits im Darmlumen entstehen, durch den epithelialen Verband in die Lymphgefäße gelangen.

Zellstrukturen – hochspezialisierte Anpassung an die Digestion

Das Epithel der Zotten und Krypten ist auf der gesamten Darmschleimhaut einschichtig und hochprismatisch. Es besteht aus verschiedenen Zelltypen. Bei der Mehrzahl der Epithelzellen fällt auf, daß der längliche, oft stabförmige Kern im basalen Zellabschnitt liegt. Der Saum an der freien, lumenseitigen Zelloberfläche zeigt lichtmikroskopisch eine deutlich sichtbare Streifung, den Bürstensaum (Saumzellen). Diese Streifung entsteht durch nur elektronenmikroskopisch erkennbare, fingerförmige Zytoplasmafortsätze, die Mikrovilli. Diese haben alle gleiche Länge und Durchmesser und können nicht miteinander verkleben, denn bei noch stärkerer Vergrößerung erkennt man, daß die Mikrovilli von einer Glykokalyx überzogen sind, die für die negative Aufladung der gesamten Zelloberfläche sorgt. Dieser filzartig erscheinende Überzug besteht aus sauren Mukopolysacchariden (Glukosaminoglykanen). In untenstehender Abbildung ist die hirschgeweihähnliche Struktur dieser Glykokalyx zu erkennen.

Gleiche elektrostatische Ladungen stoßen einander ab, so daß jede der fingerförmigen Strukturen tatsächlich einzeln in das Darmlumen ragt. Das Innere der Mikrovilli wird der Länge nach von einem Bündel aus feinsten Fäden, den Aktinfilamenten, durchzogen. Dieses Aktinfilamentbündel ist an den Spitzen der Mikrovilli in einer Kappe aus amorphem Material verankert und dient hauptsächlich der mechanischen Versteifung. An der Basis splittern sich diese Bündel in ein terminales Netzwerk auf, in das auch Myosinfilamente einmünden. Dadurch werden die Mikrovilli auf der Zelloberfläche in ihrer geraden, aufrechten Stellung gehalten (s. Abb. S. 81). Die axialen Aktinfilamente der Mikrovilli besitzen eine Polarität dergestalt, daß ihre positiv geladenen Enden an den Mikrovillispitzen liegen. Eine Verbindung der Aktinfilamente mit der Zellmembran besteht nicht nur an der Spitze, sondern über die gesamte Länge der Mikrovilli, wobei schraubenartig angeordnete Querbrücken aus α-Aktinin von der Filamentenachse zu Myosinfragmenten ziehen, die in der Membran der Mikrovilli verankert sind. Wegen dieser Verankerung sowie der basalen Vernetzung der Aktinfilamente wird eine gewisse Kontraktilität der Mikrovilli diskutiert.

Untenst. Abb.: Elektronenmikroskopische Aufnahme der Glykokalyx. Vergr. ca. 600.000fach.

Nebenst. Abb.: Dreidimensionale Darstellung von Saumzellen mit mittelständiger Becherzelle während der Schleimabgabe.

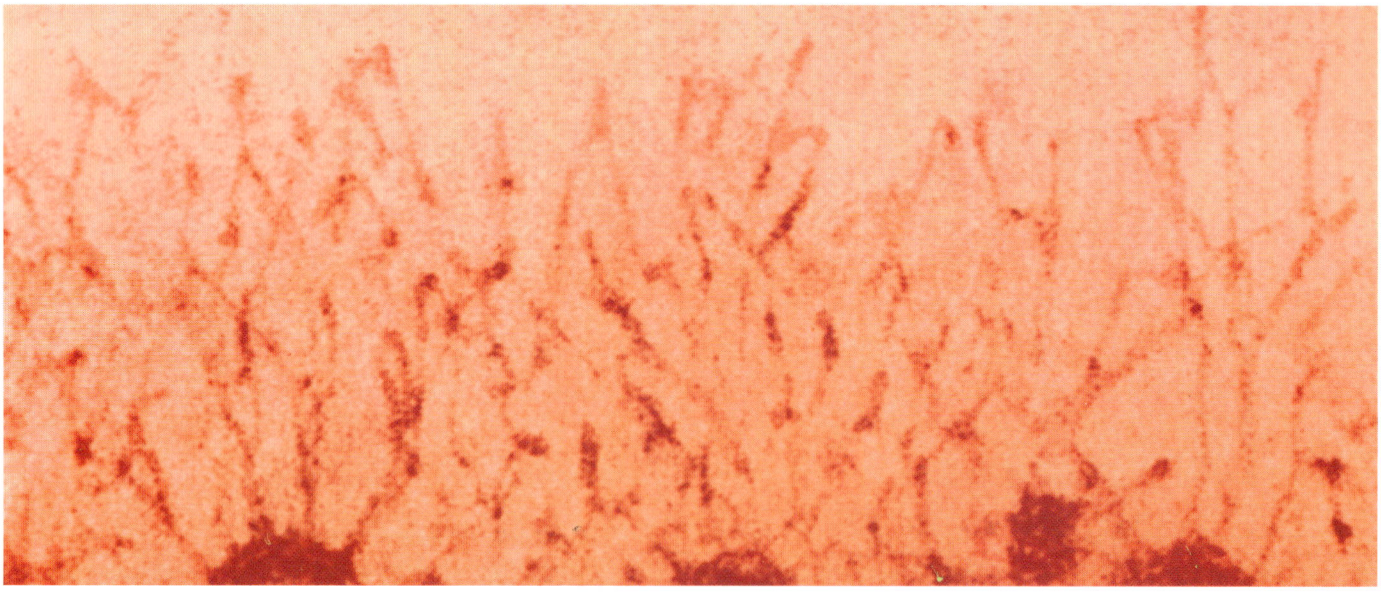

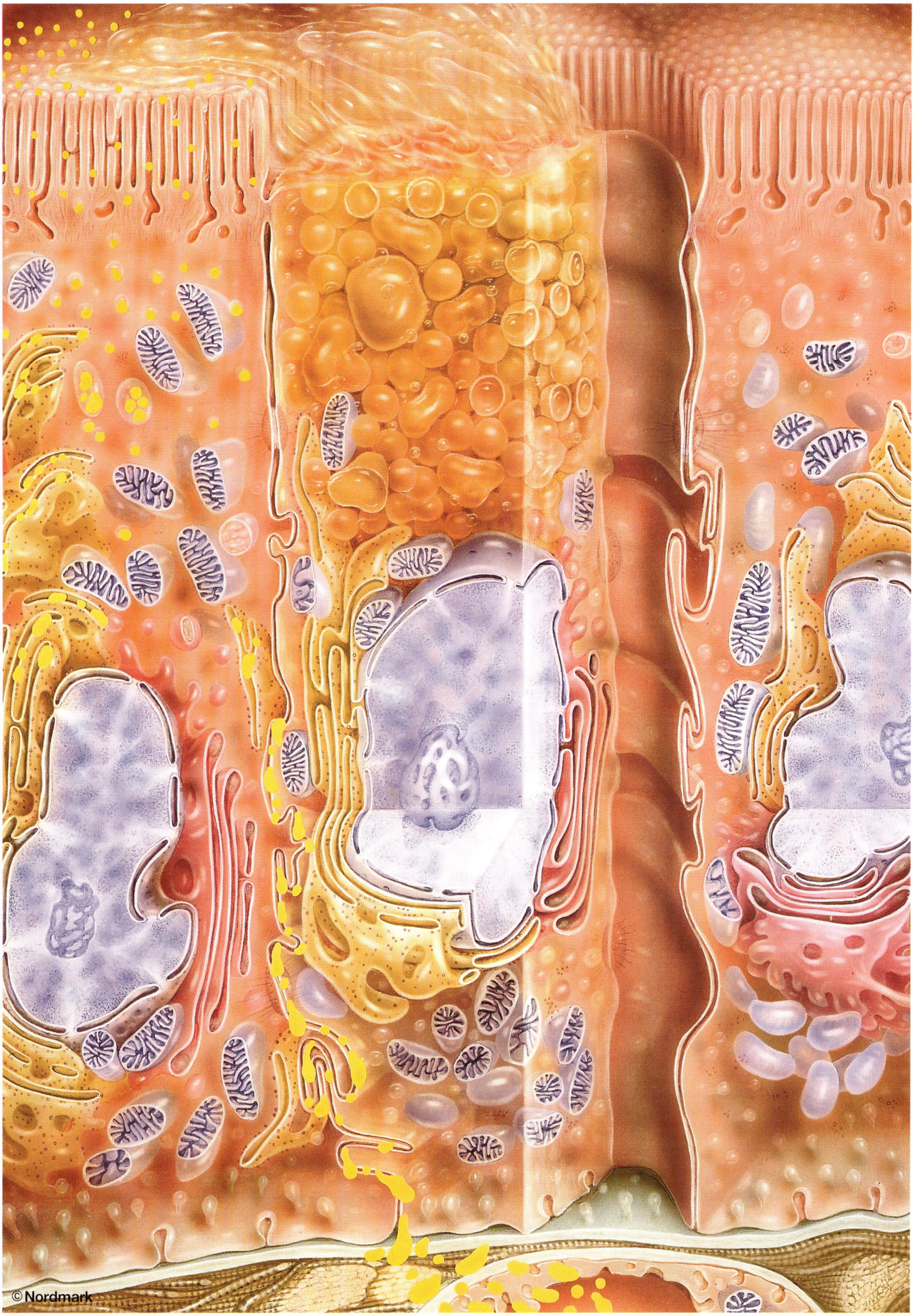
©Nordmark

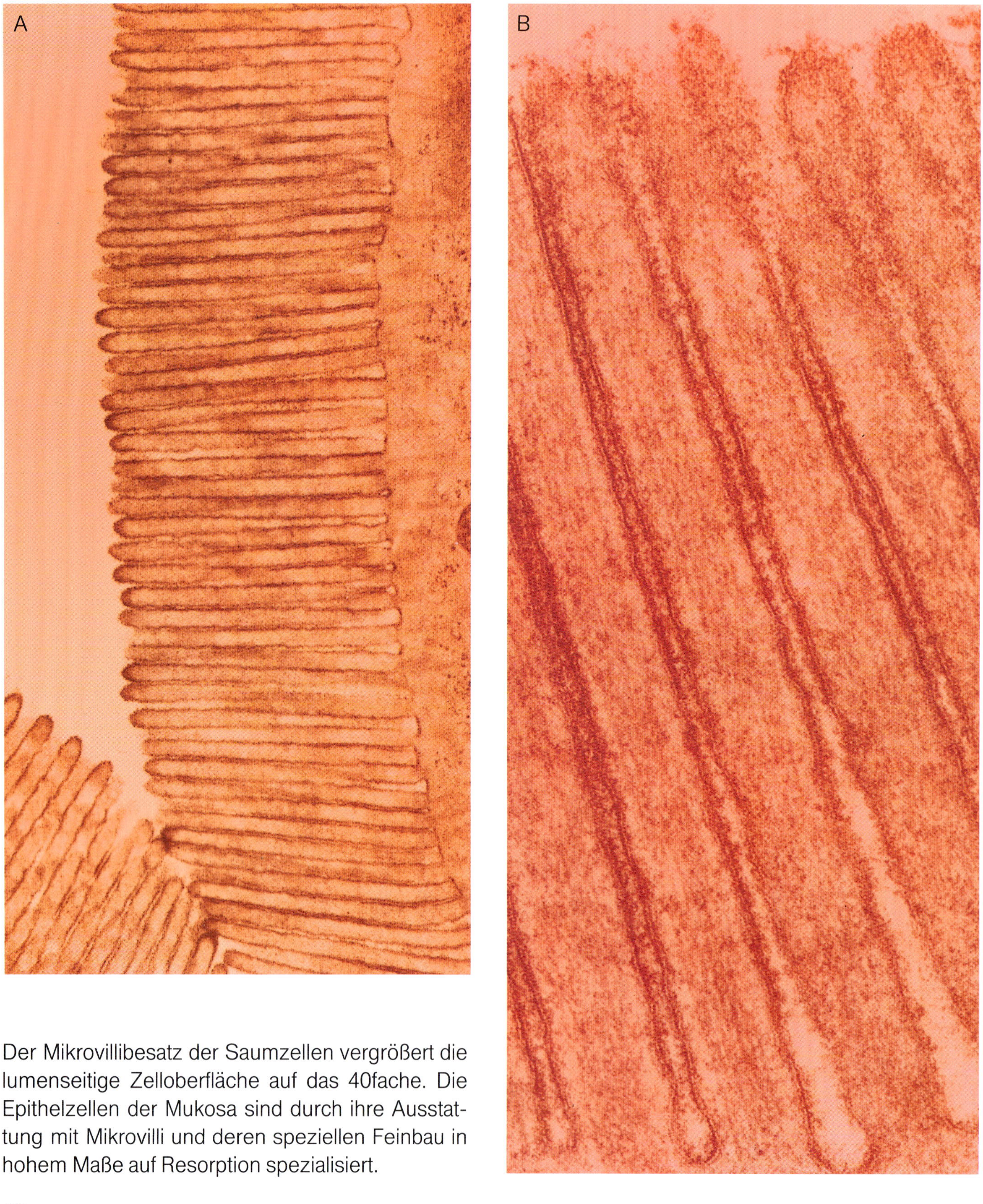

Der Mikrovillibesatz der Saumzellen vergrößert die lumenseitige Zelloberfläche auf das 40fache. Die Epithelzellen der Mukosa sind durch ihre Ausstattung mit Mikrovilli und deren speziellen Feinbau in hohem Maße auf Resorption spezialisiert.

C

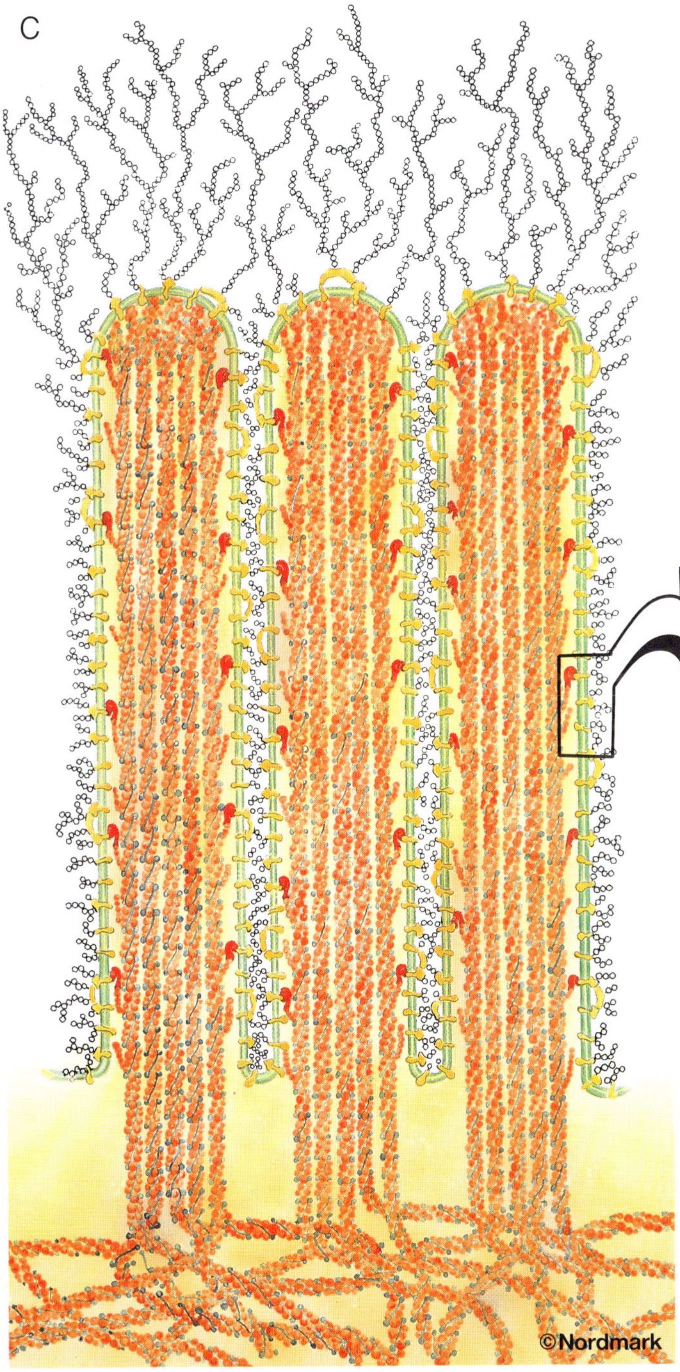

D

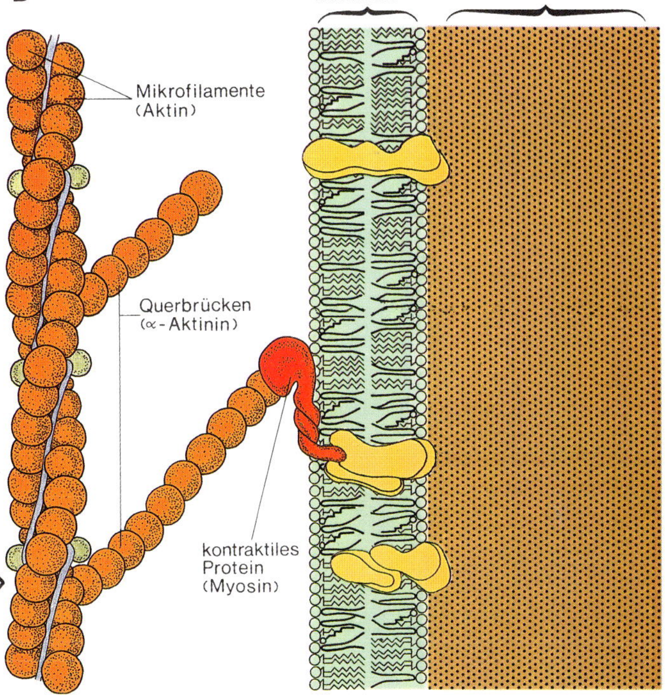

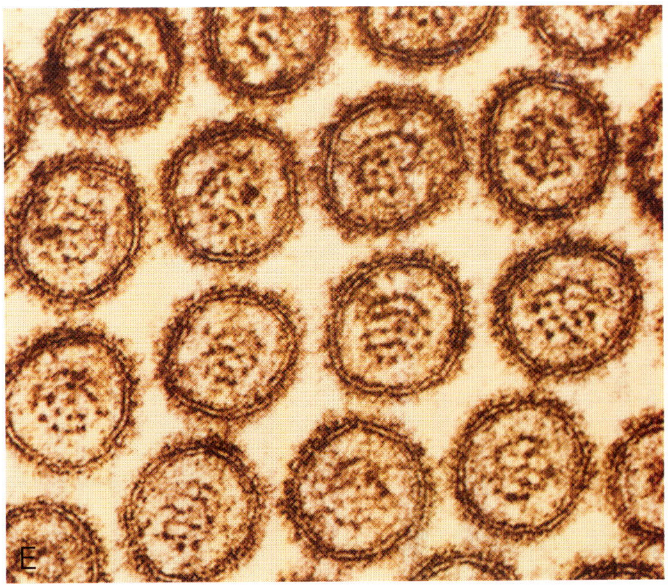

E

Abb. A: Elektronenmikroskopische Aufnahme eines Bürstensaums. Vergr. 10.000fach.

Abb. B: Elektronenmikroskopische Aufnahme von Mikrovilli. Deutlich erkennbar sind die parallel verlaufenden axialen Aktinbündel. In den Zwischenräumen sorgt die Glykokalyx für einen ausreichenden Abstand der Mikrovilli. Vergr. 60.000fach.

Abb. C: Die schematische Zeichnung zeigt die Feinstruktur der Mikrovilli mit ihrer Glykokalyx, der Anordnung der Aktinfilamente und deren basale Quervernetzung im Zytoplasma der Zelle.

Abb. D: Querbrücken der Mikrofilamente und ihre Verankerung mit der Membran.

Abb. E: Querschnitt durch den Mikrovillibesatz einer Saumzelle. Die gekörnte Innenstruktur ist bedingt durch die Querschnitte der axialen Aktinfilamente. Vergr. 60.000fach.

Feinbau des sezernierenden Epithels

Das Resorptionsepithel mit seinem Bürstensaum ist mit zahlreichen Becherzellen durchsetzt, die einen viskösen, alkalischen Schleim produzieren, der zur Neutralisation des sauren Chymus dient. Deshalb sind sie im Duodenum besonders zahlreich. Der lumenseitige Teil dieser Becherzellen ist prall gefüllt mit Schleimpartikelchen, die sich vom stark ausgeprägten Golgi-Apparat abschnüren und infolgedessen von einer Membran umhüllt sind. Unter dem ständig wachsenden Druck bei der Synthese des Schleims werden das Zytoplasma, der Zellkern und der Golgi-Apparat basalwärts gedrückt, so daß nur ein dünner Zytoplasmasaum die Sekretgranula becherförmig umfaßt (Abb. B). Steigt der sekretionsbedingte Druck weiter an, verschmilzt die Membran der Kügelchen mit der apikalen Zellmembran, und das Sekret tritt in das Darmlumen aus. Dieses schleimige Sekret hat einen hohen Gehalt an Hydrogenkarbonat mit einem pH-Wert von etwa 9.

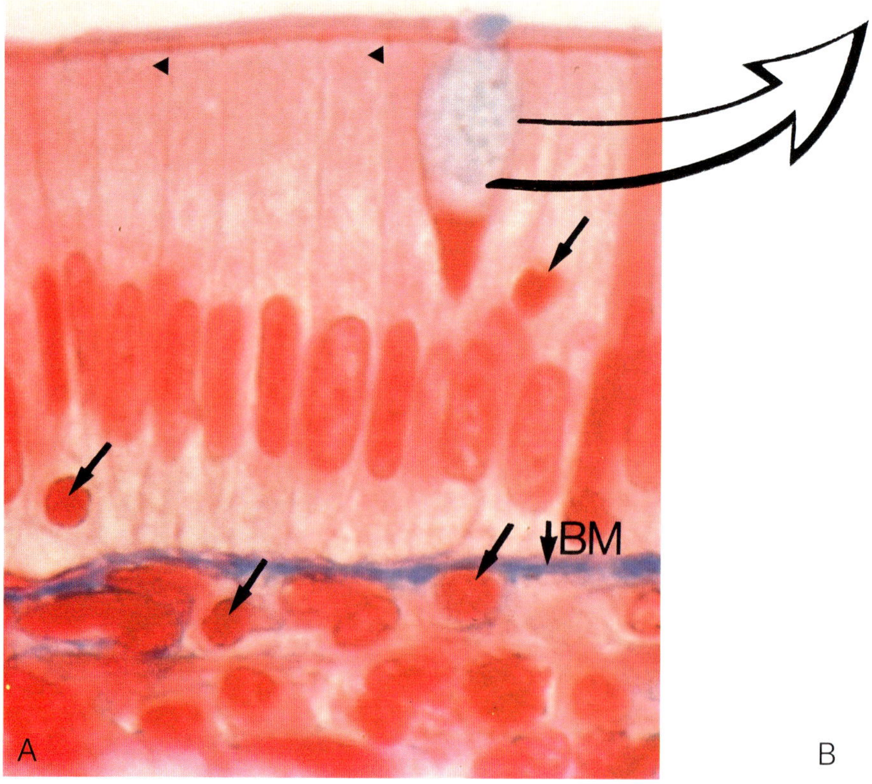

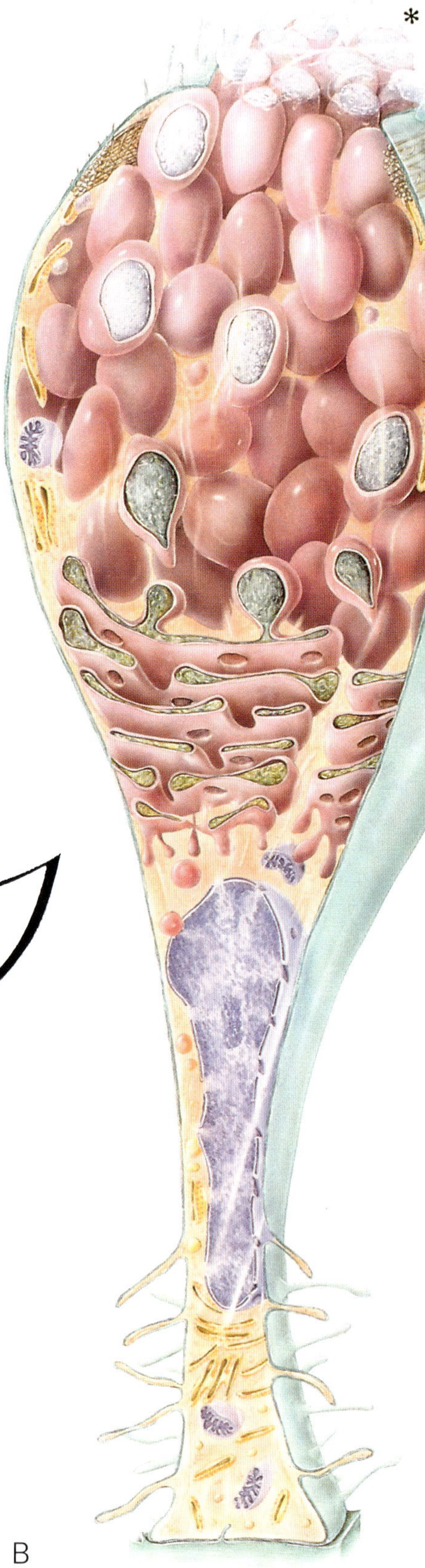

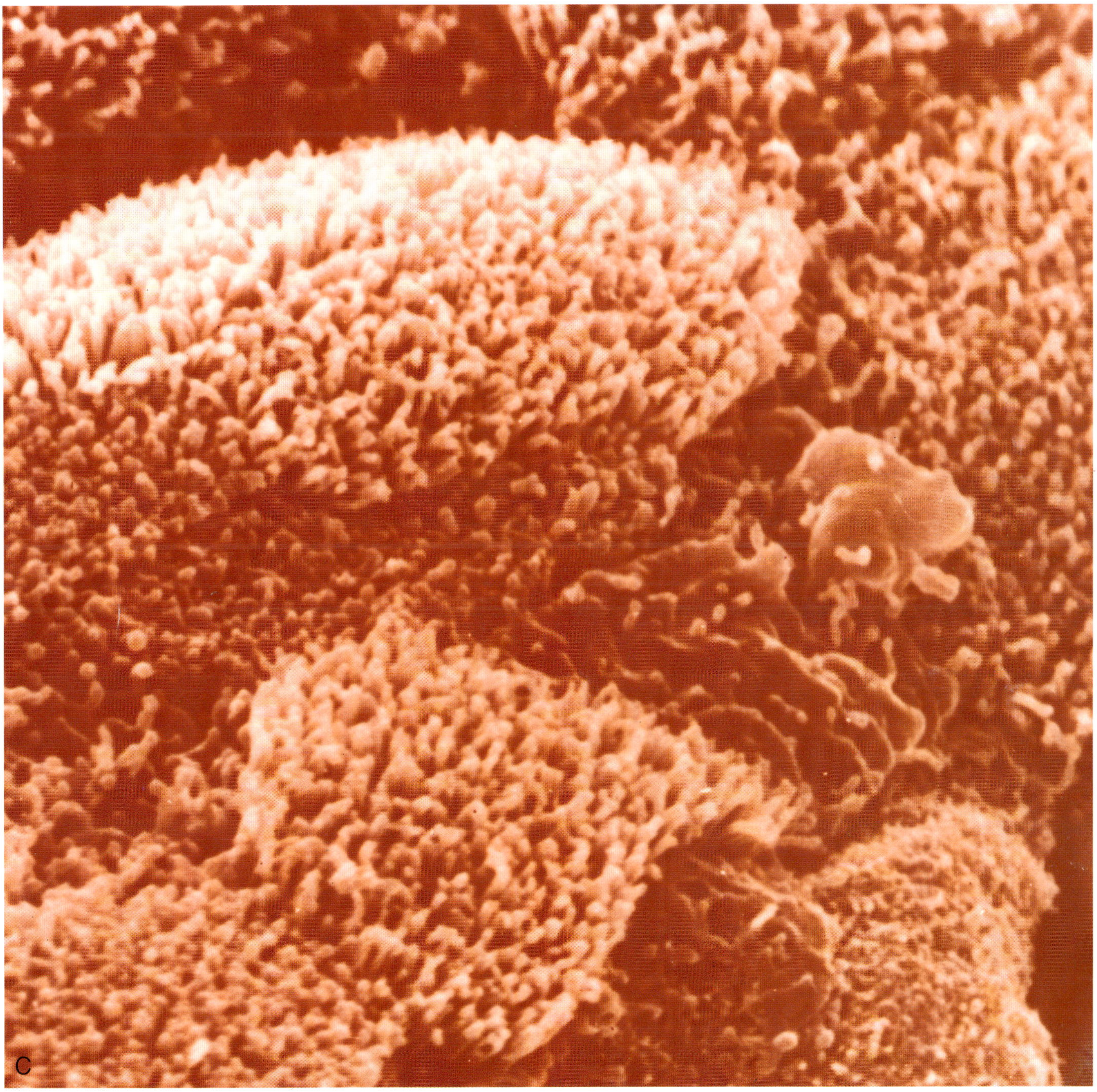

Abb. A: Schleimhautepithel eines menschlichen Duodenums. Innerhalb dieses einschichtigen hochprismatischen Epithels erkennt man einige Rundzellen (→ durchwandernde Lymphozyten) sowie eine Becherzelle (Schleim zart blau gefärbt). Entlang der freien Oberfläche ein deutlicher Bürstensaum (dicht stehende Mikrovilli) sowie die als rötliche Punkte (▶) erscheinenden Querschnitte durch das Schlußleistennetz. Leuchtend blau gefärbt ist die Basalmembran (BM). Färbung: Azan; Vergr. 250fach.

Abb. B: Dreidimensional gezeichnete, halbschematische Darstellung des Feinbaus einer sezernierenden Becherzelle (Schleim ⋆). (Modifiziert nach R. V. Krstić).

Abb. C: Rasterelektronenmikroskopische Aufnahme des dichten Mikrovillirasens im Dünndarm. Deutlich zeichnen sich die Zellgrenzen ab. Im mittleren rechten Bildabschnitt eine Schleimauflagerung. Vergr. 2.000fach.

In den Krypten finden sich weitere sekretorische Zellen. Diese sog. Panethschen Körnerzellen sind pyramidenförmig, enthalten stark azidophile grobe Sekretgranula am apikalen Zellpol und liegen vereinzelt oder in Gruppen im Grund der Krypten. Sie nehmen nicht am Zellzyklus der Saumzellen teil. Man vermutet, daß sie spezielle Peptidasen, bakterientötende Lysozyme und andere, zinkabhängige Enzyme bilden. Eine andere Zellgruppe im Kryptengrund sind die basal gekörnten endokrinen Zellen. Sie produzieren eine Vielzahl von peptidergen Hormonen. Sie beteiligen sich u. a. an der Steuerung der Motorik und Sekretion des Verdauungstraktes. Eine sekretorische Sonderausstattung besitzt das Duodenum mit seinen Brunnerschen Drüsen (Gll. duodenales). Diese tubulösen Drüsenpakete liegen in der Submukosa. Hierbei handelt es sich nicht um muköse Drüsen, sondern die Endstückzellen nehmen eine Mittelstellung zwischen schleimproduzierenden Becherzellen und enzymproduzierenden Zellen des Pankreas ein. Das klare visköse Sekret wird durch lange Ausführungsgänge, welche die Muscularis mucosae durchziehen, in der Tiefe der Krypten abgegeben. Auch dieses Sekret hat einen hohen Gehalt an Hydrogenkarbonat und einen pH-Wert von ca. 9. Es hilft damit ebenfalls, den Chymus des Magens zu neutralisieren.

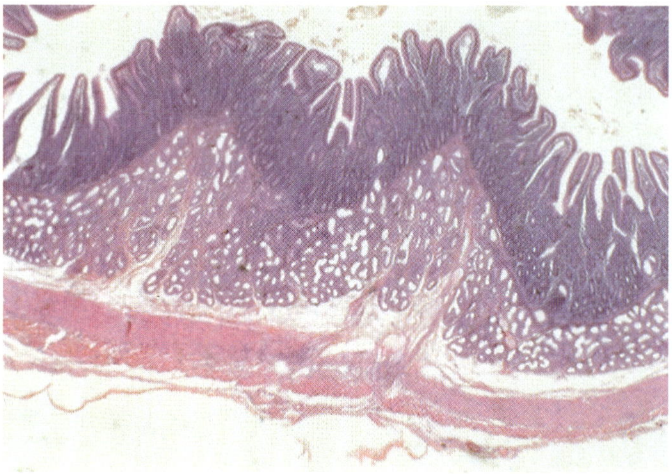

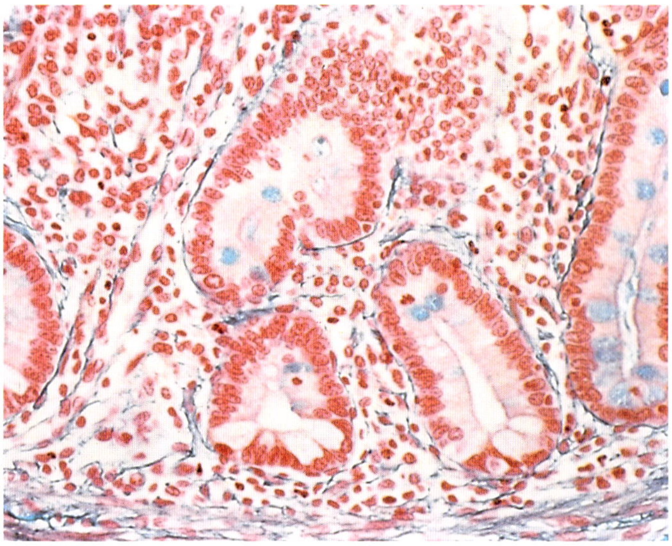

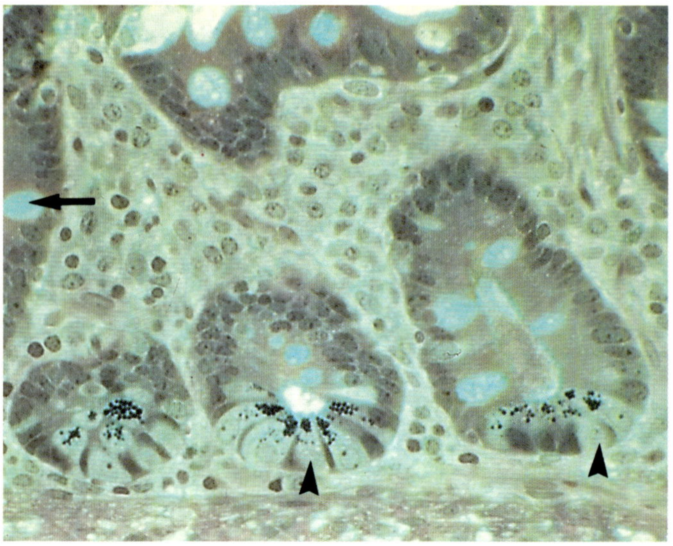

Obere Abb.: Übersichtsaufnahme der Wandschichten des Duodenums, in denen vor allem die gut entwickelten (Brunnerschen) Duodenaldrüsen auffallen, die hier die gesamte Dicke der Submukosa einnehmen. Färbung: H. E.; Vergr. 4fach.

Mittlere Abb.: Basale Anteile einer menschlichen Duodenalschleimhaut mit mehreren Anschnitten von Lieberkühnschen Krypten, in deren epithelialer Wand neben Becherzellen (leuchtend blau gefärbt) auch die fast farblosen Panethschen Körnerzellen zu erkennen sind (vgl. auch S. 71). Färbung: Azan; Vergr. 100fach.

Untere Abb.: Schleimhaut des menschlichen Jejunums mit bindegewebiger Lamina propria und den Anschnitten mehrerer Krypten. In deren epithelialer Wand finden sich neben Becherzellen (→) blasse Zellen mit dunkel gefärbten, apikal gelegenen Granula, die Panethschen Körnerzellen (▶). Färbung: Methylgrün-Pyromin; Vergr. 100fach.

Innervation und Motilität des Dünndarms

Die Koordination der Darmperistaltik ist ohne sein intramurales Nervensystem nicht möglich. Dieses ausgedehnte Netzwerk von Nervenfasern mit eingestreuten mikroskopisch kleinen Ganglien ist die neuronale Grundlage der Darmmotorik, an der aber auch myogene Reflexmechanismen beteiligt sind. Die untenstehende Abbildung zeigt eine Übersicht über die Lage der Nervenplexus in den Schichten der Darmwand. Das bereits lichtmikroskopisch erkennbare feine Nervengeflecht zeigt bei elektronenmikroskopischer Vergrößerung eine extrem feine Aufsplitterung seiner vegetativen Fasern (s. untenst. Abb. und Abb. S. 86).

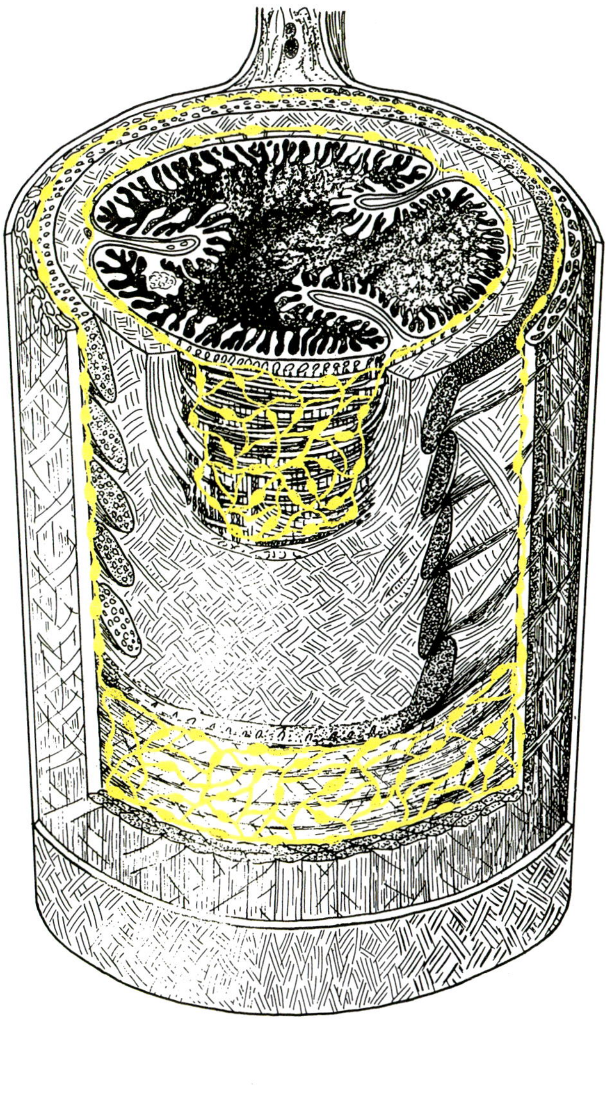

Die Abbildungen S. 87 zeigen Schnitte durch den Plexus myentericus und die glatte Muskulatur mit typischen Vesikulationen des Plasmalemms der glatten Muskelzelle (Abb. B) und der Ansammlung synaptischer Bläschen in jenen Axonabschnitten, die keine Umhüllung durch Schwannsche Zellen mehr aufweisen. Von diesen Orten aus werden die Muskelzellen der Darmwand diffus („Gießkannenprinzip") von Überträgerstoffen erreicht.

Die Darmsegmente zeigen ein großes Bewegungsrepertoire. Die Kontraktionen können stationär sein oder sich peristaltisch fortbewegen, um den Darminhalt mit Verdauungsenzymen und Darmsaft zu durchmischen, aber auch um ihn fortlaufend mit wechselnden Abschnitten der Resorptionsoberfläche in Kontakt zu bringen (s. Abb. S. 88). Außerdem ist die glatte Muskulatur mit den sie versorgenden Nervenplexus für die Fortbewegung des Darminhaltes verantwortlich. Ein peristaltischer Reflex bei radialer Dehnung der Darmwand ist durch eine aboral gerichtete Welle gekennzeichnet, die hinter dem dehnungsauslösenden Chymus entsteht. Eine Erschlaffung der Muskulatur vor der Chymusportion erleichtert den aboralen Transport des Darminhaltes. Dabei wirken erregende und hemmende Mechanismen, die über die intramuralen Ganglien koordiniert werden, auf die longitudinale und die zirkuläre Muskelschicht gleichzeitig ein, damit sie nicht gegensinnig arbeiten. So fungieren die Darmplexus nicht als einfache Relaisstationen, sondern als komplexe Neuronenketten, die gemeinsam mit sensiblen Strukturen die Funktionen von Muskulatur, Mukosa und Drüsen koordinieren.

Der Plexus myentericus Auerbachi zwischen der Ring- und Längsmuskelschicht sowie der Plexus submucosus Meissneri, der zwischen Muscularis mucosae und Tela submucosa liegt, bestehen aus einem dichten Ganglien-, Nervenfaser- und Gliazellfilz.

Diese Plexus, die vom Oesophagus bis zum analen Sphinkter in der Wand des Verdauungskanals vorhanden sind, haben im Dünndarm ihre höchste

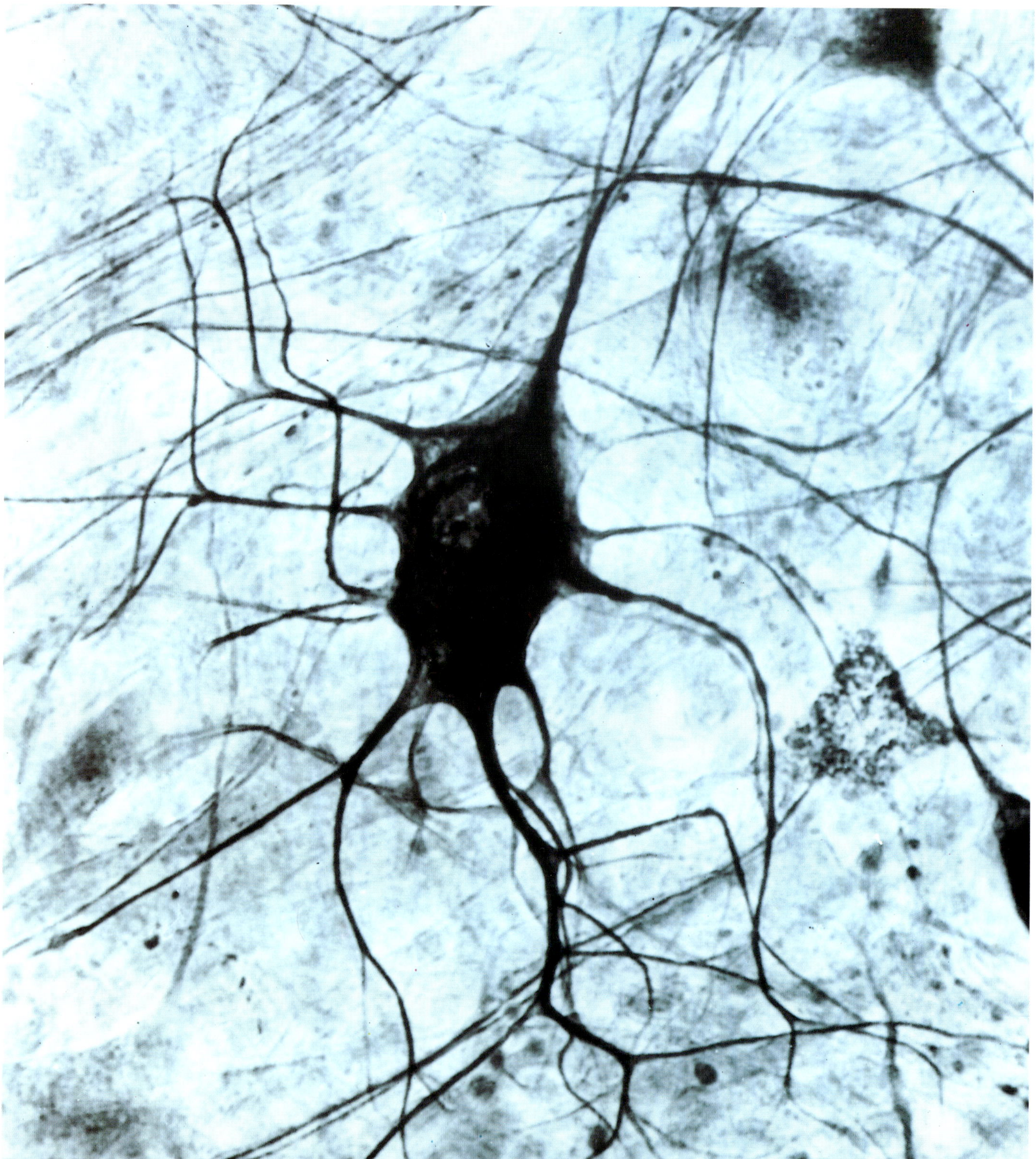

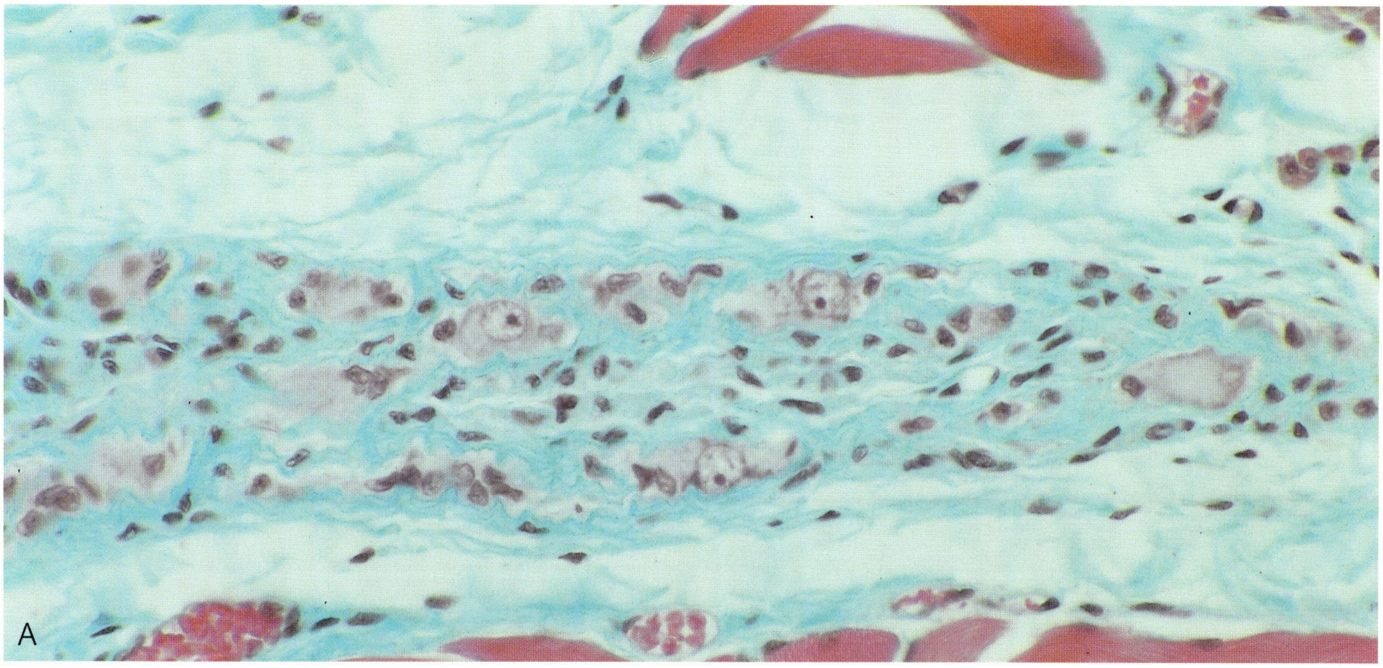

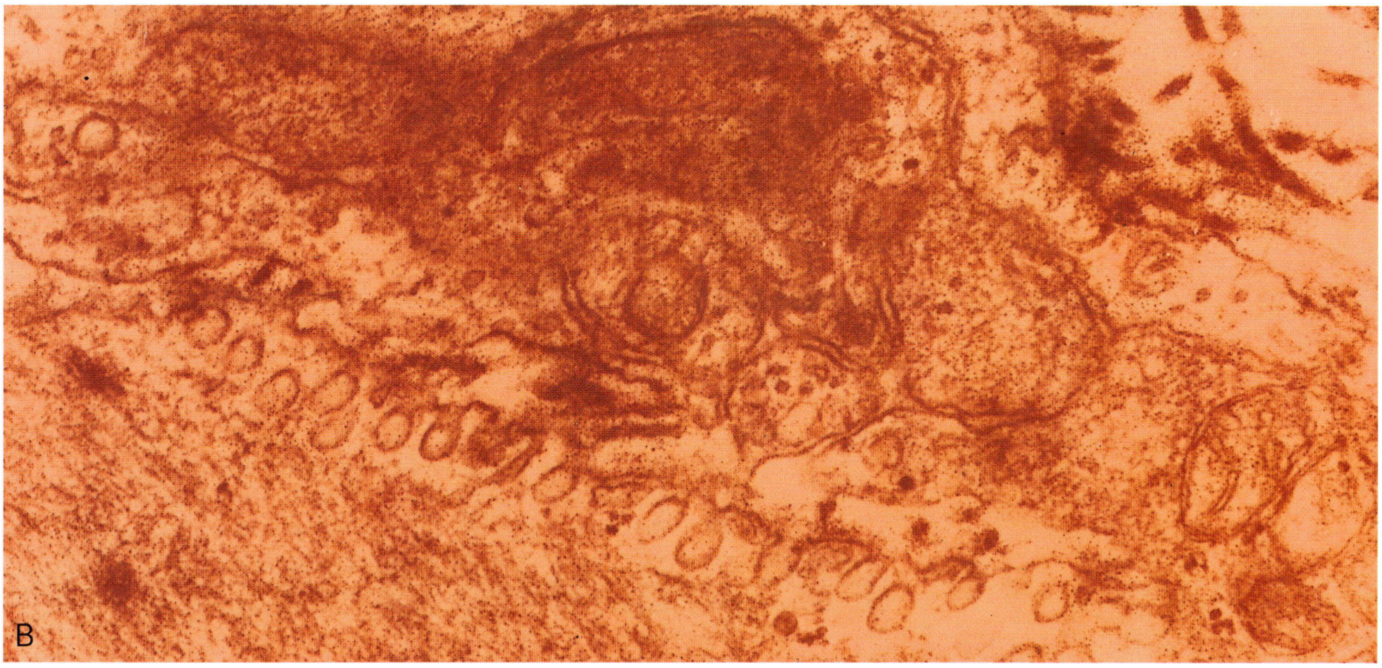

Nebenst. Abb.: Typ-III-Neuron aus den Nervengeflechten der Darmwand. Vergr. 1.000fach. (Präparat: Prof. W. Stach, Universität Rostock).
Abb. A: Plexus myentericus der Darmwand. Färbung: Goldner; Vergr. 130fach.

Abb. B: Querschnitt durch ein vegetatives Nervenfaserbündel im Bereich der nervalen Kontaktstelle mit einer glatten Muskelzelle. Letztere ist gekennzeichnet durch eine vermehrte subplasmalemmale, relativ regelmäßige Vesikulation. Elektronenmikroskopische Aufnahme; Vergr. 30.000fach.

Dichte und versorgen neben der Muskulatur auch die Blutgefäße, die sekretorischen Drüsen und die resorbierenden Zellen. Aufgabe des Auerbachschen Plexus ist die motorische Steuerung der Peristaltik, während der Meissnersche Plexus hauptsächlich für Sekretion, Absorption und Motilität der Schleimhaut verantwortlich ist.

Die motorischen Vorgänge, die zur Resorption notwendig sind, beruhen auf einer speziellen Beweglichkeit der Zotten. Diese können sowohl langsam hin- und herschwingen als auch rasch kontrahieren und sich dabei bis auf die Hälfte verkürzen. Diese sog. Zottenpumpe arbeitet in regelmäßigen Intervallen mit Hilfe glattmuskulärer Faserbündel, die von der Muscularis mucosae ausgehend bis in die Spitze der Zotten reichen. Sie dient einerseits dem Auspressen des zentralen Lymphgefäßes und der Blutkapillaren, andererseits der Aufrechterhaltung eines Diffusionsgefälles, da beim Ausstülpen der Zotten diese mit einer anderen Chymusportion in Kontakt treten.

Die geordneten großen Bewegungen des Dünndarms sind nur möglich, wenn die Darmschlingen gleitend gegeneinander verschiebbar sind, aber doch eine gewisse Lokalisation der Schlingen im Abdomen eingehalten wird. Dies wird gewährleistet durch den serösen Überzug der Dünndarmschlingen, der sich über das Mesenterium an die dorsale Bauchwand anheftet. Die Frequenz der Kontraktio-

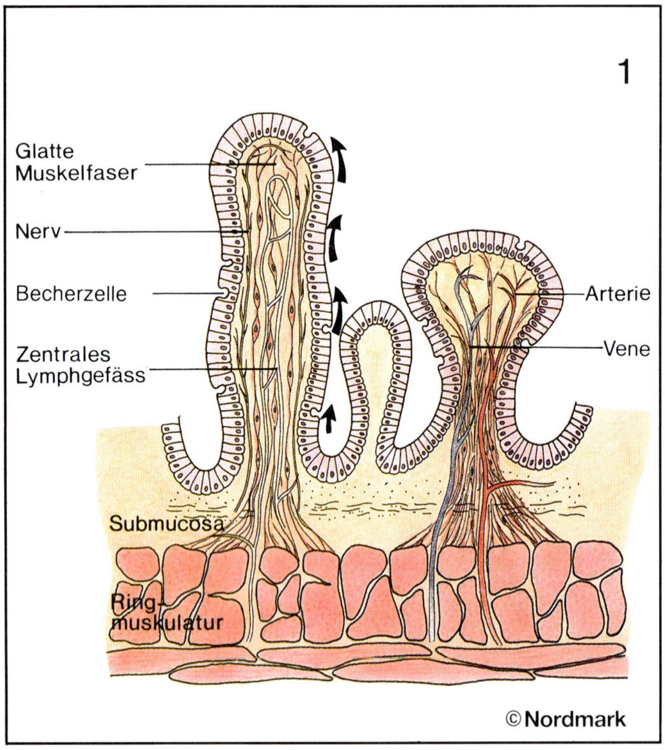

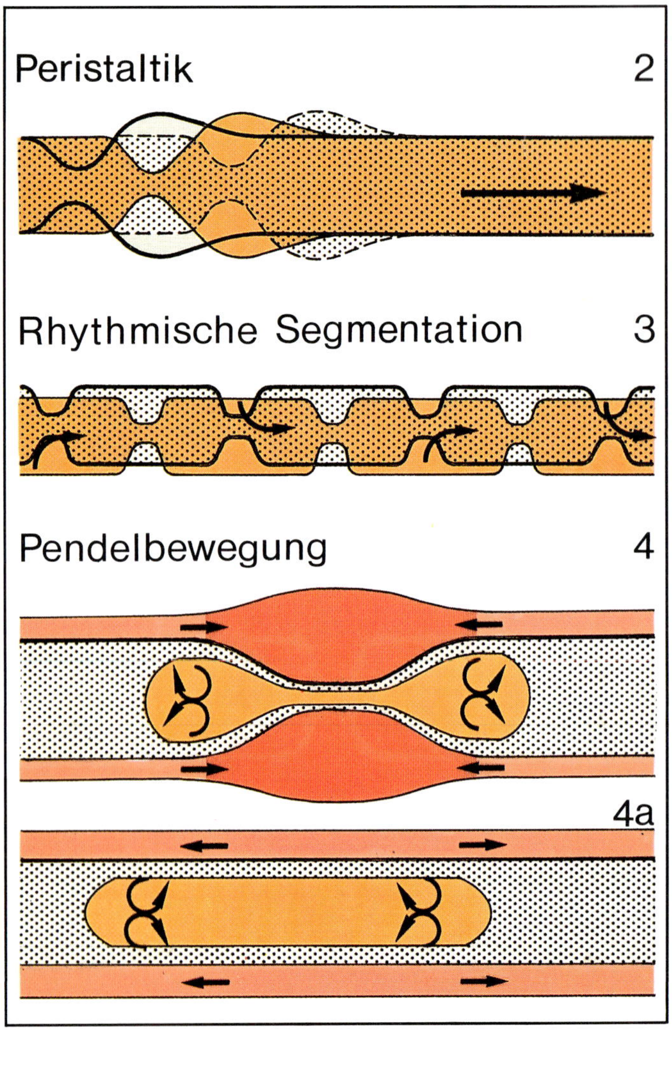

Obenst. Abb.: Schematische Darstellung der Zottenmotorik und der Zellwanderung zur Zottenspitze (Pfeile). Im rechten Bildabschnitt ist eine Zotte im kontrahierten Zustand abgebildet. Für die Bewegung der Zotten sind glatte gebündelte Myozyten verantwortlich, die von der Muscularis mucosae ausstrahlen und bis dicht unter das Epithel der Zottenspitze reichen.

Nebenst. Abb.: Einige mögliche Bewegungsmuster des Dünndarms.

nen im vorderen Dünndarmabschnitt liegt bei über 11 pro Minute und wird beeinflußt durch die Dehnung des Pylorus sowie durch Muskelzellpotentiale, die vom Magen aus auf die longitudinale Muskelschicht des Duodenums übertragen werden. Die übrige Dünndarmmotilität wird von einem Schrittmacher bestimmt, der in der Nähe der Vaterschen Papille liegt. Seine langsamen Wellen haben eine Frequenz von 11/Min. Je weiter entfernt die Darmsegmente vom Schrittmacher liegen, desto weniger folgen die Muskelfasern dieser Frequenz. Im terminalen Ileum beträgt sie nur noch 8 Kontraktionen pro Minute. Jedoch können sich auf die langsamen Wellen Aktionspotentiale aufsetzen, die durch Acetylcholin ausgelöst werden, wobei dessen Freisetzung wiederum durch eine kombinierte Wirkung von Hormonen wie z.B. Gastrin und durch extrinsische oder intrinsische Nervenimpulse bewirkt wird. Der primäre intrinsische Stimulus für die intestinale Muskelkontraktion wird durch Serotonin aus den argentaffinen Zellen der Darmschleimhaut beeinflußt. Die extrinsischen Impulse werden durch den Vagus vermittelt, wobei der Einfluß im Jejunum größer ist als im Ileum. Diese vagale Stimulation erhöht die Stärke der intestinalen Kontraktion.

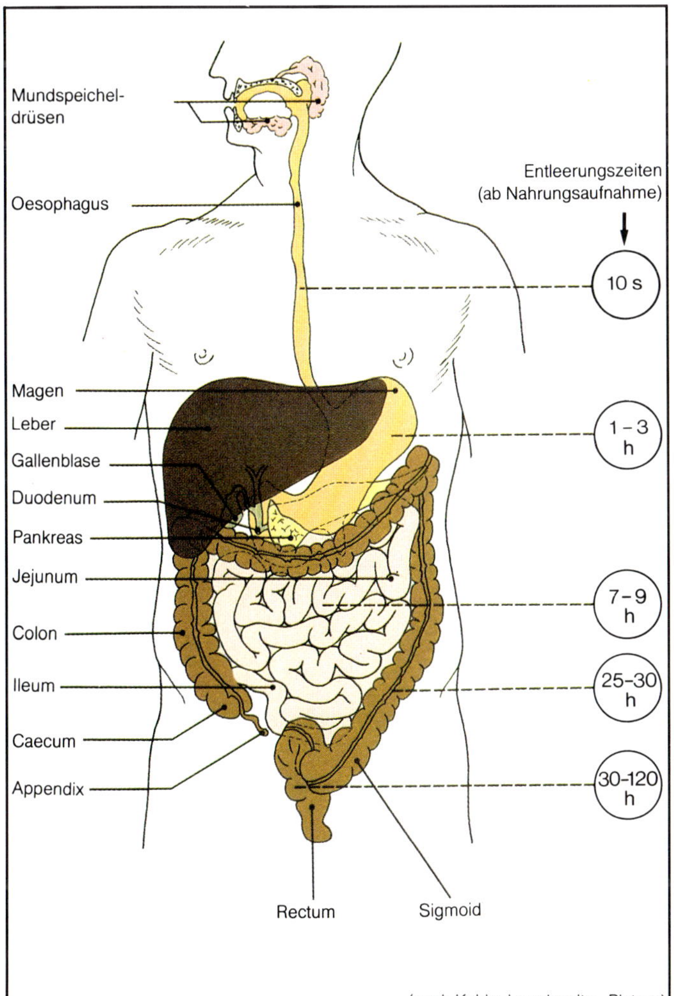

(nach Kahle, Leonhardt u. Platzer)

Es können vier Darmbewegungstypen unterschieden werden, die im wesentlichen von einer übergeordneten Innervation unabhängig sind (s. Abb. S. 88):

(1) die schon erwähnte Eigenbeweglichkeit der Zotten, die dem intensiven Kontakt des resorbierenden Epithels mit dem Speisebrei dient, (2) die peristaltische Welle, die den Darminhalt in Richtung Dickdarm fortbewegt, (3) die rhythmische Segmentierung durch die Ringmuskulatur und (4) die Pendelbewegungen der Längsmuskulatur, die beide für die Durchmischung des Darminhaltes zuständig sind.

Die Motilitätsmuster können fließend ineinander übergehen und noch andere, hier nicht beschriebene Veränderungen des Darmlumens zeigen. Die Motilität und die Passagezeiten hängen unmittelbar zusammen, wobei die einzelnen Darmabschnitte individuelle Tempi haben, die sowohl von der Nahrungszusammensetzung als auch von der vegetativen Ausgangslage und/oder von pathophysiologischen Zuständen abhängen. Die mittleren Passagezeiten sind schematisch in der nebenstehenden Abb. dargestellt.

Morphologische und funktionelle Besonderheiten der einzelnen Dünndarmabschnitte

Abb. A: Übersichtsaufnahme des Jejunums. Diesen Organabschnitt kennzeichnen die ausgeprägte Länge seiner Zotten und die relativ dünne Muskelwand. Färbung: H.E.; Vergr. 20fach.

Abb. B: Darstellung der Mikrovaskularisation von Darmzotten des Jejunums nach Injektion von gefärbter Gelatine. Vergr. 40fach.

Abb. C: Übersichtsaufnahme des Ileums. Die Schleimhaut weist als organtypisches Kennzeichen eine subepitheliale Anhäufung von Lymphfollikeln auf, die sich als Folliculi lymphatici aggregati bis tief in die Tela submucosa ausdehnen. Färbung: H.E.; Vergr. 10fach.

Abb. D: Ausschnitt des Ileums. Deutlich ist die Häufung von diffuslymphatischem Gewebe in der Lamina propria und der Tela submucosa. Die Lamina muscularis mucosae wird von diesem lymphatischen Gewebe durchbrochen. Die Lymphfollikel sind von lockerem Bindegewebe kapselartig umgeben und liegen stets in Nachbarschaft von Drüsen. Färbung: H.E.; Vergr. 40fach.

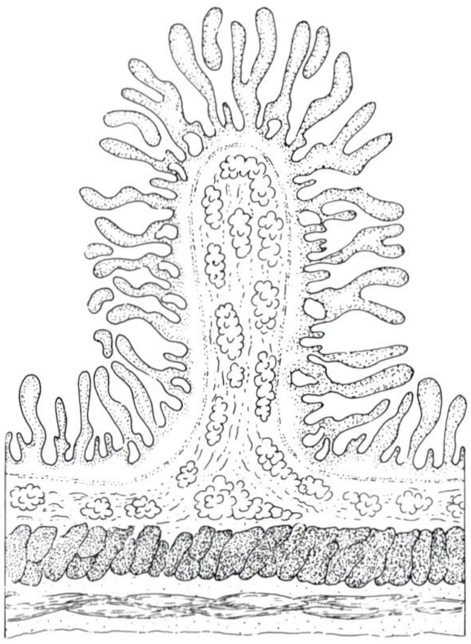

Duodenum

- Brunnersche Drüsen in der Submukosa
- Hohe Kerckringsche Falten und dichter Zottenbesatz
- Einmündung des Pankreas- und Gallenganges
- Alkalisierung des sauren Chymus
- Bildung regulatorischer Hormone (Gastrin, Sekretin Cholezystokinin)

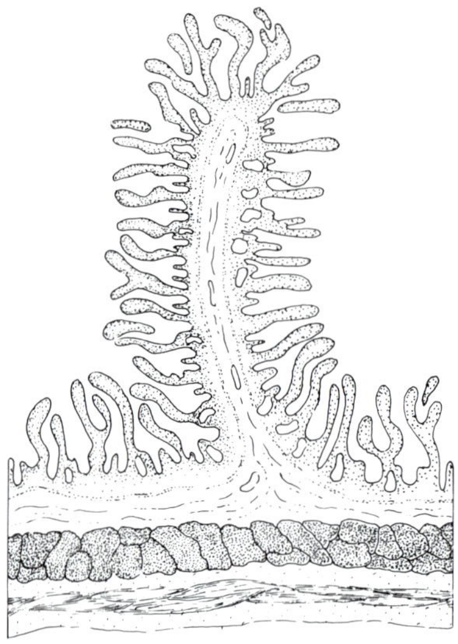

Jejunum

- Abnahme der Faltenhöhe und Zottendichte
- Zunahme der lymphatischen Solitärfollikel
- Größte Resorptionsfläche des Darmes

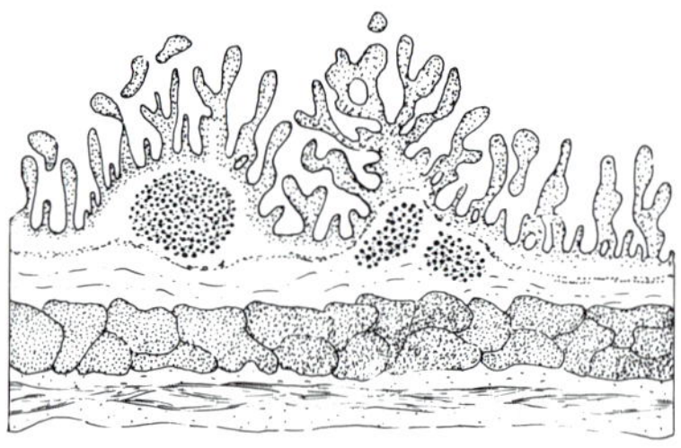

Ileum

- Verstrichene Falten
- Peyersche Plaques in der Submukosa
- Hauptorgan für die lokale Abwehr pathogener Nahrungsbestandteile und Mikroorganismen

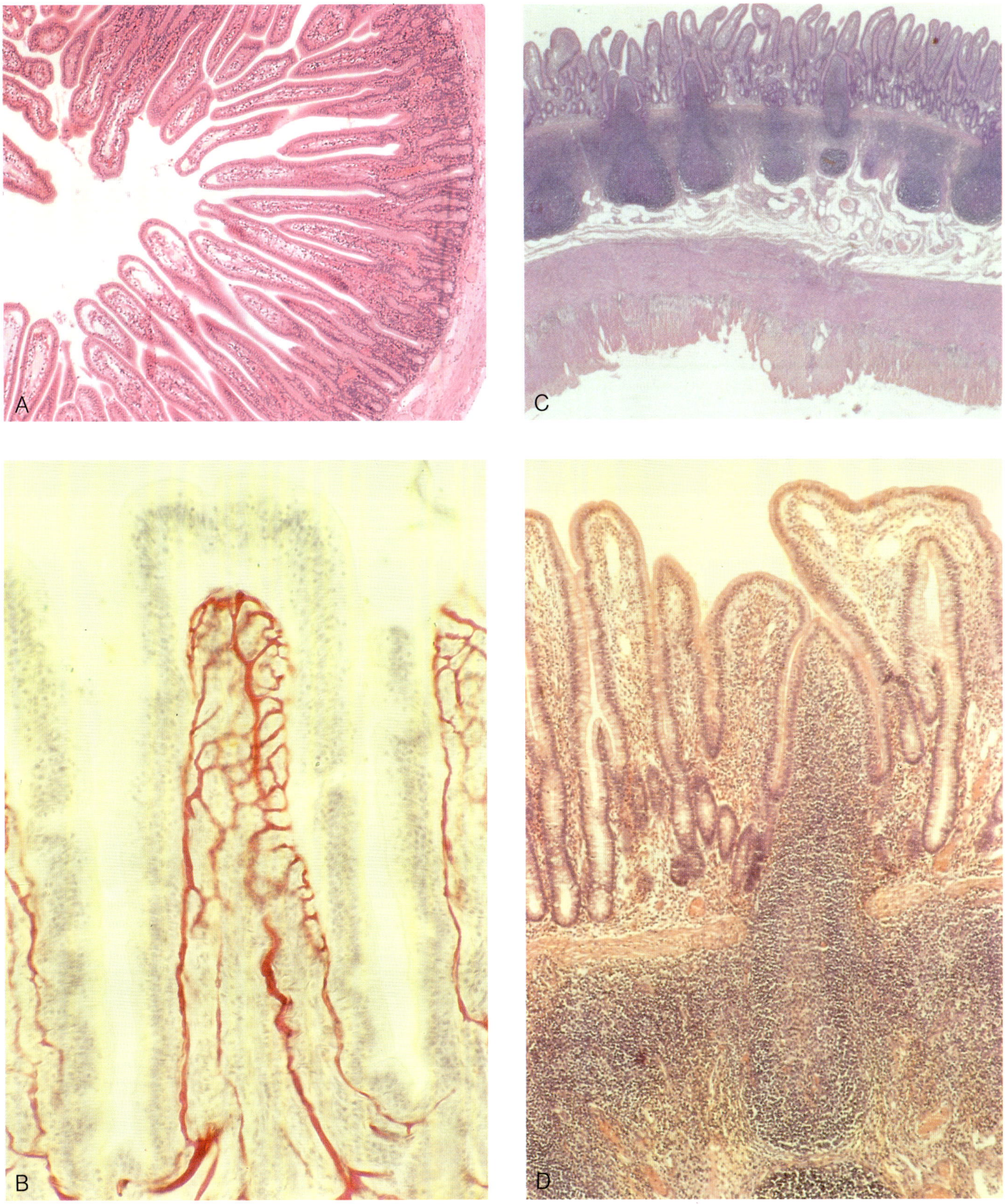
A
C
B
D

Die Lymphfollikel des Dünndarms als Organ der Abwehr

Im gesamten Dünndarm finden sich lymphatische Solitärfollikel, im unteren Ileum jedoch nimmt das lymphatische Gewebe zu. In der Submukosa der dem Mesenterialansatz gegenüberliegenden Darmwand finden sich Ansammlungen von Lymphfollikeln, die Folliculi lymphatici aggregati oder Peyerschen Plaques.

Nach Antigenreizen einsetzende Zellumwandlungen oder -veränderungen laufen im gesamten Organismus hauptsächlich in den Lymphfollikeln ab. Diese sind daher das zentrale funktionelle Bauelement des lymphatischen Systems. Auch die Peyerschen Plaques dienen der lokalen Abwehr.

Die Gesamtmasse des lymphoiden Gewebes im Bereich des Darmtraktes ist erheblich größer als in jedem anderen Teil des menschlichen Körpers.

Man kann sich vorstellen, daß sich in Anpassung an den sehr hohen Antigengehalt im Darm dessen lymphatisches Gewebe entsprechend reichlich entwickelt hat. Dieses Gewebe ist bereits beim Fetus angelegt, also lange bevor der Darm mikrobiell belastet ist. Seine volle Ausprägung erreicht es jedoch erst nach der Geburt durch die Auseinandersetzung mit der Umwelt.

Übersichtsaufnahme eines längsgeschnittenen menschlichen Ileums. Besonders charakteristisch für diesen Dünndarmabschnitt sind die großen Ansammlungen von Lymphfollikeln, die Peyerschen Plaques (*) in der Submukosa. Die optisch leeren Spalträume um die Lymphfollikel sind Lymphgefäße (→). Färbung: Azan; Vergr. 9fach.

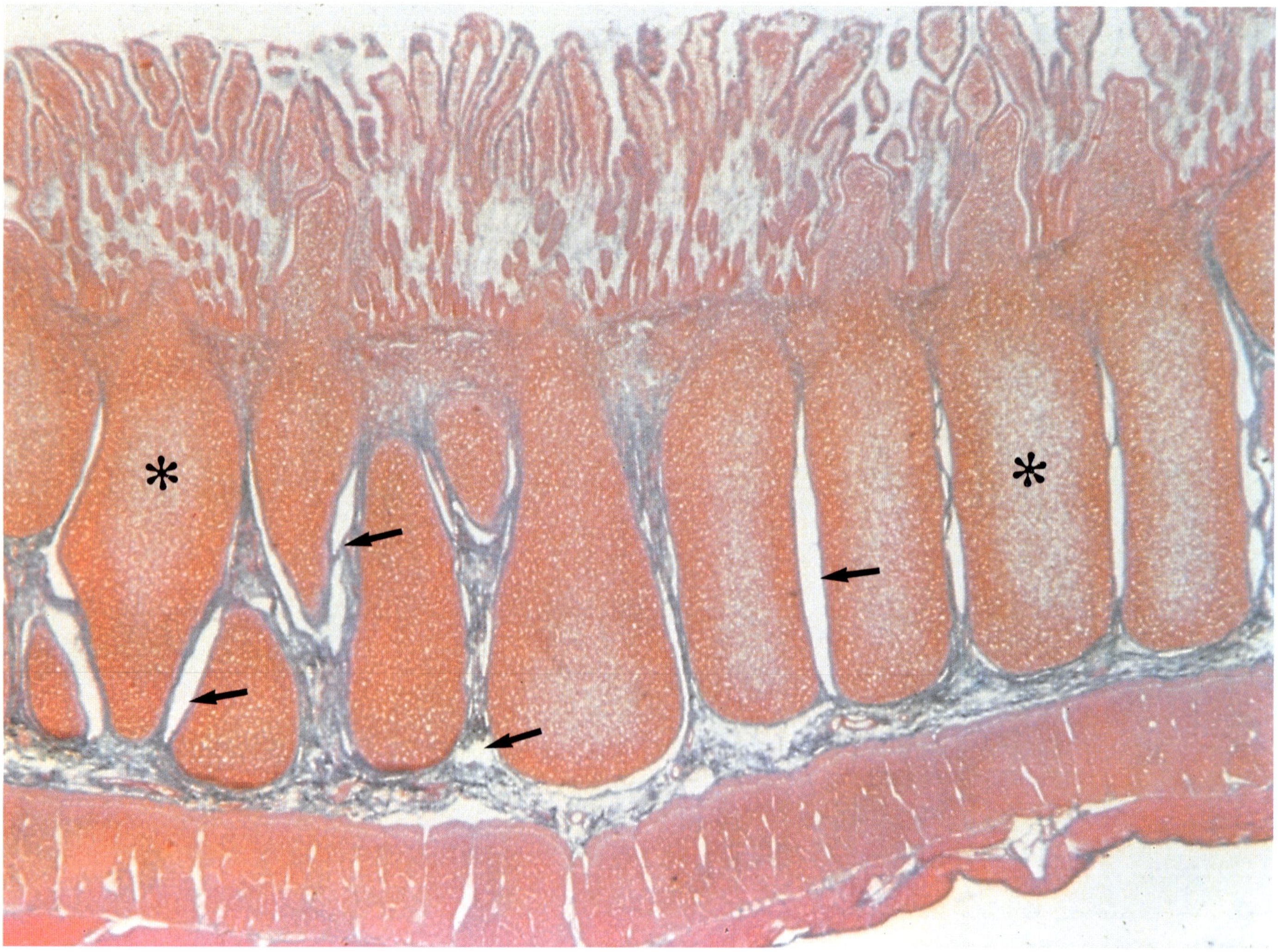

Im histologischen Schnitt (Abb. S. 92) sind bei den Peyerschen Plaques gut abgrenzbare strukturelle Elemente erkennbar: die B-Zellzone, der Randwall und das Reaktionszentrum. In diesem finden sich vorwiegend B-Lymphozyten, die mit T-Lymphozyten kooperieren. Die B-Zellzone ist bereits bei der Geburt vorhanden, und ihre Entwicklung vollzieht sich weitgehend antigenunabhängig. Die B-Zellen sammeln sich im Randwall, treten von hier aus in das Reaktionszentrum ein und unterliegen dort einer fortdauernden Stimulation durch Antigene, z.B. durch Endotoxine der zahlreichen Mikroorganismen, die den Darm besiedeln können. In allen lymphatischen Geweben laufen die beiden elementaren Immunreaktionen, die humorale und die zellgebundene Abwehr, stets miteinander verzahnt und auch zeitlich gekoppelt ab. Die beiden Zellpopulationen T- und B-Lymphozyten kommen also auch in den lymphatischen Organen der Darmschleimhaut immer gemeinsam, aber bevorzugt in getrennten Regionen vor. Je nach Art der antigenen Provokation reagieren entweder vermehrt die T- oder die B-Lymphozyten, und sie wandeln sich dann in die entsprechenden Blasten um. Die aktivierten B-Blasten differenzieren sich zu Antikörper-produzierenden Plasmazellen. Ihre Antikörper können ins Darmlumen, aber auch in die Lymphe übertreten und im Blutkreislauf ihre neutralisierende Arbeit verrichten. Auch B- und T-Lymphozyten sind in der Lage, über die Lymphe in die Mesenteriallymphknoten bzw. in den Blutkreislauf abzuwandern. Diese Lymphknoten enthalten ebenfalls eine Ansammlung von Follikeln und sind die bedeutendsten Ausgangspunkte der Migration sowohl von B- und T-Lymphozyten als auch ihrer Blasten. Wenn sich eine aktivierte B-Zelle der Darmschleimhaut zur reifen Plasmazelle differenziert und beginnt, Antikörper zu produzieren, nimmt ihre Bewegungsfähigkeit stark ab, und sie wird wahrscheinlich seßhaft. Nun können die in das Bindegewebe der Lamina propria freigesetzten Antikörper, vorwiegend IgM und IgA, die Epithelzellen der Schleimhaut erreichen.

Schematische Darstellung der Struktur eines sekretorischen Immunglobulins A.

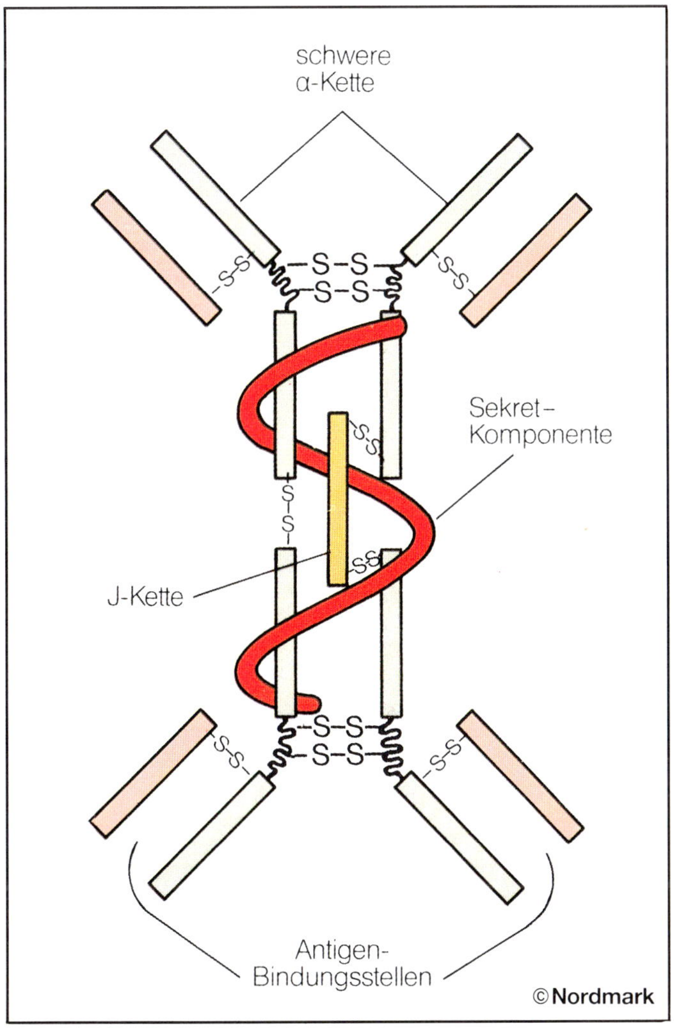

©Nordmark

Beim Durchtritt durch die Saumzellen werden die Antikörper mit einem Sekretstück, einem Glykoprotein, versehen. So wird aus IgM sekretorisches IgM (sIgM) bzw. aus IgA sekretorisches IgA (sIgA) (s. Abb. S. 94). Diese Immunglobuline werden durch Exozytose ins Darmlumen freigesetzt. Durch ihre Ausstattung mit Sekretstücken sind sIgM und sIgA resistenter gegenüber einem proteolytischen Abbau durch die Darmfermente und werden außerdem gegen Darmparasiten wirksam. Sie verhindern auch die Fixation von Antigenen an die Mukosa.
Zu den verschiedenen Funktionen des Immunglo-

Synthesestationen und Transport von IgA und IgM bei der Entstehung der lokalen Schleimhautimmunität im Darm. Die Vorstufe der Sekretkomponente wird erst in den epithelialen Saumzellen synthetisiert und als Rezeptor für polymeres Immunglobulin in die basale Zellmembran eingelagert. Nach der Bindung z. B. von dimerem Immunglobulin A und Einschleusung in die Zelle wird im apikalen Bereich der Saumzelle ein kleiner Teil der Vorstufe der Sekretkomponente abgespalten. Dadurch entsteht der sekretorische IgA-Komplex, der in das Darmlumen ausgeschieden wird. Die Sekretstücke binden sich an das Muzin des Epithels. In ähnlicher Weise wird das pentamere Immunglobulin M mit dem Sekretstück ausgestattet.

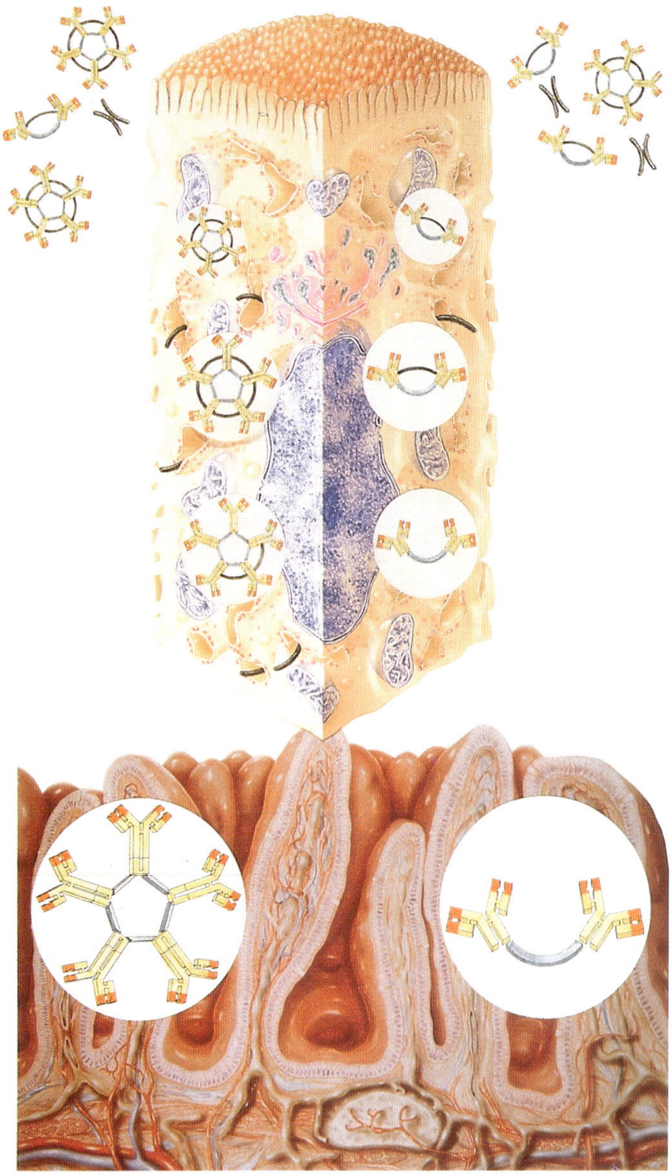

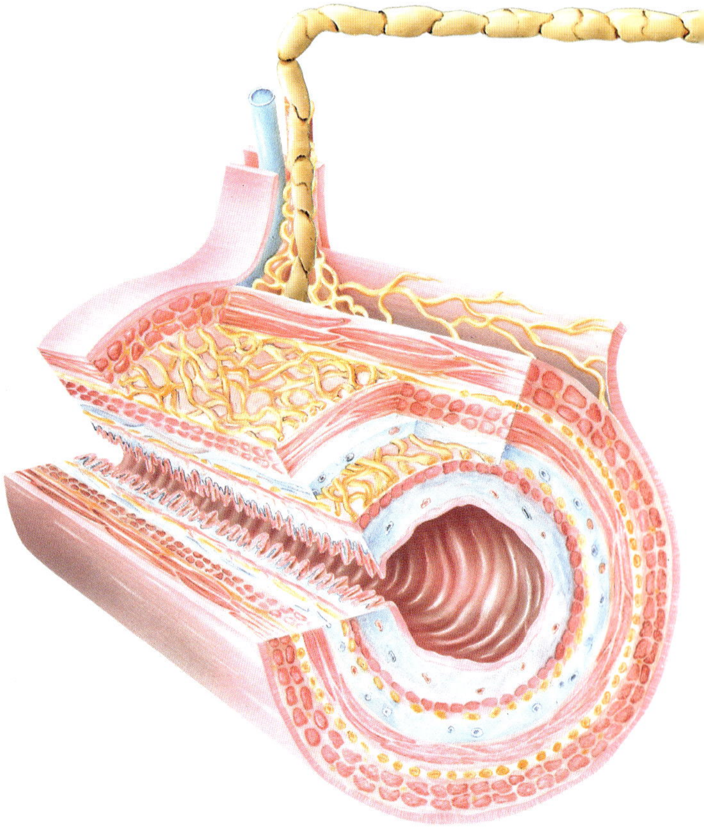

Der hier dargestellte Mesenteriallymphknoten mit dem zugehörigen Darmsegment unterscheidet sich vom lymphoiden Gewebe in der Wand des Verdauungskanals, besonders von den im Ileum enthaltenen Lymphfollikeln, den Peyerschen Plaques. Letztere sind gekennzeichnet durch rege Proliferation und Migration von Lymphozyten und haben Eigenschaften von primären und sekundären Lymphfollikeln. Die Mesenteriallymphknoten, die man noch dem Gastrointestinaltrakt zurechnen kann, sind dagegen von einer Kapsel umgeben. Sie enthalten in ihren Follikeln ebenfalls Anhäufungen von Lymphozyten. Wie intensiv die Proliferation und der Durchgang von Lymphozyten ist, wird aus der Tatsache deutlich, daß der Lymphknoten pro Stunde eine Lymphozytenmenge entläßt, die dem dreifachen seines Gewichtes entspricht. Markiert man Lymphzellen der Blutbahn, so erscheinen sie innerhalb von wenigen Stunden in der Lymphe und erreichen nach etwa 24 Stunden die Lymphknoten. Die Lymphozyten haben die Eigenschaft, nach Interaktion mit einem Antigen das darmassoziierte lymphatische Gewebe (GALT) zu verlassen, um periphere lymphatische Gewebe zu besiedeln. Die meisten dieser Zellen kehren ins GALT zurück (homing-effect).

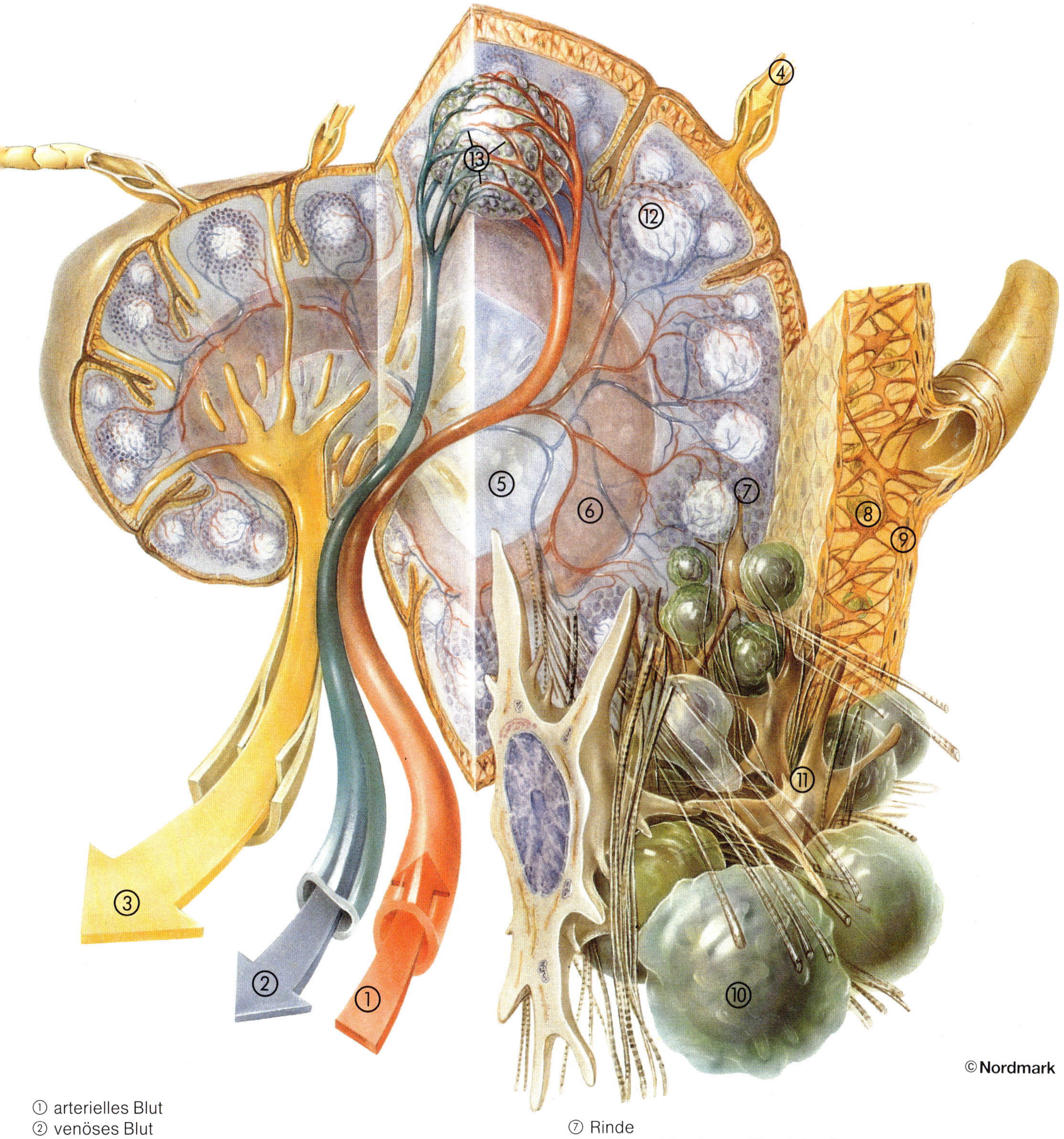

① arterielles Blut
② venöses Blut
③ efferente Lymphe; Zusammensetzung: T-Lymphozyten 74%, B-Lymphozyten 25%, Makrophagen 1%
④ afferente Lymphe; Zusammensetzung: T-Lymphozyten 75%, B-Lymphozyten 10%, Makrophagen 15%
⑤ Mark
⑥ thymusabhängige Zone
⑦ Rinde
⑧ subkapsulärer Raum (Randsinus)
⑨ Kapsel
⑩ Lymphozyten
⑪ Retikulumzelle mit Fortsätzen
⑫ Keimzentrum
⑬ Kapillaren

bulins A gehören: Virusneutralisation, Agglutination von Bakterien, Einschränkung und Hemmung der Bakterienmotilität und des Bakterienwachstums, Neutralisierung von Toxinen, Hemmung der Anhaftung von Bakterien an die Schleimhautoberfläche, Neutralisierung toxischer Bakterienenzyme, Hemmung der Resorption von Nahrungsmittelantigenen. Bei Hemmung der IgA-Bildung oder bei IgA-Mangel kommt es zu gehäuften Allergien, zu rezidivierenden Infektionen und zu Autoimmunkrankheiten.

Außer den Lymphozyten und Makrophagen findet man sowohl in der Mukosa und Submukosa als auch in den Muskelschichten des Dünndarms sowie in der Serosa reichlich Mastzellen. Im Vergleich zur Haut, wo sich etwa 7.000–10.000 Mastzellen pro mm^3 finden lassen, sind in der Dünndarmmukosa bis zu 20.000 Mastzellen pro mm^3 enthalten, und zwar gehäuft in der Nähe von Blutgefäßen, Nerven und Organen des lymphoiden Gewebes. Die Schleimhaut von Magen, Duodenum und Ileum enthält mehr Mastzellen als die des Colons. Die in den Granula der Mastzellen gespeicherten Mediatoren werden durch Interaktionen von Nahrungsmittelantigenen mit spezifischen IgE-Antikörpern, welche an IgE-Rezeptoren der Mastzellen gebunden sind, über den Mechanismus des sog. bridging (Brückenbildung) freigesetzt. Zu diesen Mediatoren gehören Prostaglandine, Thromboxane, Leukotriene und Hydroxiperoxide, die Schmerz- und Entzündungsvorgänge beeinflussen. Die Mediatoren verändern die Gefäßdurchlässigkeit, verstärken die Kontraktion der glatten Muskulatur, sensibilisieren die Schmerzrezeptoren und wirken chemotaktisch auf die Entzündungszellen. Die Histaminfreisetzung führt zu den klinischen Symptomen der Nahrungsmittelallergie.

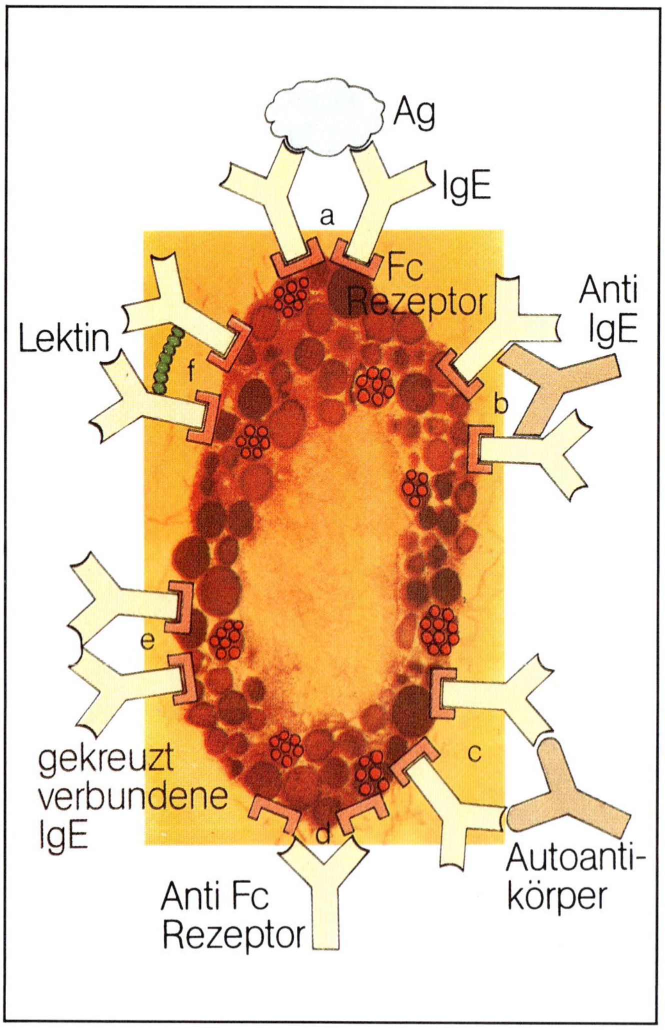

Die Collage zeigt eine Mastzelle, mit IgE-Antikörpern besetzt. Es kommt stets dann zur Degranulation (Histamin-Freisetzung), wenn zwei IgE-Rezeptoren mit Hilfe von IgE überbrückt werden. Die unterschiedlichen Möglichkeiten dieses bridging sind in a–f dargestellt.

Die große Verdauungsdrüse »Pankreas«

Zur Geschichte der Funktionen des Pankreas

Erst mit der Entdeckung des Ausführungsganges des menschlichen Pankreas durch den bayerischen Anatomen JOHANN GEORG WIRSUNG, 1642, begann die systematische Erforschung der Bauchspeicheldrüse, die jedoch schon lange vor diesem Zeitpunkt als fleischig-fettiges Gebilde beschrieben wurde. Aber man konnte diesem Organ keine Funktion zuordnen. Etwa 20 Jahre später entdeckte REGNIER DE GRAAF, daß das Pankreas ein Sekret bildet, welches er im „Tractatus anatomico-medicus de succi pancreatici natura et usu" beschrieb. Er legte Hunden eine Pankreasfistel und experimentierte mit dem über einen angeschnittenen Gänsekiel aufgefangenen Saft. ASELLIO, der Entdecker der Chylusgefäße, unterschied zwischen der Bauchspeicheldrüse und den an der Gekrösewurzel liegenden Lymphknoten, wobei er jedoch die Lymphknoten als Pankreas und die Drüse selbst als Organon innominatum bezeichnete.

J. G. Wirsungii, Fig. Duct. pancreat. Paduae 1642. Ex Bibl. Reg. Acad. Georgig. Aug. (Göttingen) Zool. XII, 6136.

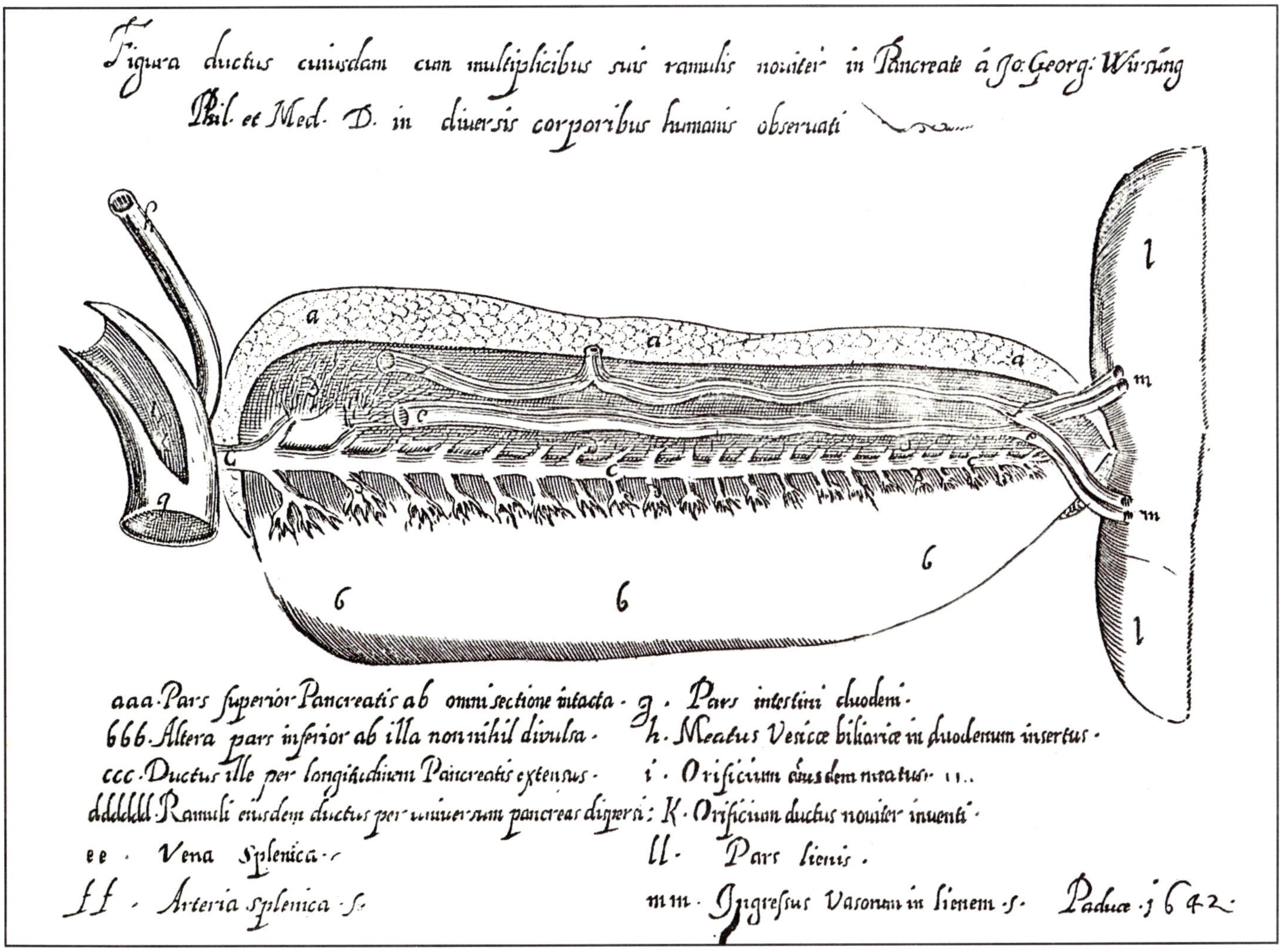

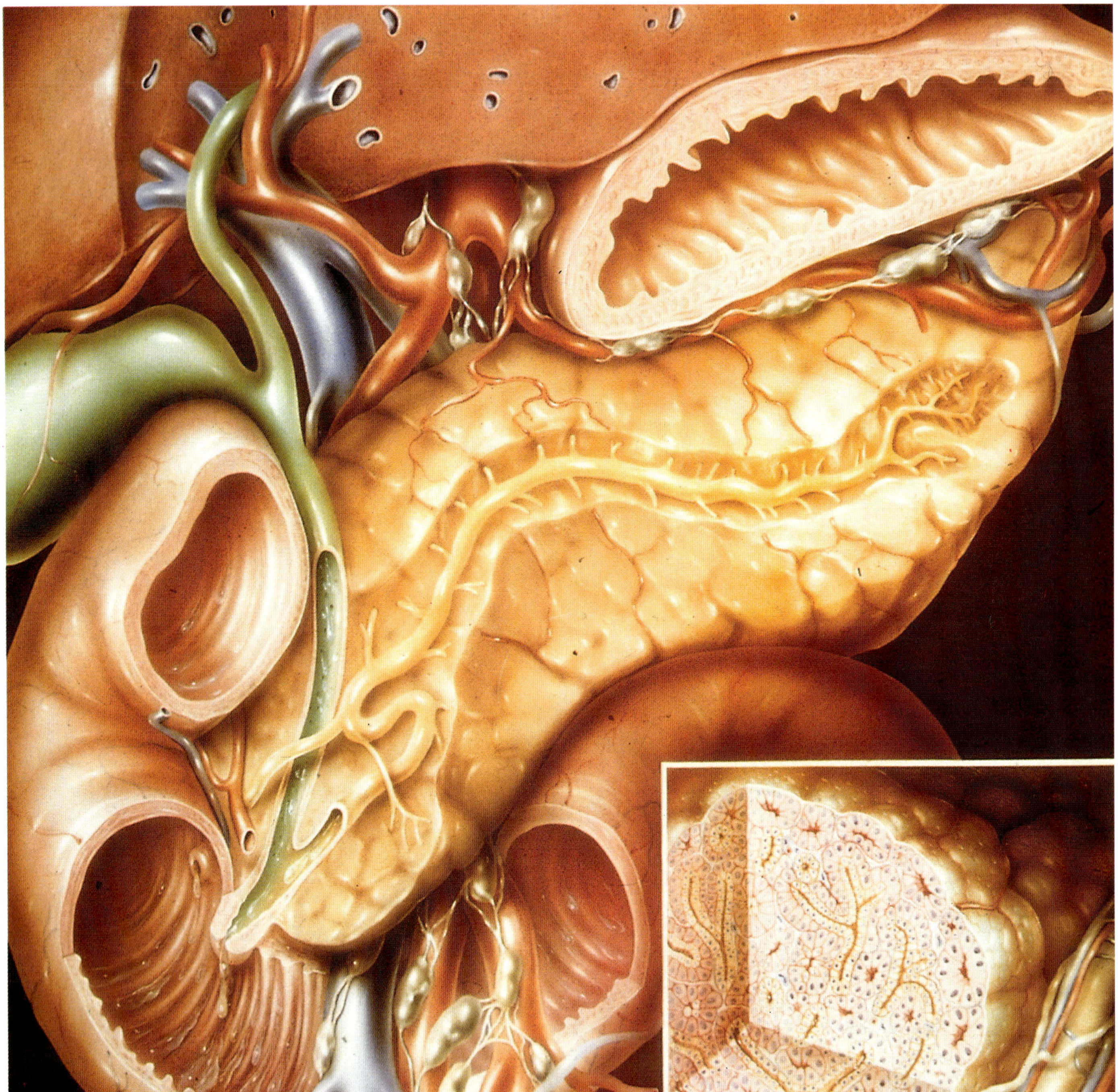
©Nordmark

Funktionelle Morphologie

Das menschliche Pankreas verläuft quer durch den Oberbauch mit einer Länge von 14–18 cm. In ihm sind 2 Organe integriert: eine exokrine Drüse, die eine wichtige Verdauungsdrüse ist, und ein endokriner Drüsenanteil, das u.a. Insulin-produzierende Inselorgan (Langerhans-Inseln). Das Gewicht des Pankreas ist abhängig von Körpergröße, Konstitution und in gewisser Weise auch von seiner funktionellen Leistung und beträgt im Mittel 65–80 g (etwa 0,15% des Körpergewichts). Es ist in der Lage, täglich ca. 1,2–2,0 l eines dünnflüssigen, alkalischen, fermentreichen Sekrets zu produzieren, das über den Ausführungsgang ins Duodenum abfließt.

Das Pankreas läßt sich in 3 Abschnitte gliedern: Kopf (caput), Körper (corpus) und Schwanz (cauda). Diese sind nicht durch Bindegewebe abgegrenzt, sondern gehen fließend ineinander über. Der Pankreaskopf liegt in der hufeisenförmigen Schlinge des Duodenums, die Cauda erreicht den Hilus der Milz. Ein ausgeprägtes Lymphnetz umzieht die gesamte Drüse, wobei die Lymphknoten im Caput-Bereich besonders dicht liegen. Ein feines Lymphgefäßnetz durchzieht das Stroma der Bauchspeicheldrüse und begleitet die Azini sowie die kleinen und großen Ausführungsgänge.

Die Nervenversorgung, die eine wichtige Rolle für die Auslösung der Sekretion spielt, erfolgt sympathisch über den Plexus coeliacus, teilweise über den Plexus hepaticus bzw. über den Plexus lienalis, aber auch durch parasympathische Fasern des N. vagus, die von Magen und Duodenum her ins Pankreas ziehen. Besonders der Kopfteil ist reich mit Nerven versorgt. Der „Tiefenschmerz" bei Erkrankungen des Pankreas kann zu Schmerzen der Haut im 8. Thorakalsegment (Headsche Zone) führen.

Die Abb. S. 98 zeigt, daß die Bauchspeicheldrüse von dicht aneinandergelagerten großen Drüsenläppchen (Einsatzbild) gebildet wird. Der Ausführungsgang wird von Gefäßen, Nerven, Lymphbahnen und kleineren Ganglienzellhaufen umgeben (vgl. Abb. S. 100/101). Die gesunde Drüse hat nur ein gering ausgeprägtes Bindegewebsgerüst (s. untenst. Abb.). Die einzelnen Lobuli bestehen aus dicht gepackten, serösen Azini ohne größere Mengen interazinären Bindegewebes. Ein Azinus setzt sich aus 15–20 Epithelzellen zusammen, wobei die innere Organisation dieser Zellen auf das Zentrum

Abb. S. 98: Topographische Lage des Pankreas zu seinen Nachbarorganen. Im Einsatzbild: Aufbau eines Pankreasläppchens.

Exokriner Anteil des Pankreas mit Anschnitt des ausführenden Gangsystems ①. Die Zellen der azinösen Endstücke ② sind teilweise basal dunkler gefärbt als apikal, aufgrund des basal liegenden Ergastoplasmas (Zisternenstapel des rauhen endoplasmatischen Retikulums). Färbung: Azan; Vergr. 100fach.

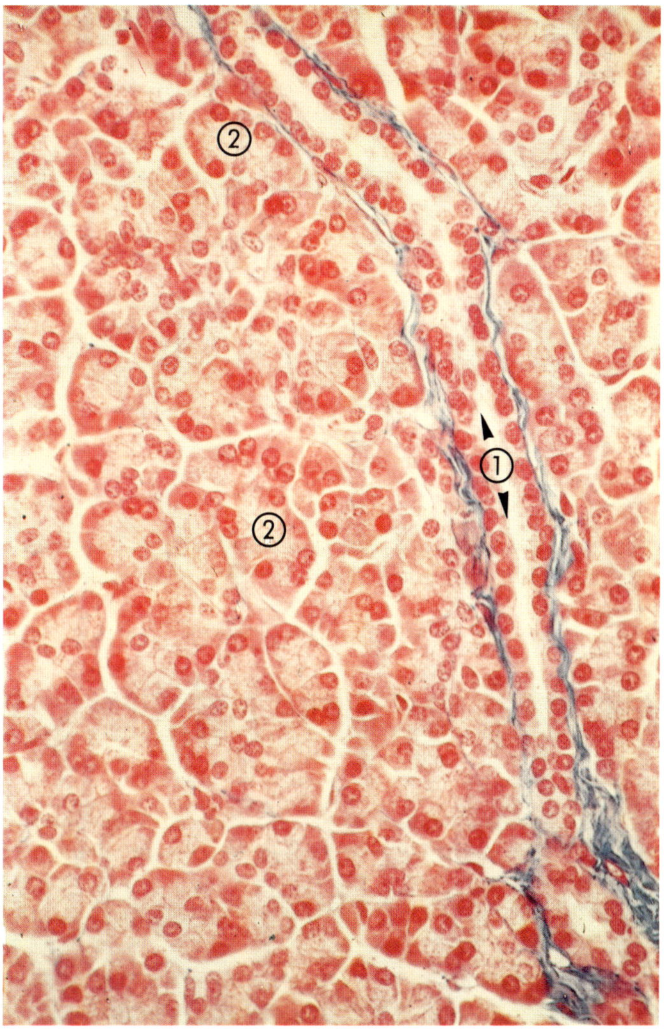

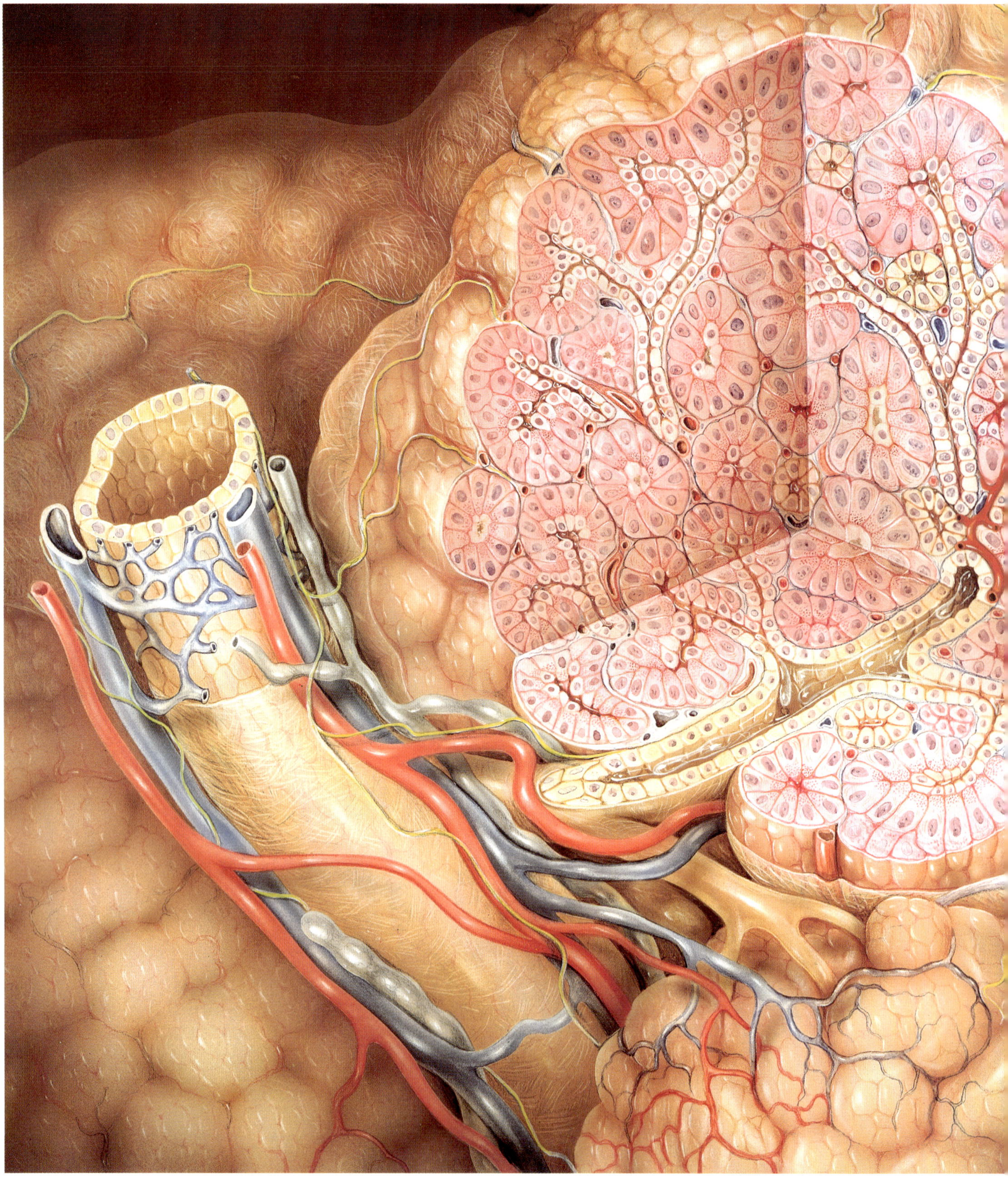

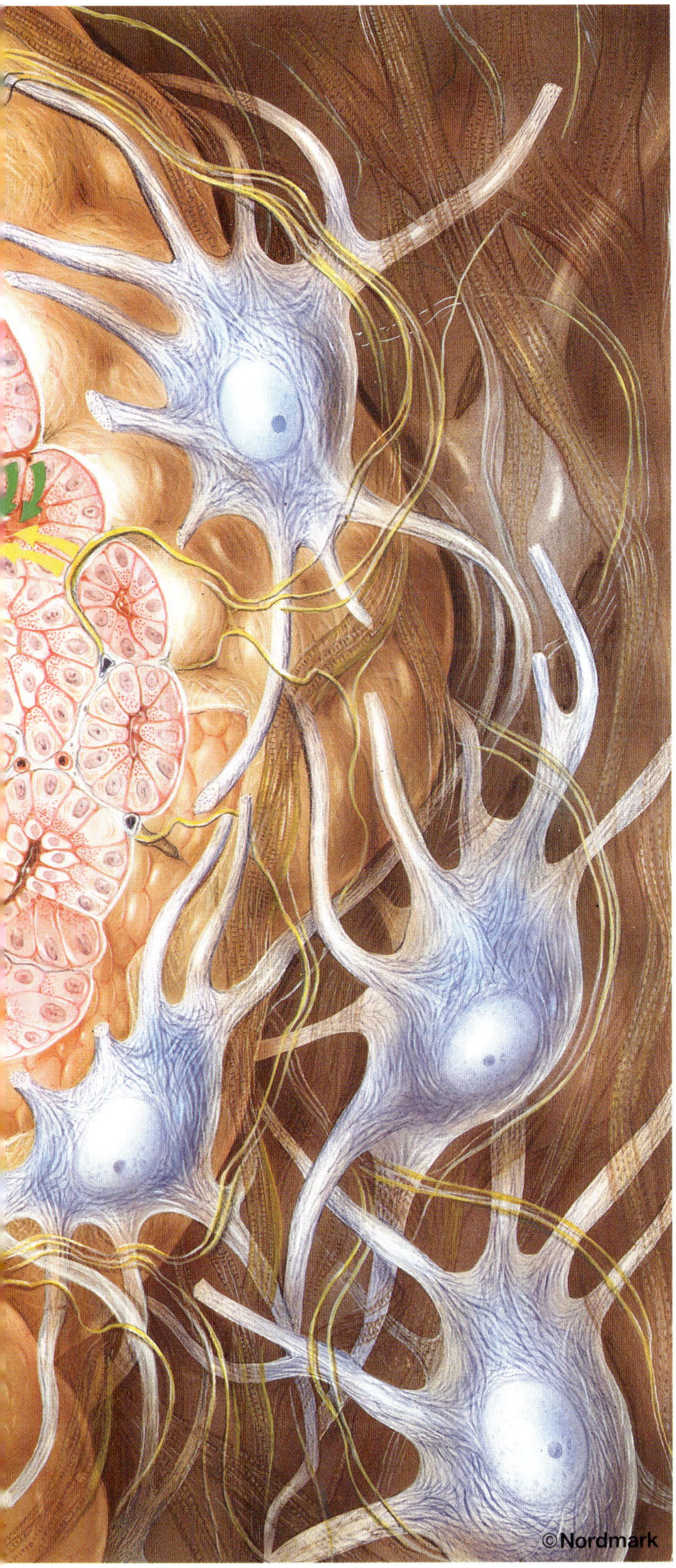

des Azinus ausgerichtet ist. Dem Drüsenepithel liegen vereinzelt zentroazinäre Zellen auf. Sie sind eine Besonderheit des Pankreas und entsprechen den Anfangszellen der von einem einschichtigen Epithel ausgekleideten Schaltstücke, die gewissermaßen in die Azini hineinverlagert wurden. Die Funktion dieser zentroazinären Zellen ist die Produktion eines alkalischen, dünnflüssigen, fermentarmen Sekrets, das der Alkalisierung des sauren Chymus dient und so die Pufferleistung der Brunnerschen Drüsen ergänzt.

Der exokrine Pankreasanteil zählt zu den rein serösen Speicheldrüsen, ebenso wie die Parotis. Das in den Zellen der Endstücke kräftig entwickelte, basal liegende, rauhe endoplasmatische Retikulum und die zum Schaltstück hin, also apikal liegenden Prosekretgranula oder „Zymogengranula" sind Zeichen der starken Syntheseleistung des Pankreas. Täglich werden 20–30 g Enzyme, die sich zur Verbesserung ihrer Löslichkeit eine Hydrathülle verschaffen, in diesen Zellen produziert (vgl. Abb. S. 103/104). Der intrazelluläre kolloidosmotische Druck hält den Flüssigkeitseinstrom in die Zelle und dadurch den Sekretdruck in Gang, und der Inhalt wird in das Ausführungsgangsystem eingepreßt. Die kleinen Ausführungsgänge sind mit einschichtigem kubischen Epithel ausgekleidet, während die größeren hochprismatisches Epithel mit kleinen Schleimdrüsen besitzen. Die Ausführungsgänge münden in den Ductus pancreaticus (Durchmesser: 2–5 mm), der das Organ in fast der gesamten Länge durchzieht (vgl. S. 98). Er mündet bei den meisten Menschen (etwa 80%) gemeinsam mit dem Ductus choledochus auf der Papilla duodeni major (Vateri). In den übrigen Fällen gibt es zahlreiche Variationen (Papilla minor); die Ausführungsgänge liegen jedoch stets nahe beieinander.

Schnitt durch ein Läppchen des menschlichen Pankreas mit seinen Ausführungsgängen. Auffällig sind die dicht gepackten Drüsenendstücke ohne größere Mengen interstitiellen Bindegewebes. Im rechten Bildabschnitt sind vegetative Neuronen dargestellt.

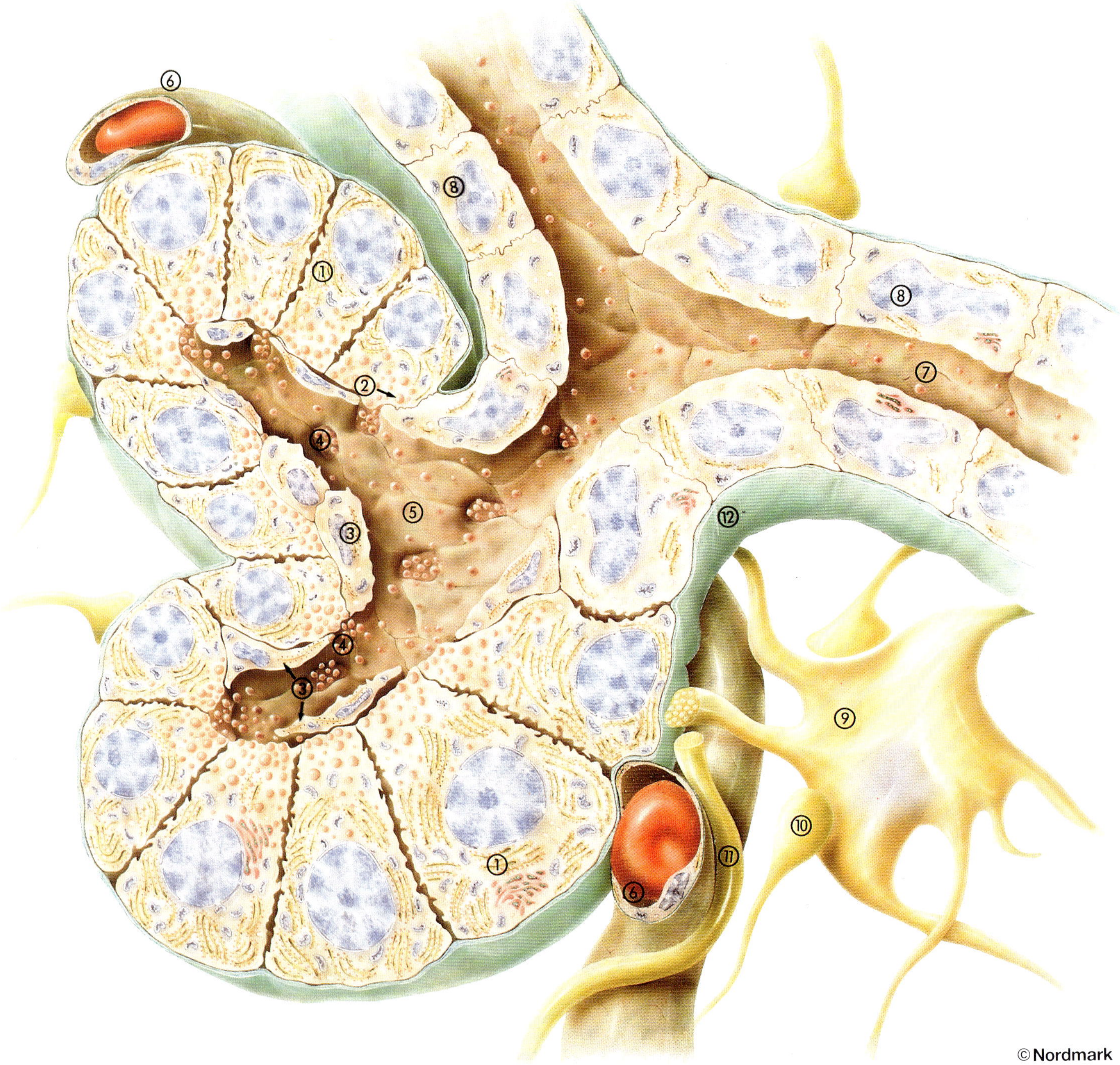

Aufbau eines Endstückes aus dem exokrinen Pankreas mit anschließendem Schaltstück; nach elektronenmikroskopischen Befunden gezeichnet.

① Azinuszellen
② Prosekretgranula
③ Zentroazinäre Zellen
④ Zymogengranula
⑤ Azinuslichtung
⑥ Kapillare
⑦ Schaltstück (Beginn des ausführenden Gangsystems)
⑧ Zellen des Schaltstückes (Gangzellen)
⑨ Postganglionäres parasympathisches Neuron
⑩ Präganglionäre cholinerge Synapse
⑪ Marklose Nervenfasern
⑫ Basalmembran

Der Pankreassaft

Beim Menschen findet man eine ununterbrochene, wenn auch nur geringe Basalsekretion des Pankreas. Erst durch nervale und hormonale Stimuli kommt es zu einer bedarfsgerechten Steigerung. Die Sekretionsleistung wird durch die funktionelle Hyperämie, durch den Schwellungsgrad der Epithelien und durch den Füllungszustand der Ausführungsgänge, vor allem aber durch die Hormone Cholezystokinin-Pankreozymin und Sekretin bestimmt. Der Pankreassaft ermöglicht mit seinen Verdauungsenzymen die Spaltung von Eiweiß (Proteinen), Fetten und Kohlenhydraten im Chymus.

Die Tabelle S. 106 zeigt die wichtigsten Enzyme des Pankreassekrets und ihre Wirkungen auf die unterschiedlichen Substrate. Die Pankreasenzyme sind drei Gruppen zuzuordnen:

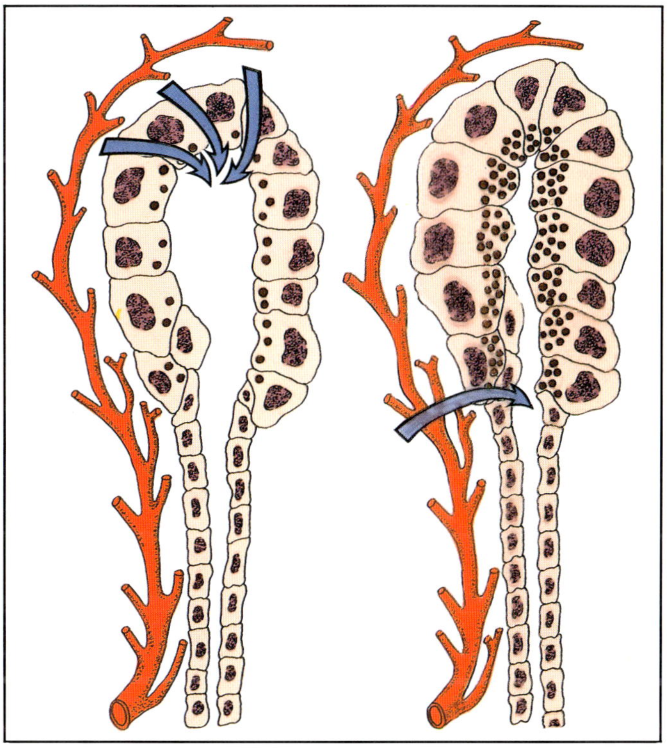

a) Enzyme zur Proteinspaltung (Proteasen). Diese werden als Proenzyme (Trypsinogen und Chymotrypsinogen) sezerniert. Erst im Dünndarm werden sie mit Hilfe einer Enterokinase zu Trypsin bzw. Chymotrypsin gespalten.

b) Enzyme zur Kohlenhydratspaltung. Eine α-Amylase spaltet Stärke und Glykogen zu Disacchariden, eine Maltase spaltet Maltose und eine Saccharase Rohrzucker zu Monosacchariden.

c) Enzyme zur Fettverdauung (Lipasen). Sie spalten Triglyzeride in Glyzerin und freie Fettsäuren.

Sowohl die Enzyme zur Kohlenhydratspaltung als auch die zur Fettspaltung werden nicht als Vorstufen, sondern gleich in der aktiven Form sezerniert. Die Fettverdauung kann jedoch nur mit Hilfe der Galleflüssigkeit erfolgen.

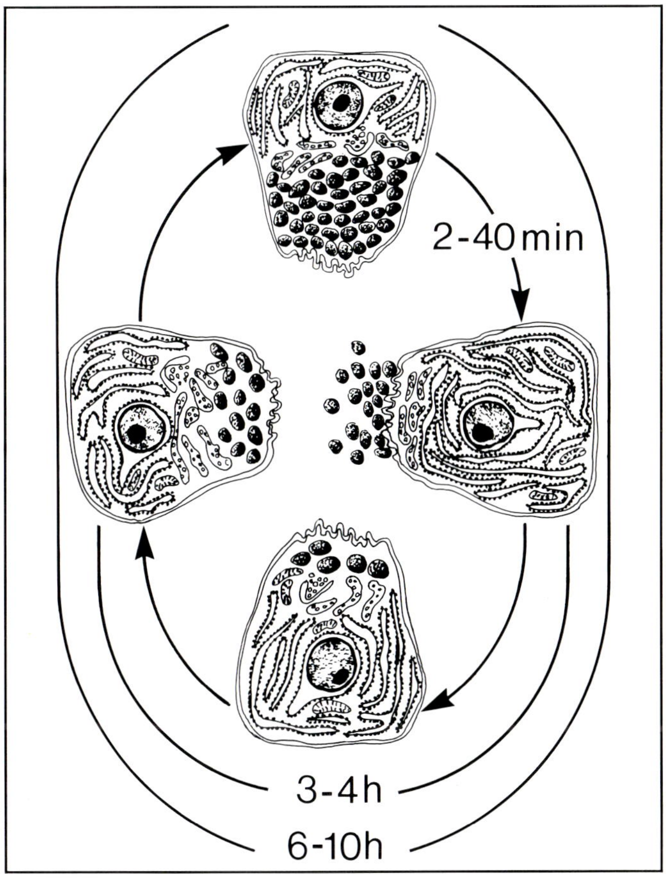

Die wichtigsten Enzyme des Pankreassekrets			
Name	Molekulargewicht	pH-Optimum	Wirkungen und Anmerkungen
α-Amylase	53 000	6,5–7,2	Spaltet Polysaccharide bis zu Disacchariden (Maltose, Isomaltose), kann nach Bildung eines Enzym-Substratkomplexes mehrere Bindungen eines Polymeren nacheinander hydrolysieren, bevor sie wieder in freier Form vorliegt („multiple attack"), wird in aktiver Form sezerniert
Lipase Co-Lipase	46 000 9 400– 9 900	9	Wirkt an den Phasengrenzflächen der Öl-in-Wasser-Emulsion, spaltet dort von Triglyzeriden Fettsäuren ab, wird in aktiver Form sezerniert. Gallensalze verschieben das pH-Optimum in schwachsaure Bereiche und schaffen bei Anwesenheit von Co-Lipase optimale Bedingungen für die Wirksamkeit der Lipase (Vergrößerung der Angriffsfläche, Beseitigung hemmender Spaltprodukte durch Überführung in die wäßrige Phase)
Sterinesterhydrolase	70 000	6,6–7,0	Katalysiert die hydrolytische Spaltung der Sterinester, kann aber auch unter physiologischen Bedingungen die umgekehrte Reaktion (pH-Optimum hierfür 6,2) katalysieren, wird in aktiver Form sezerniert, Gallensalze steigern die Wirksamkeit
Phospholipase A_2	13 800 ± 500	6,8–7,7	Spaltet Phosphatide an C-2 in Lysophosphatide und Fettsäuren (z. B. Lecithin in Lysolecithin), wird durch Trypsin aktiviert, große Hitzestabilität
Trypsin I Trypsin II	23 000* 25 000*	7–9	Spalten als Endopeptidasen Proteine und Polypeptide im Innern des Moleküls, bevorzugen Peptidbindungen mit Arg und Lys, werden durch Enteropeptidase (Enterokinase) aktiviert, auch autokatalytische Aktivierung
Chymotrypsin A Chymotrypsin B Chymotrypsin C	25 761* 24 850* 31 800*	7,5–8,5	Sind wie Trypsin Endopeptidasen, spalten bevorzugt Peptidbindungen mit Phe, Tyr und Trp, werden durch Trypsin aktiviert, können dabei eine Reihe bereits enzymatisch wirksamer Zwischenstufen durchlaufen
Elastase	25 000	8,6	Ist eine Endopeptidase, spaltet bevorzugt Peptidbindungen mit Val, Leu und Ala, greift neben Proteinen auch Elastin an, wird durch Trypsin aktiviert
Kallikrein A, B	26 000	7–8	Setzt Kinine frei durch proteolytische Spaltung von Kininogen, hohe Substratspezifität, wird durch Trypsin aktiviert
Carboxypeptidase A Carboxypeptidase B	34 472 34 000	7,5–7,8	Spalten endständige Aminosäuren vom C-terminalen Ende der Peptide ab (Exopeptidasen), Aktivierung durch Trypsin, Zn^{2+} als Cofaktor
Ribonukleasen A–D	13 680–14 700	7,6	Spalten 3'- und 5'-Phosphodiesterbindungen der Ribose in der RNS
Desoxyribonukleasen A–C	31 000	7,0	Spalten 3'- und 5'-Phosphodiesterbindungen der Desoxyribose in der DNS

* MG des Zymogens

Regulation der Pankreassekretion

Die Aktivität der Azinuszellen, die die spezifischen Enzyme für die Verdauungsvorgänge im oberen Dünndarm produzieren, wird sowohl vom Magen als auch vom oberen Dünndarmabschnitt und vom pH des sauren Magensaftes bzw. des Chymus gesteuert. Wird der Mageninhalt zu sauer in den Dünndarm entlassen (pH < 4), sezernieren die in den Krypten der Duodenalschleimhaut reichlich vorhandenen S-Zellen das Polypeptid Sekretin. Dieses bremst über den Blutweg die Freisetzung von Gastrin und hemmt so die Aktivität der Salzsäure-bildenden Belegzellen des Magens. Gleichzeitig regt es die Ausführungsgänge des Pankreas zur Abgabe von Hydrogenkarbonat und Flüssigkeit an (Hydrochylie). Dieser dünnflüssige Pankreassaft neutralisiert die Magensalzsäure im Chymus. Dabei entstehen NaCl und CO_2, die vom Blut aufgenommen werden. Ein weiteres im Duodenum gebildetes und sowohl in seiner molekularen Struktur als auch hinsichtlich seiner Wirkung dem Sekretin verwandtes Peptid, das vasoaktive intestinale Peptid (VIP), übt jedoch beim Menschen eine geringere hydrokinetische Wirkung auf das Pankreas aus. Eine nach Stimulation des N. vagus zu beobachtende geringe hydrokinetische Pankreassekretion wird auf eine Freisetzung dieses VIP an den Synapsen zurückgeführt, das damit auch ein peptiderger Transmitter ist. Zwischen Sekretin und diesem ihm strukturell nahe verwandten VIP besteht ein funktioneller Synergismus.

Cholezystokinin (mit Pankreozymin identisch) regt die Kontraktion der Gallenblase an. Dieses Peptidhormon fördert konzentrationsabhängig auch die Freisetzung der Enzyme im Pankreas. Es wird im Duodenum und Jejunum gebildet und ist der wichtigste über eine Mobilisierung des intrazellulären Calciums wirkende hormonelle Faktor für die Stimulierung der Enzymproduktion der Azinuszellen (s. Abb. S. 103/104). Cholezystokinin-Pankreozymin (CCK-PZ) ist ein aus 33 Aminosäuren beste-

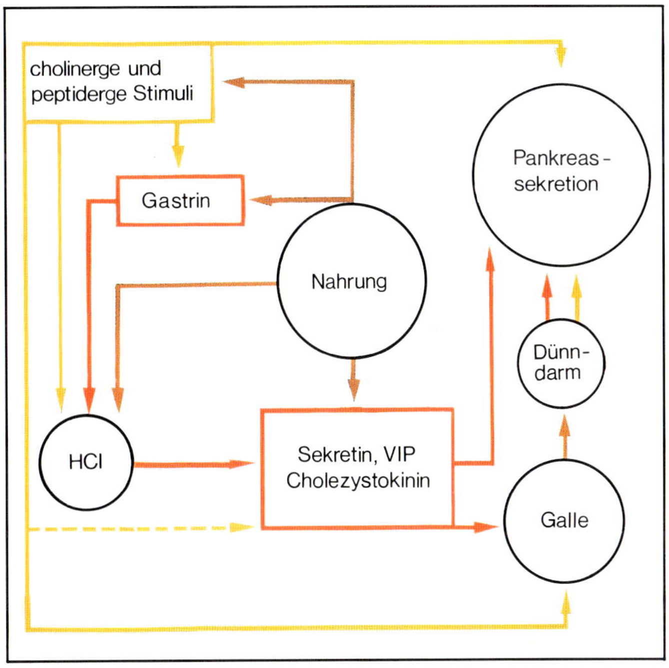

Regulation der Pankreassaftsekretion. Neben der Basalsekretion erfolgt eine Steigerung durch nervale und hormonale Stimuli: braun = Stimulation durch Nahrung; gelb = cholinerge und peptiderge Stimuli; rot = hormonale Stimuli.

Enzym-, Wasser- und HCO_3^--Sekretion durch Azinus- und Gangzellen.

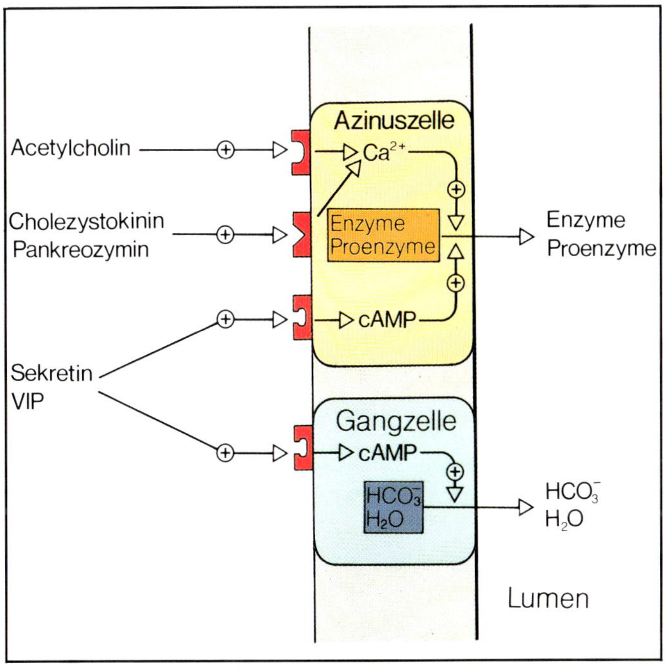

hendes Peptid, das gewisse strukturelle Ähnlichkeiten mit dem Gastrin aufweist. Auslöser für die Freisetzung des CCK-PZ sind Fettsäuren, Aminosäuren und Peptide des Duodenalinhalts. Stimuliert man die Azinuszellen des Pankreas mit CCK-PZ und Sekretin gemeinsam in extrem hohen Konzentrationen, so ist der beobachtete Sekretausstoß wesentlich größer, als es der Summe der beiden Einzeleffekte entspricht, so daß eine potenzierende Wirkung beider Substanzen angenommen werden kann. Gastrin, welches in den G-Zellen der Antrum- und Duodenalschleimhaut gebildet wird und im wesentlichen für die Säurestimulation des Magens verantwortlich ist, hat am Pankreas eine Cholezystokinin-ähnliche Wirkung. Das Somatostatin des Magens und des oberen Dünndarms hemmt in physiologischen Mengen die Funktion des exokrinen Pankreas.

Neben dieser hormonellen Steuerung unterliegt die Pankreassekretion auch einer nervalen Regulation. Die Innervation des Pankreas erfolgt über das vegetative Nervensystem, den N. vagus und den N. splanchnicus, wobei die die Drüsenzellen versorgenden Nervenfasern die sekretorische Leistung beeinflussen. Motorische Fasern wirken auf die glatte Muskulatur der größeren Gänge und der Gefäße des Pankreas ein. Den Lobuli zugeordnet finden sich zahlreiche parasympathische Ganglien,

Regelmechanismen der Galle- und Pankreassaftsekretion.

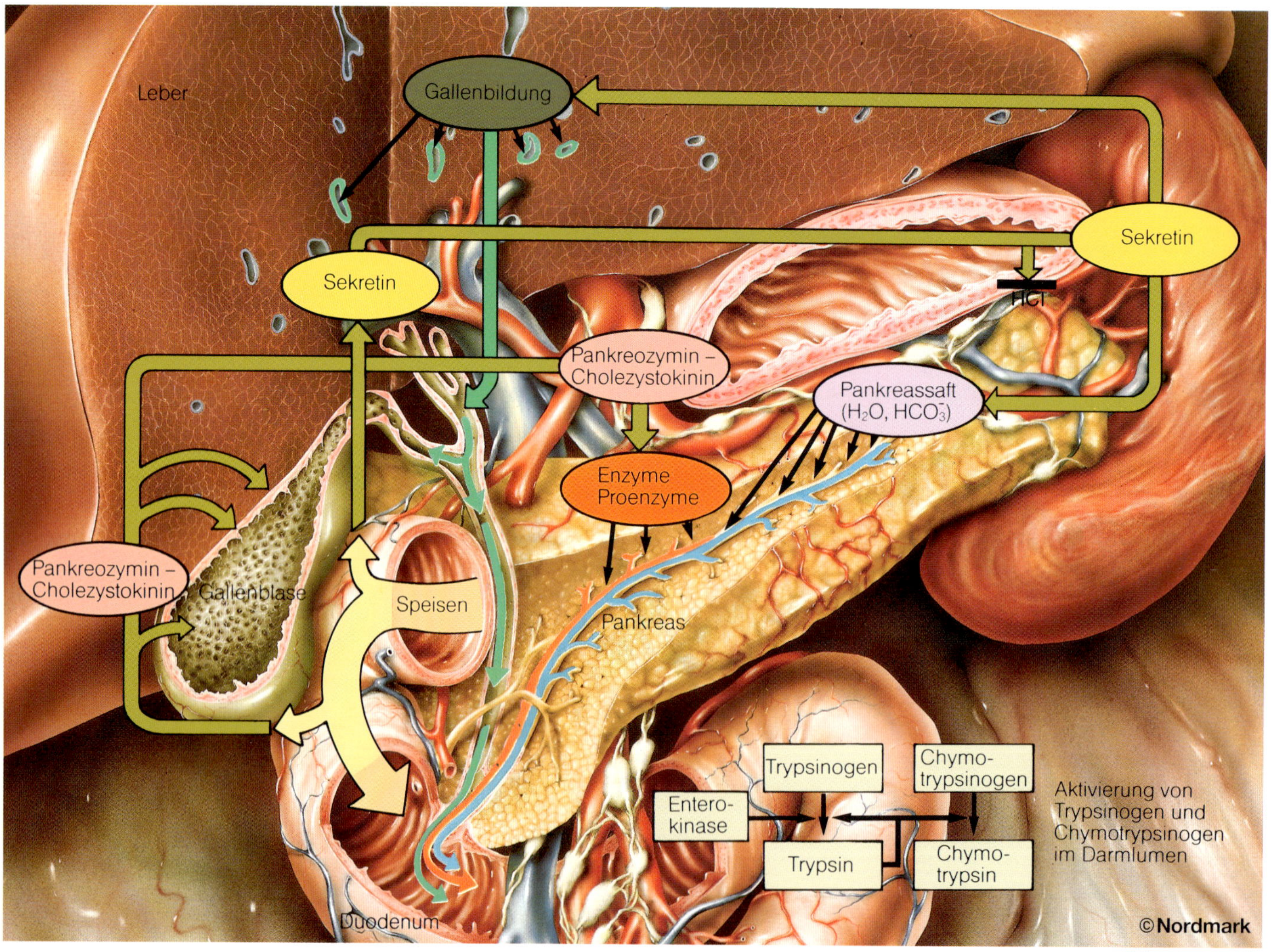

deren postganglionäre Fasern zu den Azinuszellen, den Inselzellen und den Pankreasgängen ziehen, während sympathische Fasern die Blutgefäße innervieren und darüber hinaus duodenopankreatische Reflexbögen bilden (viszero-viszerale Reflexe). Vagale Reize führen zu einer Steigerung der Enzymausschüttung und in geringerem Umfange auch zu einer Steigerung der Wasser- und Hydrogenkarbonatsekretion. Der Sympathikus steuert vorwiegend die Blutversorgung und leitet mögliche Schmerzimpulse über sensible Anteile ins Zentralnervensystem. Adrenerge Fasern, die in den Nn. splanchnici verlaufen und im Plexus coeliacus umgeschaltet werden, hemmen die Pankreassekretion über den Transmitter Noradrenalin direkt an den Azinuszellen sowie indirekt über eine Drosselung der Blutversorgung. Neben Acetylcholin und Noradrenalin sind auch peptiderge Transmitter anderer Art an der Vermittlung nervaler Stimuli beteiligt. Eine Übersichtsdarstellung der Stimulation der Pankreassekretion (ohne hemmende Faktoren) findet sich in der Abb. S. 107 oben.

Die Pankreassekretion kann nicht isoliert betrachtet werden, denn die Verdauung, insbesondere die der Fette, ist stets auch auf eine ausreichende Sekretion von Galle angewiesen.

Die wichtigsten regulatorischen Peptide und Neurotransmitter des gastroentero-pankreatischen Systems

Bezeichnung	Aminosäure-reste	Vorkommen	Wirkart	Wichtigste Funktionen
Hormone:				
Gastrin	17/34	Antrum des Magens, oberes Duodenum	E	Stimulierung der HCl-Sekretion
Sekretin	27	Duodenum, Jejunum	E	Stimulierung der pankreatischen HCO_3^-Sekretion
Cholezystokinin	33	Duodenum, Jejunum	E	Stimulierung der pankreatischen Enzymsekretion, Kontraktion der Gallenblase
Gastroinhibitorisches Peptid (GIP)	43	Duodenum bis oberes Jejunum	E	Stimulierung der Insulinsekretion, Hemmung der HCl-Sekretion
Motilin	22	Duodenum, oberes Jejunum	E	Stimulierung der Motilität von Magen und Dünndarm
Neurotensin	13	Unterer Dünndarm (Ileum), Colon	E	Stimulierung der Sekretion von Insulin, Glukagon, Gastrin (?), Hemmung der HCl-Sekretion, Vasodilatation
Enteroglukagon	70	Ileum und Colon	E	Trophischer Faktor für Epithelzellen des Intestinaltraktes, Hemmung der HCl-Sekretion
Somatostatin	14	Gesamter Intestinaltrakt, Pankreas	P/N	Hemmung sekretorischer Vorgänge (HCl, Pankreasenzyme) und regulatorischer Peptide
Pankreatisches Polypeptid	36	Pankreas	E	Hemmung der Pankreasenzymsekretion
Glukagon	29	Pankreas	E	Regulation des Kohlenhydratstoffwechsels, Steigerung der Magen-Darm-Motilität
Neurotransmitter:				
Vasoaktives intestinales Peptid (VIP)	14/28	Neurone und Nervenfasern des Intestinaltraktes und Pankreas	N	Vasodilatation, Relaxation der glatten Muskulatur, Stimulierung der H_2O- und Elektrolytsekretion
Substanz P	11	Gesamter Intestinaltrakt	N/E	Kontraktion der Muskulatur, Vasokonstriktion
Bombesin	14	Magen, Duodenum, Jejunum	N	Freisetzung regulatorischer Peptide, Darmmuskelkontraktion, Pankreassekretion?
Enkephalin	5	Gesamter Intestinaltrakt	N	Hemmung der HCl-Sekretion, Darmmuskelkontraktion

E: endokrin; P: parakrin; N: neurokrin.

Leber und Galle

Die Leber ist das zentrale Stoffwechselorgan des Körpers. Sie ist für die Nährstoffbereitstellung und damit für die Aufrechterhaltung der Energieversorgung verantwortlich. Sie nimmt über den Pfortaderkreislauf die im Verdauungstrakt resorbierten Stoffe wie z.B. Eiweiße, Kohlenhydrate und Fette zu einem großen Teil auf, verstoffwechselt bzw. speichert diese und gibt sie bei Bedarf wieder an den Kreislauf zur Versorgung des Gesamtorganismus ab. Sie bildet lebenswichtige Steroide und synthetisiert das unentbehrliche Cholesterin, das als Baustein sowohl für Steroidhormone als auch für Membranen der Zellhülle und der intrazellulären Kompartimente dient.

Bei der Entgiftung einer großen Zahl exogener Fremdstoffe und endogen gebildeter Toxine spielt die Leber die entscheidende Rolle. Die Leber ist aufgrund ihrer hohen Syntheseleistung und ihrer sekretorischen Aufgaben auch als exokrine Drüse anzusehen. Im Hinblick auf die Verdauungsfunktionen des Magen-Darm-Traktes sollen hier im wesentlichen diese sekretorischen Funktionen, insbesondere die Gallesekretion, abgehandelt werden. Die Galle, ein insbesondere für die Fettverdauung sehr wichtiges Sekret, enthält als wäßrige Suspension die Lipide Cholesterin und Lezithin neben Wasser, Elektrolyten und Schleim sowie als spezifische Anteile Gallensäuren und Gallenfarbstoff.

Die Leber gilt aufgrund ihrer vielfältigen Funktionen als die große „chemische Fabrik" des Organismus, welche die substantiellen Voraussetzungen für einen großen Teil der Lebensprozesse schafft. Die Hauptfunktionen der Leber, die Entgiftung des Organismus, die Resynthese von Nahrungsstoffen und die Sekretion von Galleflüssigkeit, bestimmen weitgehend die Morphologie und die Feinstruktur dieses großen und wichtigen Organs. Voraussetzung für das Verständnis der Physiologie und Pathophysiologie der Leber ist die Kenntnis ihrer Struktur und Funktion.

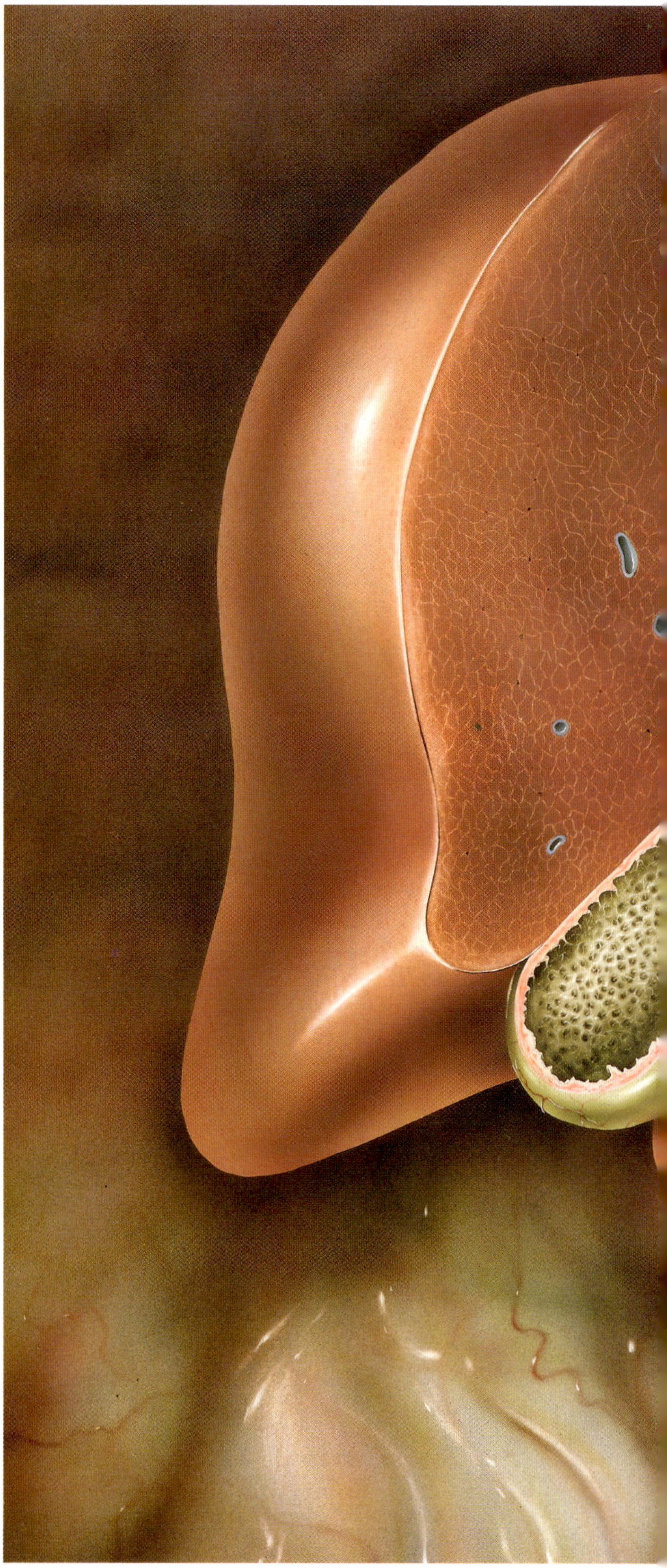

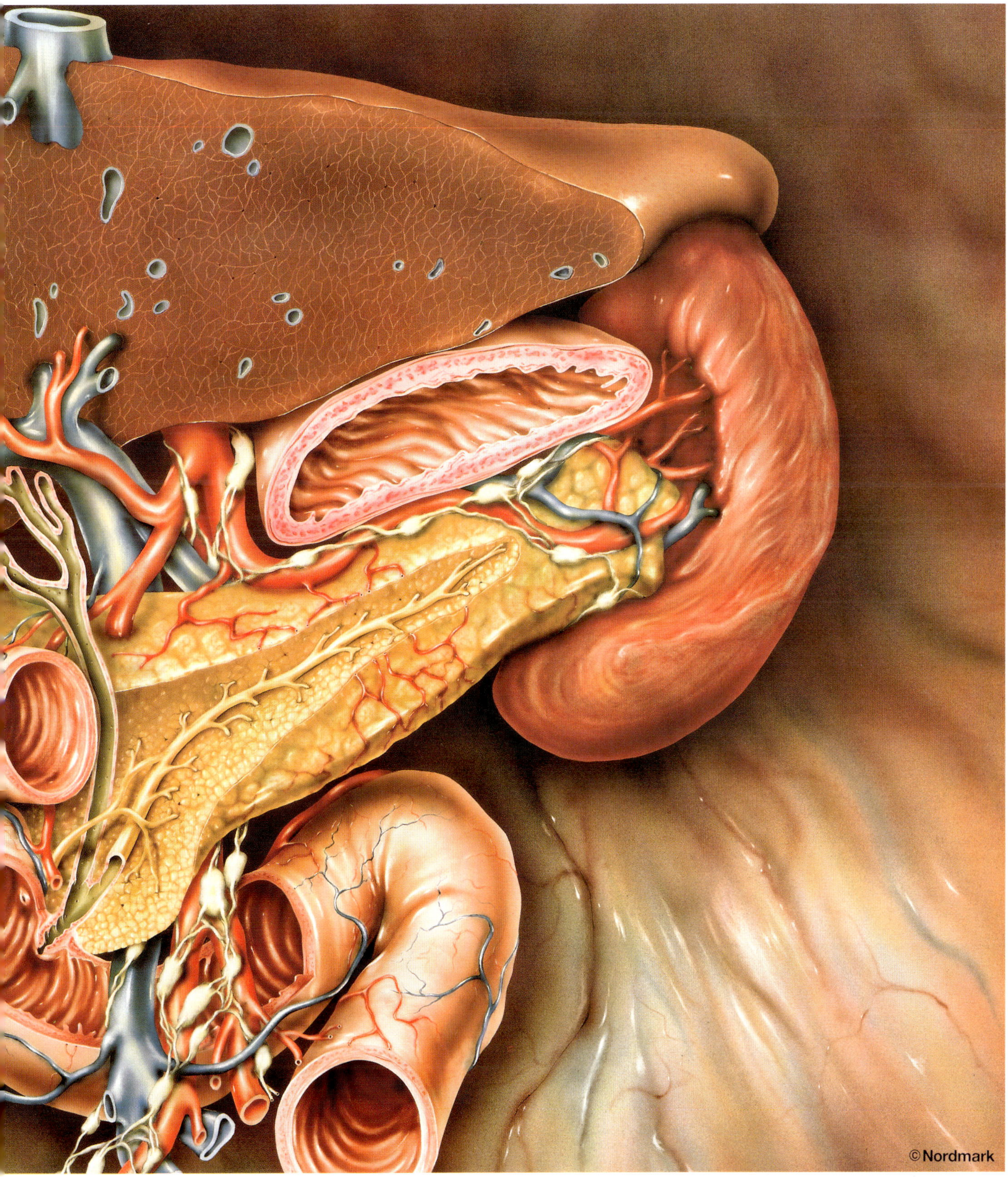
©Nordmark

Zur Mikrozirkulation des Leberläppchens

Der Aufbau des „klassischen“ Leberläppchens wird im wesentlichen von der speziellen Art seines Blutkreislaufes geprägt. So bildet die mikrozirkulatorische Einheit zwischen portalem Zulauf und cavalem Ablauf sozusagen den Rahmen des Leberläppchens, das von Zellbalken ausgefüllt wird, die alle radiär auf die abführende Zentralvene (V. centralis) zulaufen, daher „Zentralvenenläppchen“. Die Leberzellbalken orientieren sich an den Sinusoiden, von denen sie durch den Disse-Raum getrennt werden. Wie aus der Abb. S. 114 erkennbar ist, werden die Sinusoide von arteriovenösem Mischblut durchströmt. Eine mikrozirkulatorische Einheit umfaßt einerseits die Zuflüsse über die Endstrecke der Pfortader und andererseits Zuflüsse aus den Aa. interlobulares. Die Regelung der Mikrozirkulation in der Leber erfolgt über die Arteriolen, deren Muskelzellen von marklosen Nervenfasern innerviert werden. Durch Öffnen und Schließen ihrer Sphinkteren lassen die Arteriolen Blut schubweise in die Sinusoide einströmen. Dieses arterielle Blut mischt sich in den Sinusoiden mit dem venösen Pfortaderblut. Da die Wände der Sinusoide gefen-

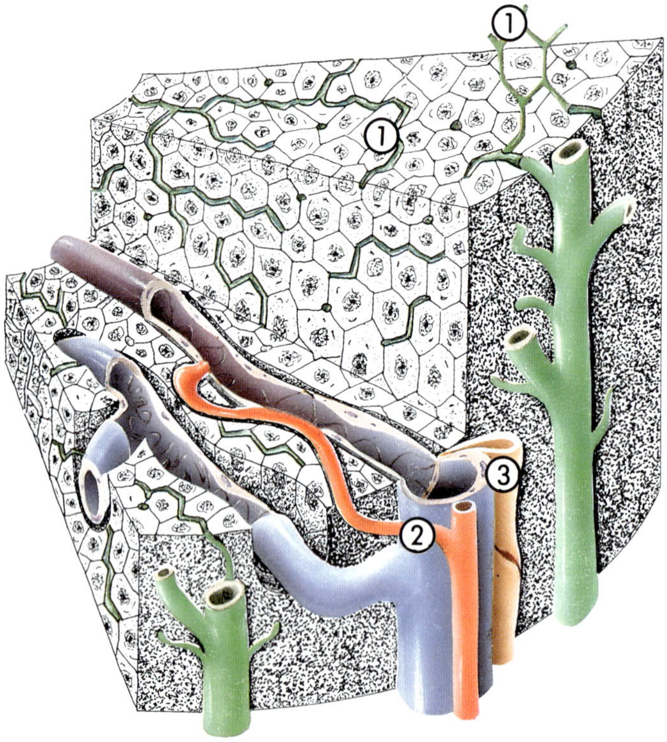

Obenst. Abb.: Schema des Gallengangsystems innerhalb eines Leberläppchens. Die Gallenkapillaren ① verlaufen abgewinkelt zwischen den Leberzellen. Die Wand der Hepatozyten ist gleichzeitig Wand der Gallenkapillaren (kein eigenes Endothel). Erst im Bereich des Bindegewebes zwischen den Läppchen, wo sie mit der A. und V. interlobularis ② die Trias hepatis bilden, sind auch die kleinen Gallengefäße mit Epithel ausgekleidet. Die Leber hat in ihrem Parenchym auch eine intensive Lymphdrainage ③.

Untenst. Abb.: Schnitt durch ein Glissonsches Dreieck. Es wird gebildet durch die angrenzenden Leberläppchen. Die in ihm verlaufende Arteria und Vena interlobularis sowie der Gallengang werden als Trias hepatica bzw. hepatis bezeichnet. Vergr. ca. 300fach, Färbung: Azan.

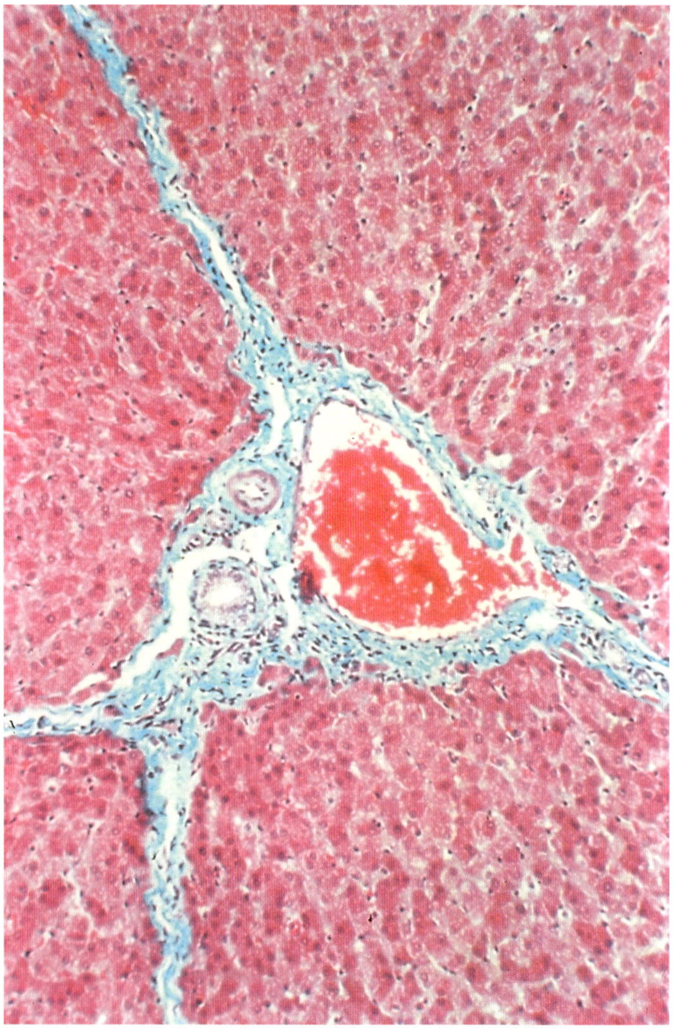

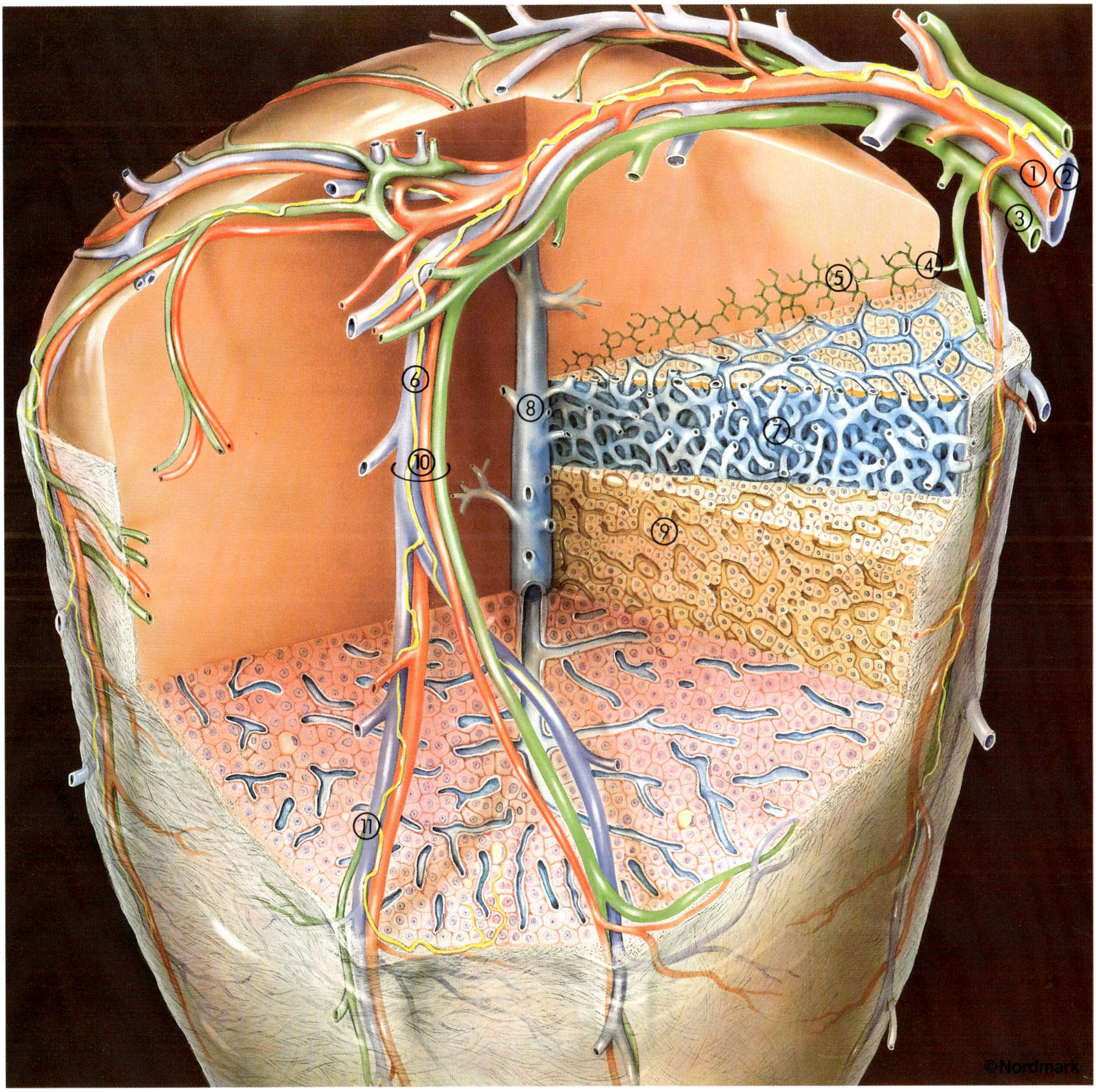

Aufbau eines Leberläppchens und Hauptelemente der Leberzirkulation mit Pfortadersystem, Gallenkapillaren und Galleabflußsystem.

① Ast der Arteria hepatica propria
② Ast der Vena portae
③ ableitender Gallengang
④ Gallenkapillare
⑤ Gallenkapillarnetz zwischen den Leberzellen
⑥ markloser Nerv
⑦ Sinusoide
⑧ Vena centralis
⑨ Leberzellbalken
⑩ Trias hepatis
⑪ Vena interlobularis

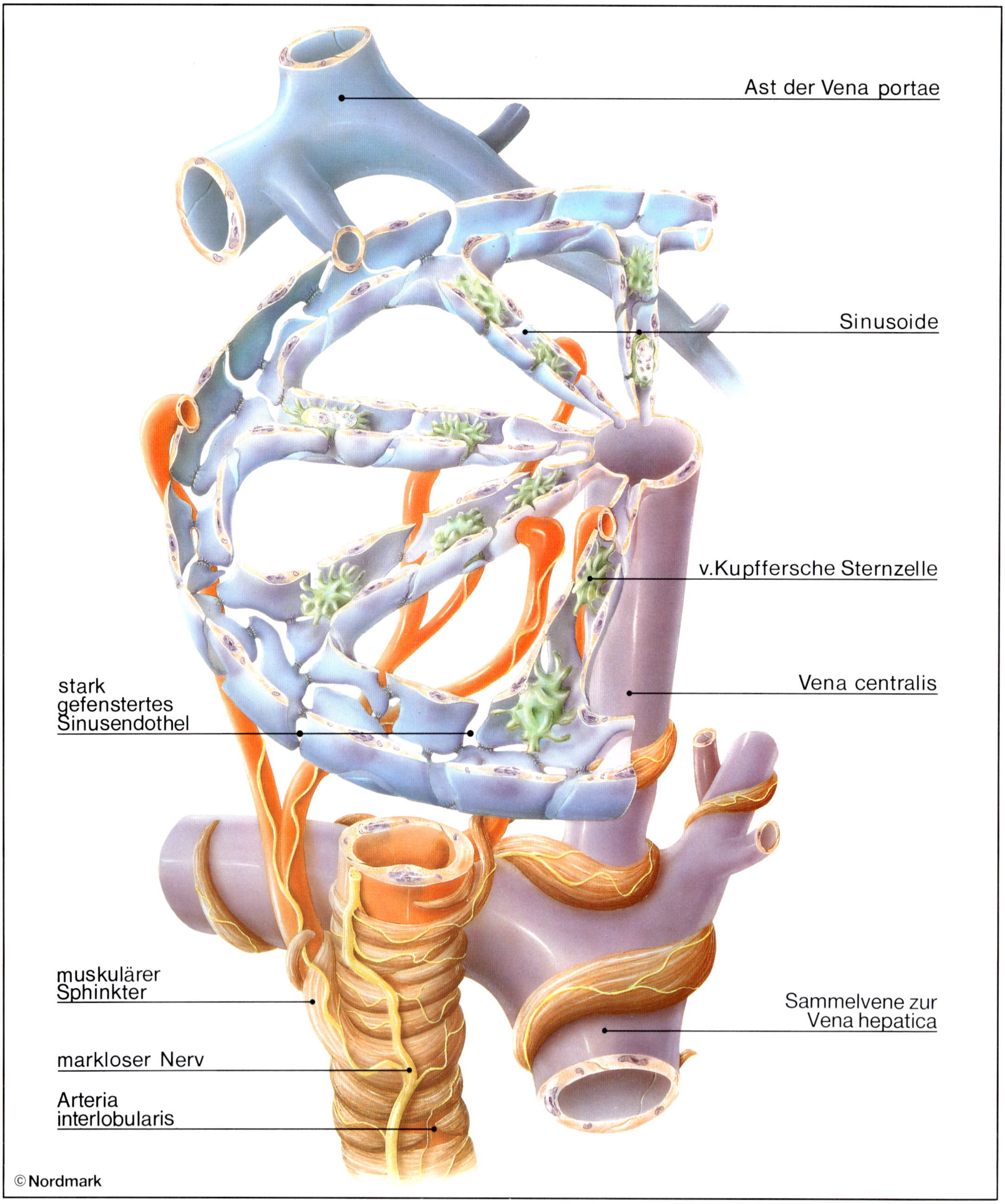
Ast der Vena portae
Sinusoide
v.Kupffersche Sternzelle
Vena centralis
stark gefenstertes Sinusendothel
muskulärer Sphinkter
Sammelvene zur Vena hepatica
markloser Nerv
Arteria interlobularis
© Nordmark

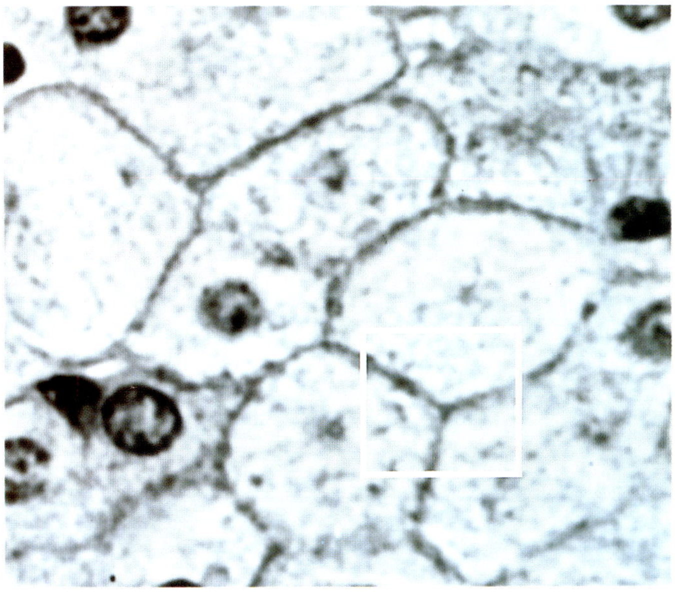

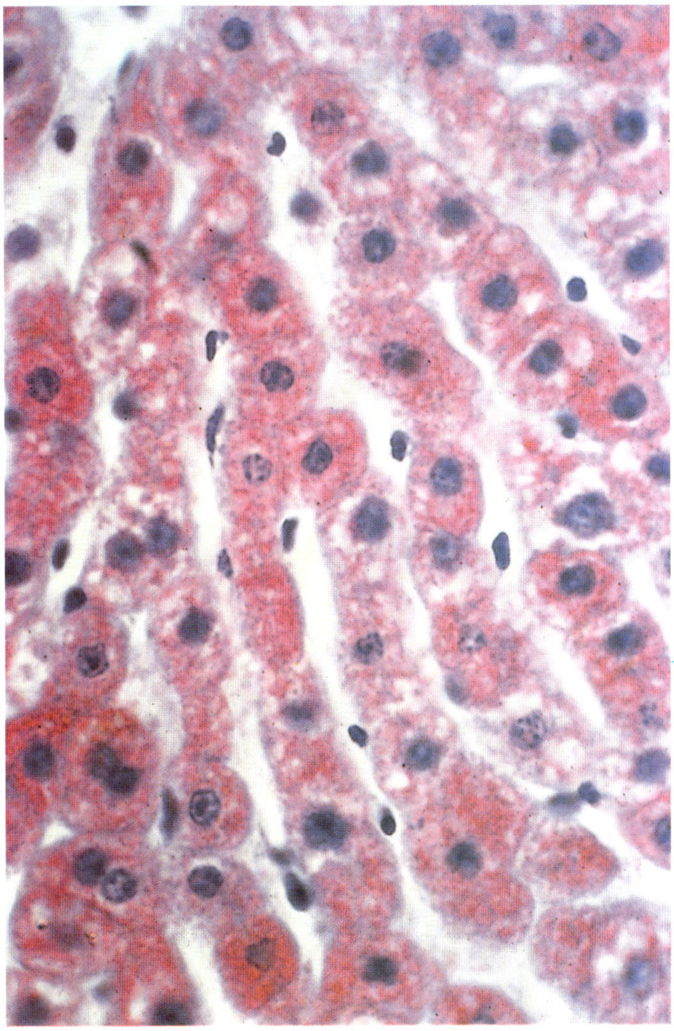

stert sind, werden die Leberzellen vom Plasma des strömenden Blutes unmittelbar umspült, wodurch der Stoffaustausch erleichtert und beschleunigt wird. Durch den arteriellen Druck steigt die Blutströmungsgeschwindigkeit in den Sinusoiden, so daß das Mischblut in Richtung Zentralvene fließt. Diese Durchströmung wird durch sinusoidale Schleusen, lokale Verengungen und Erweiterungen sowie den Auslaß- und Einlaßsphinkter der Sinusoide zusätzlich beeinflußt. Die arterielles Blut führenden Arteriolen münden meist erst im letzten Drittel in die Sinusoide ein. Damit ergibt sich in Richtung Zentralvene ein gewisses Injektionsprinzip, mit dem ein intensives Nachsaugen des portalen Venenblutes möglich wird, denn der arterielle Druck ist etwa 8–10mal stärker als der Blutdruck im Anfangsteil der Sinusoide. Der Abschnitt nach Einmündung der arteriellen Gefäße wird als Widerstandsstrecke bezeichnet; diese ist die Voraussetzung für eine geordnete Leberdurchblutung.

Neben der nervös gesteuerten Mikrozirkulation gibt es eine chemische Steuerung, z.B. durch Salze der Gallensäuren oder durch Veränderungen des kolloidosmotischen Drucks, der sich aus einer regional veränderten Stoffwechselaktivität der Hepatozyten ergeben kann. Aber auch pH-Verschiebungen und andere biologische Parameter gehen in die Regulation der Leberdurchblutung ein.

Abb. S. 114: Schema der mikrozirkulatorischen Einheit eines Leberläppchens. Ausschnitt mit zu- und abführenden Blutgefäßen.

Abb. oben: Darstellung des Gallengangsystems innerhalb eines Leberläppchens. Die Gallenkapillaren ziehen vielfach abgewinkelt zwischen den Leberzellen hindurch, ohne daß sie eine eigene Endothelauskleidung besitzen. Die Gallengänge bilden sich aus der Zellmembran der jeweils angrenzenden Hepatozyten (weißer Rahmen) und durch deren desmosomalen Verbund. Vergr. 1000fach.

Abb. unten: Schnitt durch ein Leberläppchen. Die Hepatozytenbälkchen sind so angeordnet, daß sie auf einen gemeinsamen Mittelpunkt zulaufen, in dem die Zentralvene (Vena centralis) liegt. Hierdurch erhält die Leber die charakteristische Läppchengliederung ihres Parenchyms, und es wird eine von peripher nach zentral ausgerichtete Blutströmung innerhalb des Läppchens ermöglicht. Färbung: PAS-Reaktion, Hämalaun; Vergr. 500fach.

Damit das Blut innerhalb der Leberläppchen geordnet von peripher nach zentral strömen kann, sind die Leberzellen zu radspeichenartig verlaufenden Strängen aneinandergelagert (s. Abb. S. 113–115), die mit den dazwischenliegenden Sinusoiden auf ein Zentrum hinführen. Diese Architektur ist für die charakteristische Läppchenstruktur der Leber kennzeichnend. Die Leber besteht aus etwa 60.000–100.000 solcher aneinandergrenzender Läppchen, an deren Ecken sich mit lockerem Bindegewebe ausgefüllte Felder, die sog. Glissonschen Dreiecke befinden. In ihnen ziehen die Aa. und Vv. interlobulares, die Lymphgefäße und die Ductus biliferi gemeinsam durch das Leberparenchym.

Das Endothel der Sinusoide ist mit den sog. v. Kupfferschen Sternzellen besetzt. Diese sessilen oder teilweise sessilen Zellen werden dem Immunsystem zugerechnet und bilden den größten Teil des sessilen mononukleären phagozytären Systems. Sie stellen den sog. zellulären Fangapparat der Leber dar. Diese sternförmig in die Lebersinus eingebundenen Zellen entnehmen sehr schnell dem Pfortaderblut körpereigene und körperfremde Stoffe. Durch die auf ihrer Phagozytosefähigkeit beruhende Filterfunktion haben diese Zellen eine große Bedeutung für den Organismus. Entscheidend ist ihre strategische Lage zwischen splanchnischer und systemischer Zirkulation, so daß die Phagozytose von Mikroorganismen, Toxinen, Lipopolysacchariden, alternden oder geschädigten Blutzellen, Immunkomplexen und aggregierten Blut- und Eiweißprodukten, welche u. U. die Darmschranke passiert haben, auf dem schnellsten Wege stattfinden kann. Kupffer-Sternzellen, die stark phagozytiert haben und mit Partikeln angefüllt sind, ziehen ihre Fortsätze ein und nehmen Kugelform an. Durch den dadurch verminderten Halt werden sie mit dem strömenden Blut fortgerissen und möglicherweise in den Milzsinus eliminiert.

Die v. Kupfferschen Sternzellen haben eine sehr starke Stoffwechselaktivität, erkennbar an dem hohen Gehalt an Mitochondrien, Lysosomen sowie einem ausgeprägten endoplasmatischen Retikulum. Diese Zellpopulation entwickelt sich nicht aus den Endothelzellen selbst, sondern wandert möglicherweise aus dem Knochenmark in die Leber ein und bildet wie die Monozyten im Blut ein eigenes zelluläres Abwehrsystem, das dem mononukleären phagozytären System zugeordnet wird. Aufgrund ihrer hohen Mitoseaktivität vermutet man, daß diese Zellen nur temporär in den Sinus sitzen und teilweise im Blut zirkulieren, so daß in den Sinusoiden ein ständiger Wechsel, ein Kommen und Gehen dieser speicher- und phagozytosefähigen Zellen stattfindet. Diese Mobilität gewährleistet auch, daß sich ihre Zahl in den sinusoidalen Räumen sehr gut der

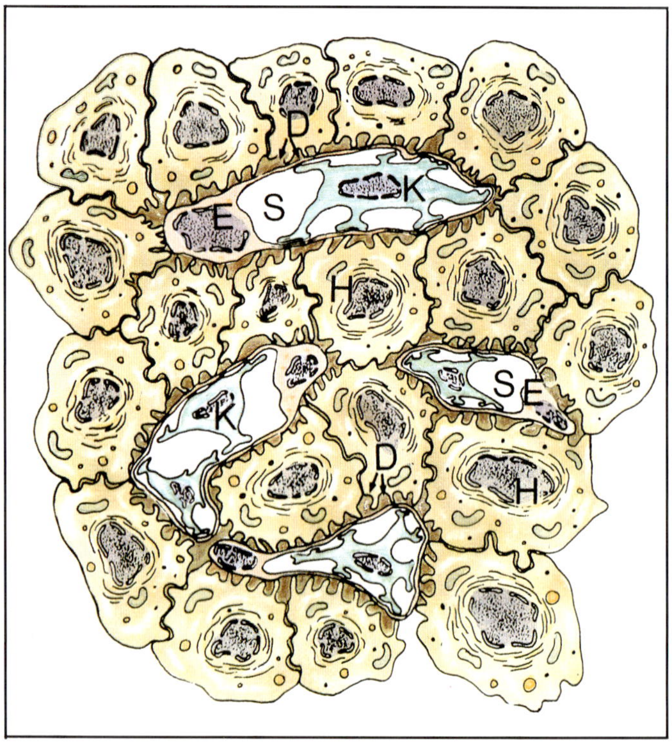

Übersichtsschema der Anordnung der Sinusoide zwischen den Leberzellbälkchen.
E = Endothelzelle (Sinusauskleidung)
K = v. Kupffersche Sternzelle
S = Sinus
H = Hepatozyt
D = Disse-Raum

jeweiligen funktionellen Situation anpassen kann. Die Fettspeicherzellen, die Lipozyten, sind ebenfalls diesem zellulären Abwehrsystem zuzurechnen. Sie können Fetttropfen aus dem zirkulierenden Blut aufnehmen und intrazellulär ablagern. Inwieweit auch die v. Kupfferschen Sternzellen in der Lage sind, überschüssiges Fett temporär abzufangen, um das Leberparenchym vor einer Verfettung zu schützen, ist noch nicht genau bekannt. Experimentell sind die v. Kupfferschen Sternzellen darzustellen, indem man intravenös Vitalfarbstoff injiziert. Bei Tuscheinjektion z.B. phagozytieren diese Zellen die Tuschepartikel und imponieren in bioptischen Präparaten durch ihre braunschwarze Färbung (s. nebenst. Abb.).

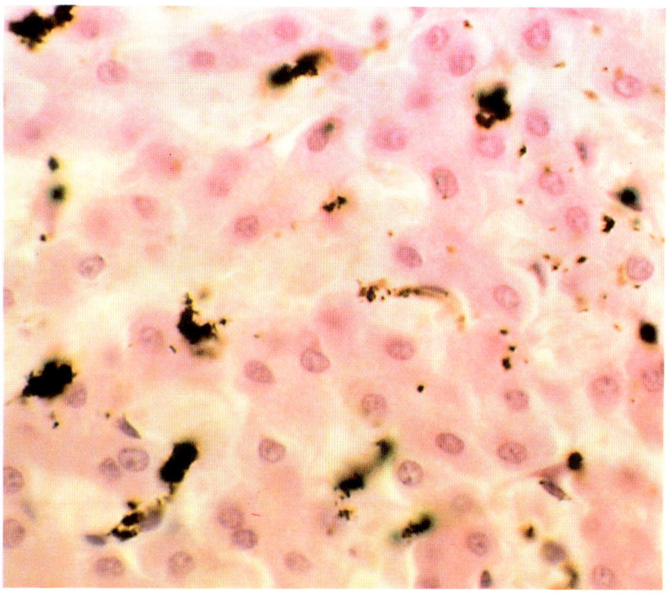

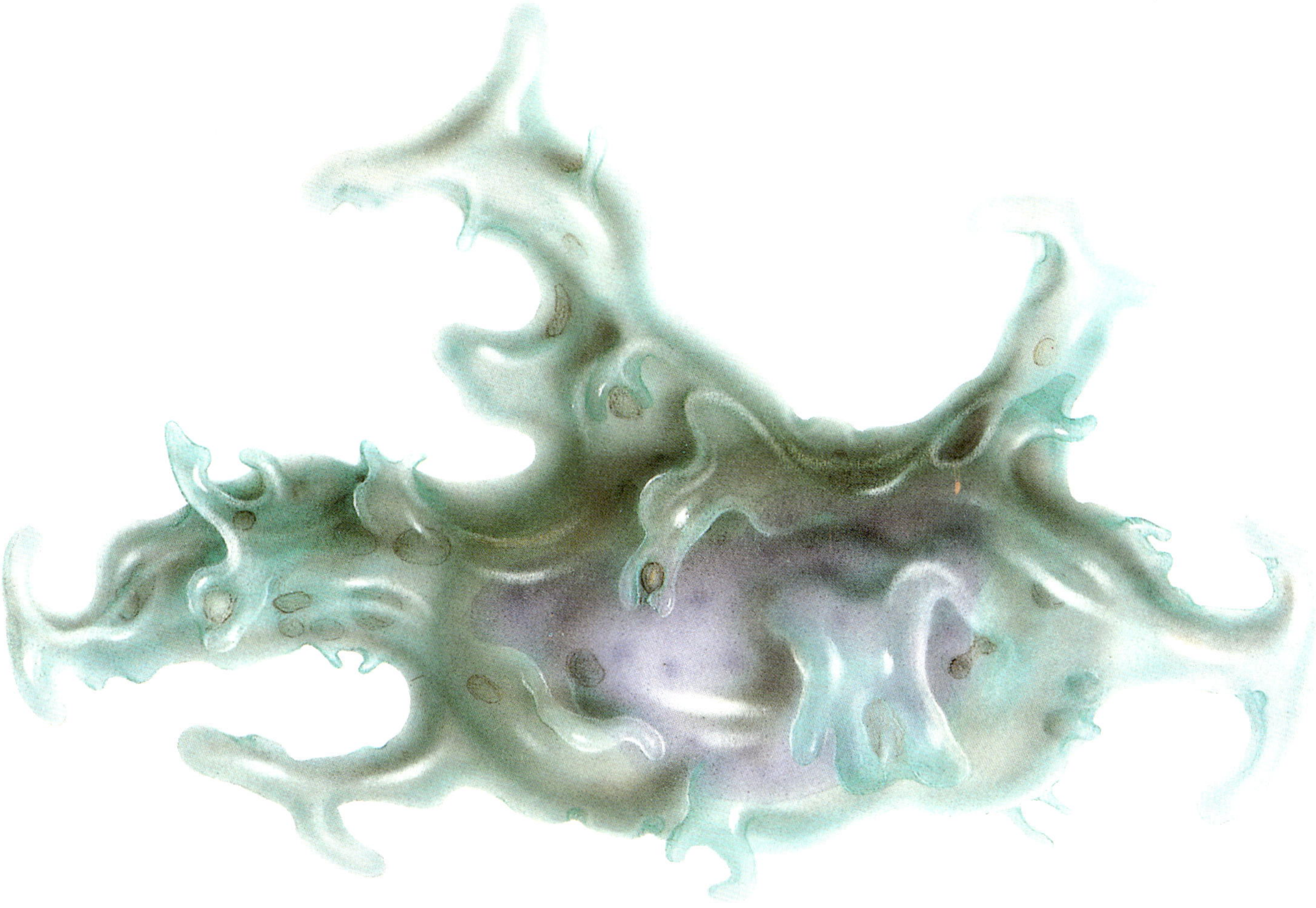

Dreidimensional dargestellte v. Kupffersche Sternzelle mit ihren Stütz- und Fangarmen, nach elektronenmikroskopischen Aufnahmen rekonstruiert.

Struktur und Funktion der Hepatozyten

Der Hepatozyt ist wie jede andere Zelle in unterschiedlich gestaltete Kompartimente bzw. Reaktionsräume gegliedert. Das ordnende Grundelement, mit dem die Abgrenzung dieser Räume erfolgt, ist auf der einen Seite die äußere Zellmembran, auf der anderen Seite sind es die Kompartimente umschließende Membranen, z.B. die des Zellkerns, des Golgi-Apparates, des endoplasmatischen Retikulums, der Lysosomen usw. Sie bilden ein in sich geschlossenes, aber gut verformbares, fluides Wandsystem. Diese Membranfluidität ermöglicht es, daß sich die Kompartimente in Anpassung an die Stoffwechselerfordernisse ununterbrochen plastisch und viskoelastisch verformen, so daß z.B. ein histologischer Schnitt oder ein elektronenmikroskopisches Bild stets nur eine Momentaufnahme eines sich ständig wandelnden dynamischen Systems darstellt. Die Elementarmembranen

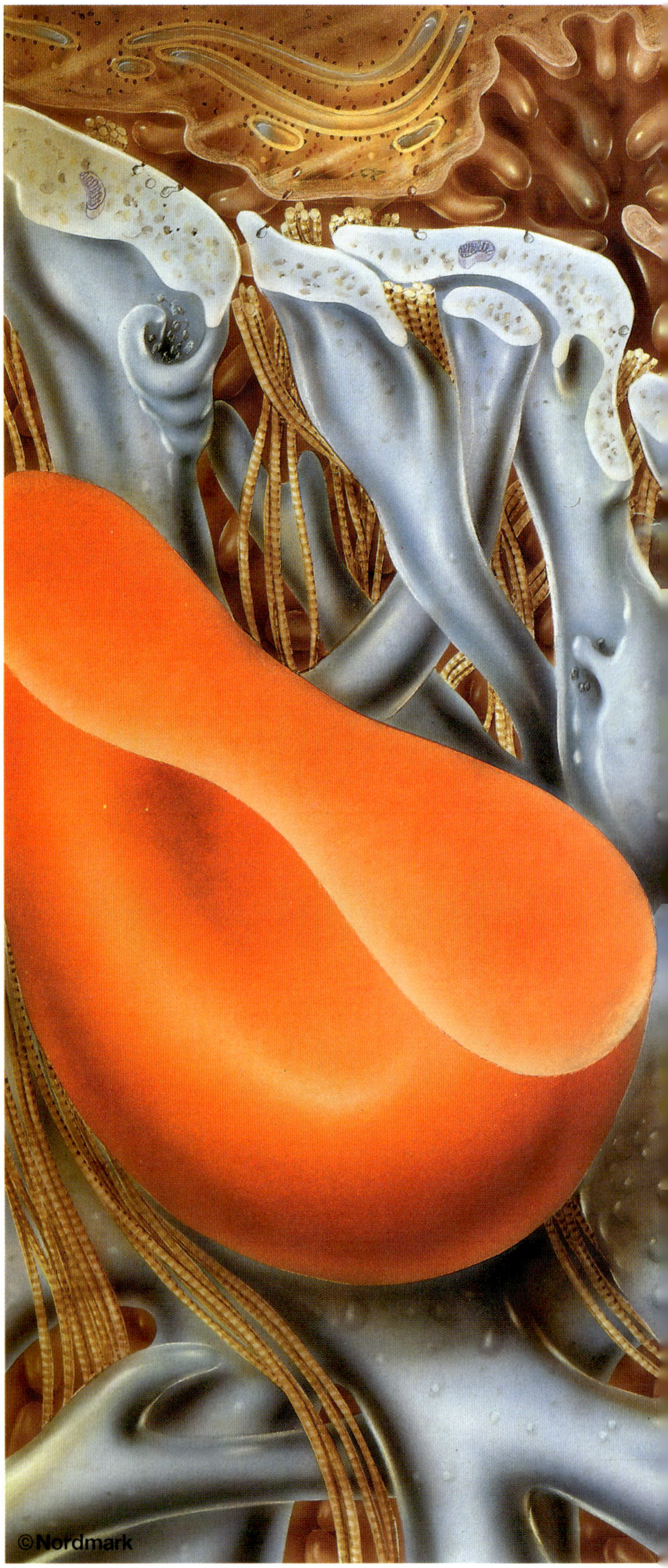

Dreidimensionale Darstellung des Disse-Raumes mit Sinuswand und angrenzenden Hepatozyten.
① Erythrozyt
② Sinus
③ gefenstertes Sinusendothel
④ Disse-Raum
⑤ Mikrovilli der Hepatozyten im Disse-Raum
⑥ Hepatozyten im Anschnitt
⑦ Gallenkapillare
⑧ druckknopfähnliche Verbindung zwischen den Hepatozyten
⑨ Zellkern eines Hepatozyten

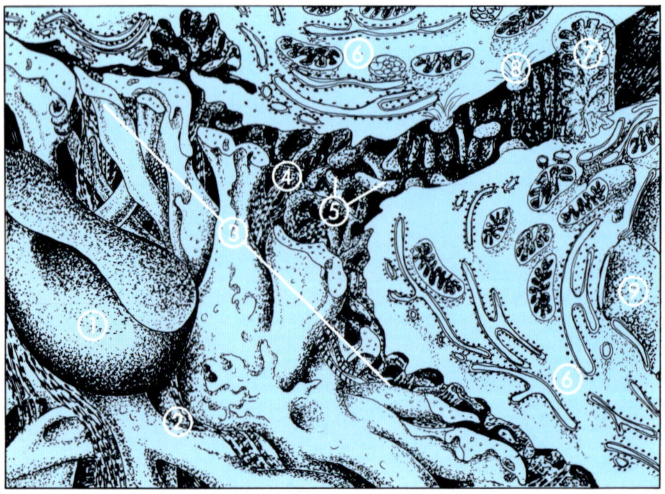

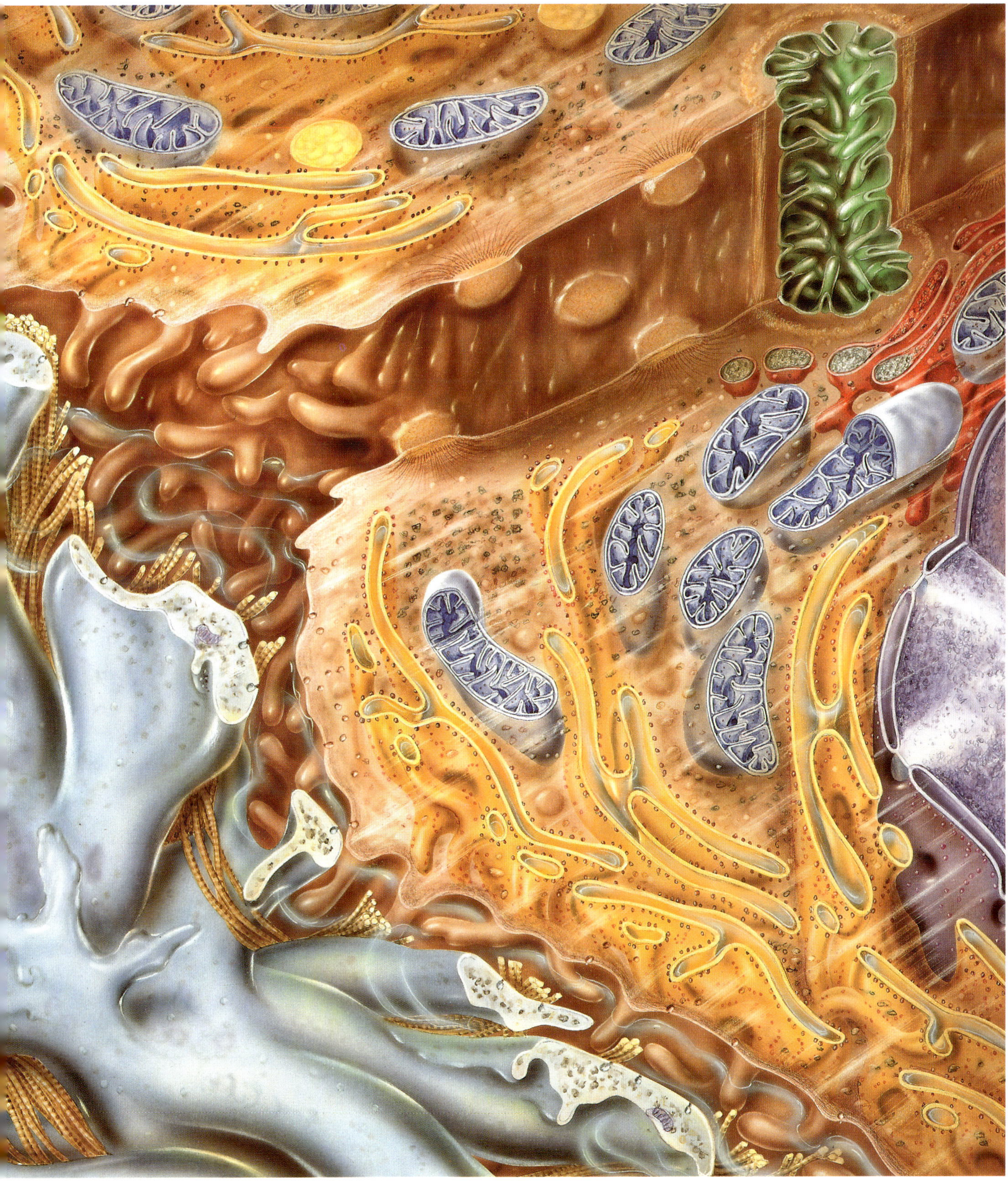

sind zum einen Träger von Stoffwechselvorgängen und zum anderen Produkte des zellulären Stoffwechsels selbst. Sie haben auch Austausch- und Kompartiment-verbindende Funktionen und sind an zahlreichen Transportvorgängen aktiv beteiligt. Darüber hinaus sind sie Matrizen oder Trägersysteme für Enzyme. An oder auf den Membranen sitzen Rezeptoren z.B. für Hormone und neuronale Überträgerstoffe.

Für die Eiweißsynthese steht dem Hepatozyten ein ausgeprägtes, Ribosomen-besetztes endoplasmatisches Retikulum zur Verfügung. Die Zellkernfunktionen bestehen wie bei jeder anderen Zelle im wesentlichen in der Speicherung und Reproduktion der an die DNS gebundenen genetischen Informationen. Zahlreiche Mitochondrien vom Crista-Typ sind mit Multi-Enzymsystemen ausgestattet, die für die metabolischen Vorgänge in der Zelle Energie bereitstellen. Ein gut ausgebildeter Golgi-Komplex sorgt für die Zellmembranregeneration und ist Umschlag- und Stapelplatz im intrazellulären Stofftransport für die aufgenommenen oder intrazellulär synthetisierten Stoffe. Bausteine der Glykokalyx sowie andere Glykoproteine und Mukopolysaccharide werden hier synthetisiert. Der Golgi-Apparat ist beteiligt an der Synthese von Lipoproteinen und Bildungsort der Primärlysosomen. Diese gehören zum intrazellulären Verdauungssystem, denn sie bauen in die Zelle aufgenommene Fremdstoffe ab und sind so an der Entgiftung beteiligt. Sie sind

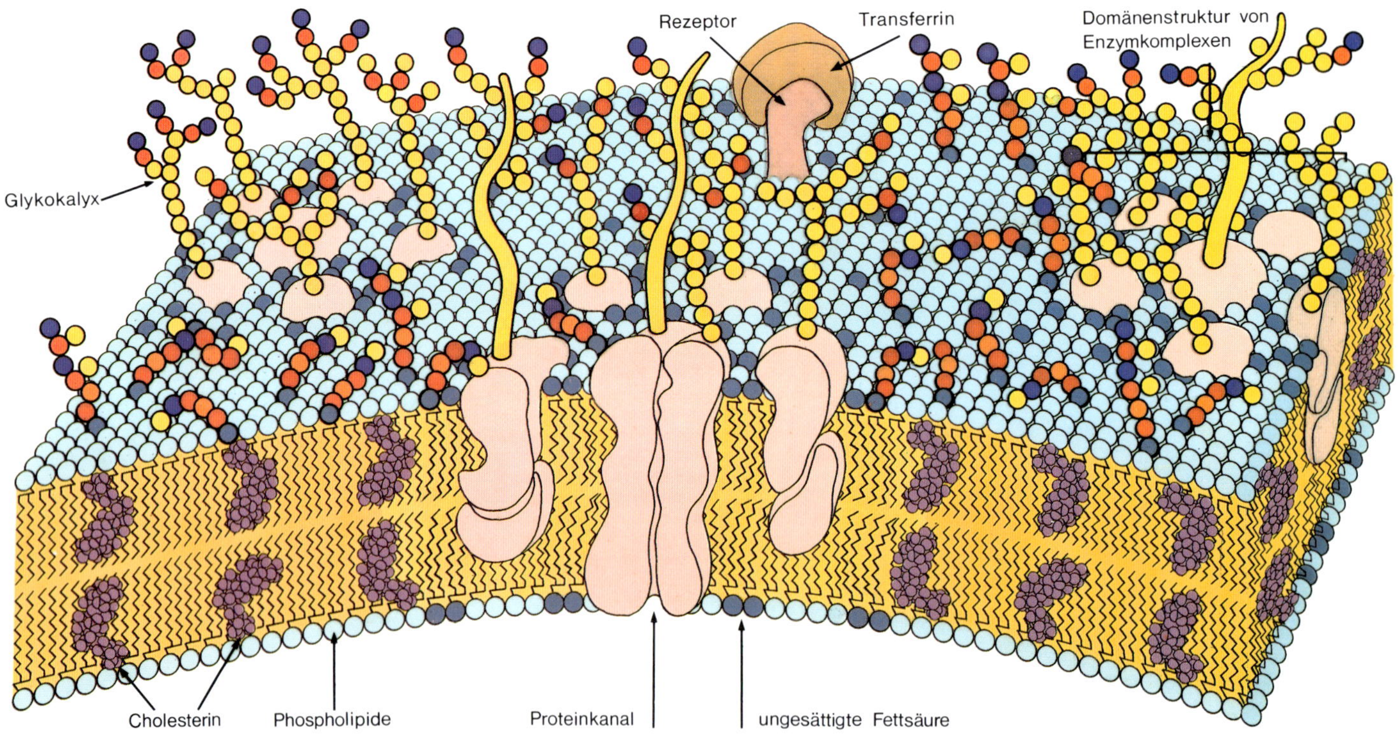

Obenst. Abb.: Aufbau der Zellmembran. Alle biologischen Membranen besitzen diese gemeinsame Grundstruktur. Im Verbund der Phospholipiddoppelschicht befinden sich Proteinmoleküle, die als Ionenkanäle und als Domänen für Enzymkomplexe dienen, sowie reichlich Cholesterin zur Erhaltung der Membranstabilität. Die Oberfläche der äußeren Zellmembranen wird von einer Glykolipidschicht überzogen. Diese Glykokalyx erhält die negative Ladung der Zelloberfläche und damit das Membranpotential.

Nebenst. Abb.: Elektronenmikroskopisches Bild einer Leberzelle. Vergr. 32.000fach. ZM: Zellmembran, ZK: Zellkern, EU: Euchromatin, HET: Heterochromatin, N: Nucleolus, RB: Ribosomen, gER: glattes endoplasmatisches Retikulum, rER: rauhes endoplasmatisches Retikulum, GA: Golgi-Apparat, GK: Gallenkapillare, Mi: Mitochondrien, MB: Microbody (Peroxisom), IR: Interzellularraum, ▶ Chromatingranula, weiße Pfeile: Kernmembran; zur Verdeutlichung sind einige Strukturen rot dargestellt.

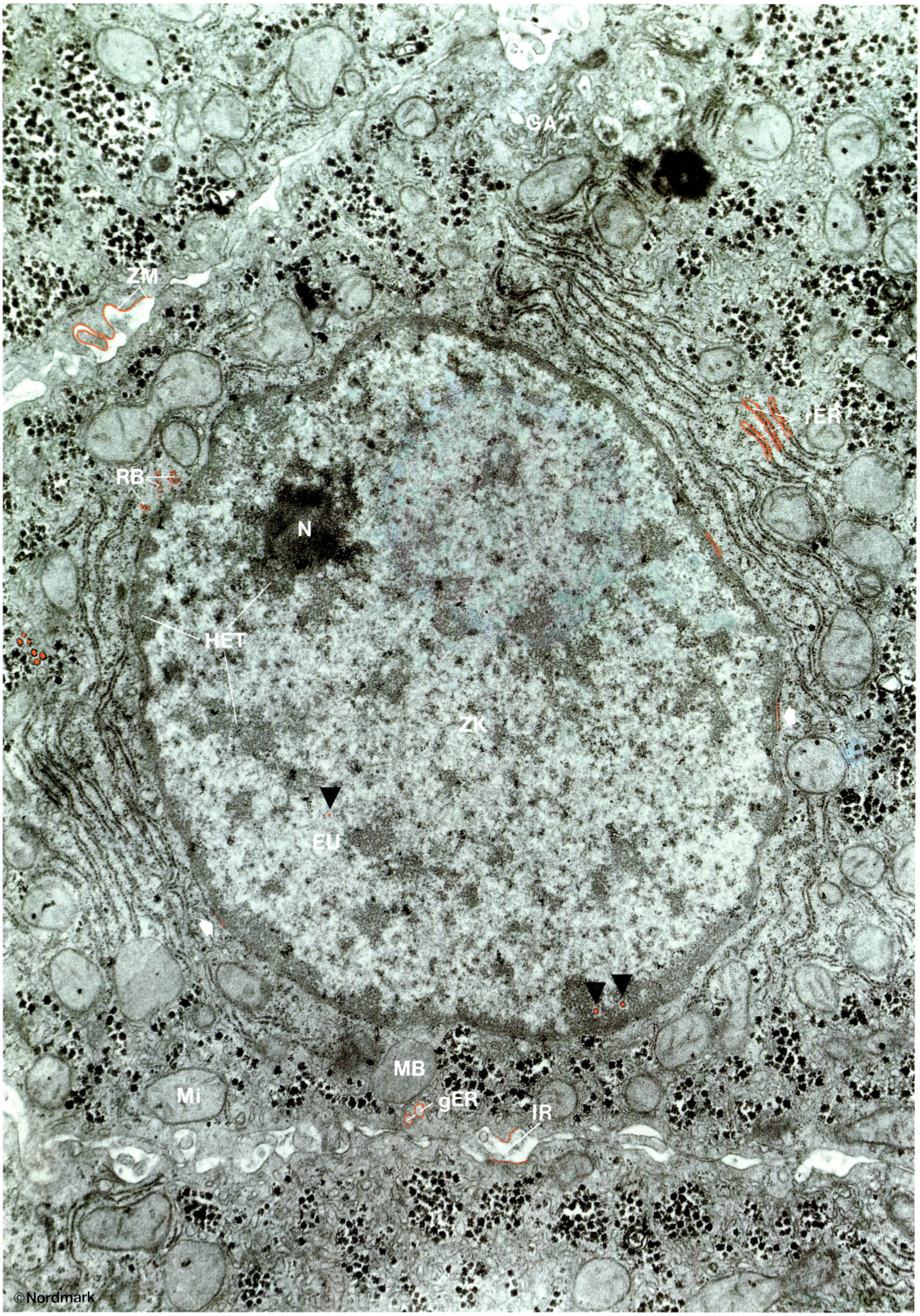
GA
ZM
rER
RB
N
HET
ZK
EU
MB
Mi
gER
IR
©Nordmark

Sammelstelle von nicht verwertbaren Intermediärprodukten des Stoffwechsels und Abbauort für überalterte oder geschädigte Zellstrukturen bzw. Organellen. Dadurch sind sie auch an der Bildung und Einlagerung von Lipofuszin in die Leberzelle beteiligt, das ein lysosomaler Restkörper ist und Peroxidations- bzw. Polymerisationsprodukte mehrfach ungesättigter Fettsäuren enthält. Die Enzymausstattung der einzelnen primären und sekundären Lysosomen ist unterschiedlich, wobei saure Phosphatasen zu den sog. Leitenzymen gehören. Die in Hepatozyten vorkommenden Peroxisome sind kleine glattwandige Bläschen, die ebenfalls Enzyme, im wesentlichen Oxidasen und Katalasen, enthalten. Sie entstehen aus dem endoplasmatischen Retikulum und sind an der raschen Umsetzung von Peroxiden beteiligt, die für die Zelle hoch toxisch sind. Neben dieser Entgiftungsfunktion haben sie Beziehungen zum Kohlenhydrat- und Lipidstoffwechsel.

Die Mitochondrien der menschlichen Leberzellen sind ovoid-längliche Körperchen. Das Einsatzbild zeigt die vergrößerte Darstellung eines Granulum. Solche Granula kommen z. B. in Mitochondrien vor und sind Bindungsstellen für Ionen, wie Ca^{2+}, Mg^{2+} und anorganisches Phosphat.

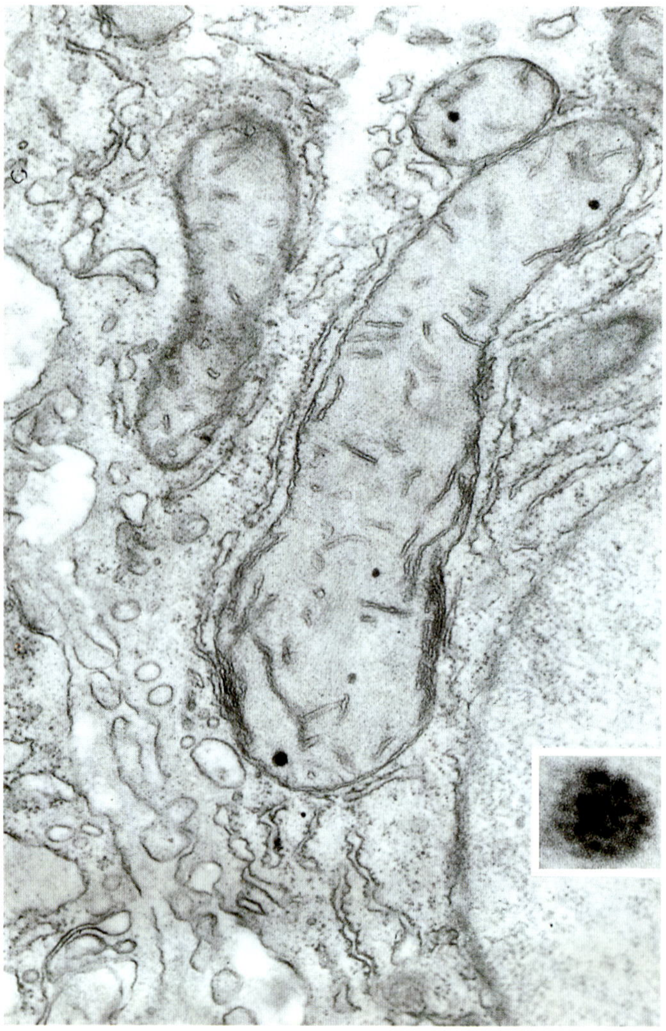

Die biochemischen Funktionen der Leberzellen sind unterschiedlich, je nach ihrer Lage im zonal gegliederten Leberazinus. Von den vielfältigen Syntheseleistungen kann hier nur beispielhaft auf die Synthese von Lipoproteinen und von Galle eingegangen werden. Die Abb. S. 123 links zeigt die Vorgänge bei der Synthese von Lipoproteinen. Die Fettsäuren werden aus dem Pfortaderblut über den Disse-Raum an die Mikrovilli der Leberzelle herangetragen und durch pinozytoseartige Abschnürung der Zellmembran in die Leberzelle eingeschleust. Über eine Transferzone gelangen die Bläschen an das glatte endoplasmatische Retikulum, mit dessen Membranen sie verschmelzen. In den Hohlräumen des endoplasmatischen Retikulums erfolgt die Veresterung zu Triglyzeriden. Aus dem Blut resorbierte Aminosäuren werden am rauhen endoplasmatischen Retikulum mit Hilfe der Ribosomen zu Proteinen zusammengesetzt und in seinem Lamellensystem gestapelt. Bläschen des glatten und des rauhen endoplasmatischen Retikulums fusionieren, wobei sich die Proteine mit den Triglyzeriden zu Lipoproteinkomplexen verbinden. Diese neu synthetisierten Moleküle werden im Golgi-Komplex konzentriert, in vesikuläre Membranausstülpungen der Golgi-Sacculi transferiert und dann mit diesen Bläschen abgeschnürt. Mit Hilfe eines intrazellulären Transfers werden sie an die Zelloberfläche transportiert und via Exozytose ausgeschleust. Hierbei gibt es zwei Wege, entweder über den Disse-Raum in die Lymphe oder durch die Spalten der Sinusendothelien in das Blut.

Gallebildung und -sekretion

Die Leber ist nicht nur zentrales Stoffwechselorgan, sondern hat durch die Produktion und Sekretion von Galle auch die Funktion einer Drüse. Die Gallebildung erfolgt in den Leberzellen, die, wie bereits beschrieben, in einzelnen Bälkchen angeordnet sind. Durch eine besondere Art des Kontaktes zwischen zwei benachbarten Hepatozyten bilden die kleinsten Anfänge der ableitenden Gallenwege, die Gallen„kapillaren", ein interzelluläres Spaltenwerk, die sog. Canaliculi. Da die Galle nicht ins Blut gelangen darf, sind die Zellmembranen entlang dieser haarfeinen Röhren durch dicht schließende Haftplattenkomplexe (Zonulae occludentes) miteinander verschweißt. Der Gallefluß, d.h. der Strömungsweg für die Gallesekretion, muß vom intrazellulären Stofftransport in Richtung Lebersinusoide streng getrennt bleiben. Auffälliges Merkmal der Gallen-„kapillaren" ist, daß sie im Bereich der Leberläppchen keine eigene Wand ausbilden, sondern nur faltig begrenzte Aussparungen zwischen jeweils 2 Leberzellen darstellen. Sie liegen stets an der blutabgewandten Seite der Zelloberfläche und haben einen Durchmesser von etwa 0,6–1,2 μm. Sie können sich aber je nach Ausmaß der Sekretion oder auch sekundär gestaut erheblich erweitern. Alle Gallenkapillaren hängen untereinander zusammen und bilden so in ihrer Gesamtheit ein dichtes Netz mit hexagonalem Muster (s. Abb. S. 112, 115, 124).

In der untenst. Abb. ist der Transfer von Aminosäuren, Fettsäuren und die Bildung von Lipoproteinen schematisch dargestellt. Die Pfeile stellen einerseits den Transfer zur Gallenkapillare dar und andererseits den Transfer zur Zelloberfläche in den Disse-Raum (D).
Die nebenst. elektronenmikroskopische Darstellung zeigt die unmittelbare Nachbarschaft des Golgi-Apparates zur Gallenkapillare. Vergr. 26.800fach. Mi: Mitochondrien, ER: endoplasmatisches Retikulum, GA: Golgi-Apparat, GK: Gallenkapillare.

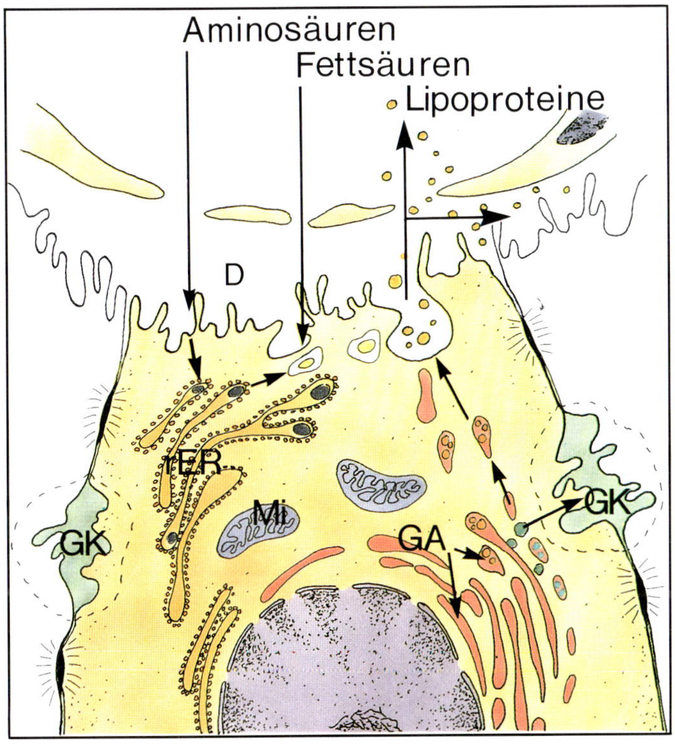

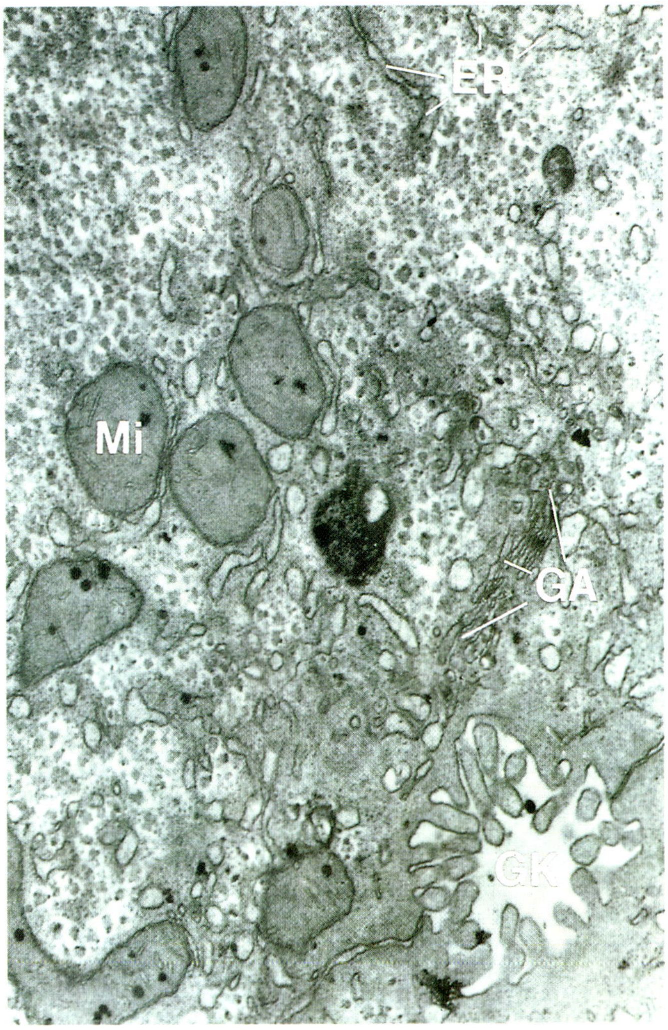

Abb. links: Menschliche Leber mit Darstellung des hexagonalen Röhrenwerks der Gallen„kapillaren" (→) durch eine Versilberungstechnik. Diese Anfänge des ausführenden Gallengangsystems besitzen keine eigene Wand, sondern entstehen als Aussparungen zwischen benachbarten Hepatozyten. Vergr. 100fach.

Abb. rechts: Schematische Darstellung der Gallesekretion.
Rechter Bildabschnitt: Gallensäuren-abhängige Sekretion. Gallensäuren werden von der Leberzelle aus dem Pfortaderblut aufgenommen oder im Hepatozyten neu synthetisiert. Sie gelangen durch einen aktiven Transportprozeß in die Gallenkanälchen.
Linker Bildabschnitt: Gallensäuren-unabhängige Sekretion. Natrium wird durch einen aktiven Transportmechanismus sezerniert, Kalium wird dabei in die Zelle geschleust. Zur Lösung der Gallebestandteile diffundiert Wasser in den Gallengang nach.
Unterer Bildabschnitt: Durch aktiven Transport gelangen Na^+, HCO_3^- und Cl^- in die Gallengänge, wobei H_2O dem osmotischen Gefälle folgt.

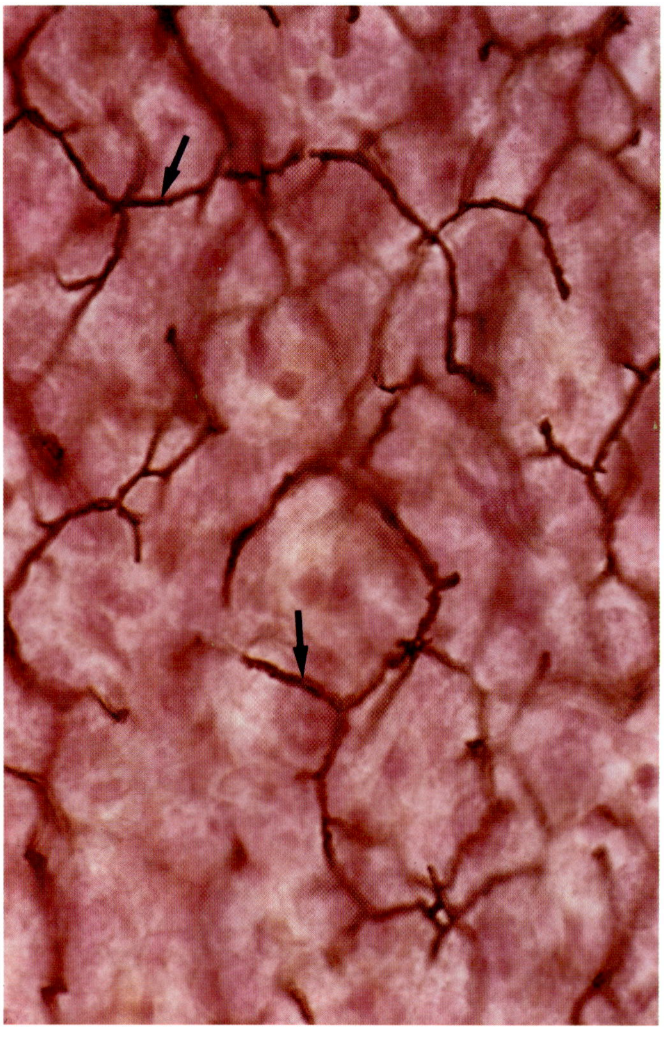

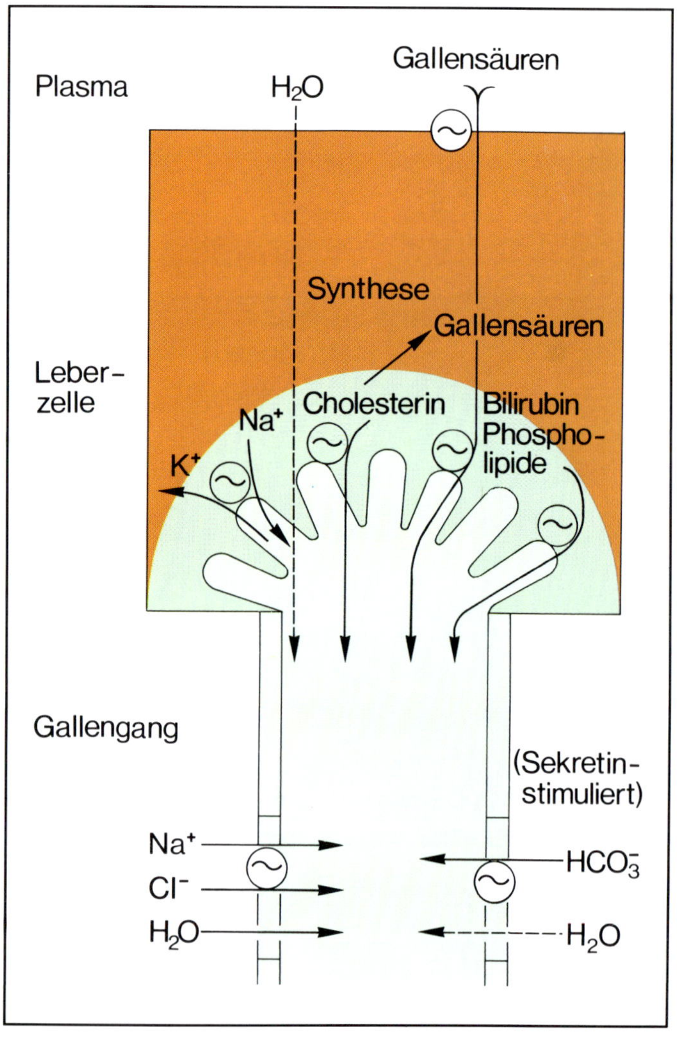

Die Galleproduktion des Hepatozyten ist ein energieverbrauchender Prozeß, an dem das Membransystem des Golgi-Apparates, die Mitochondrien und das endoplasmatische Retikulum beteiligt sind. Deshalb sind diese Organellen auch in unmittelbarer Nähe der Gallenkapillaren konzentriert und besitzen ebenso wie die dazugehörigen Zellmembranbezirke eine hohe ATPase-Aktivität.

Die Galle ist ein „Vielstoffgemisch". Zum Teil sind die einzelnen Substanzen gelöst, zum anderen mizellar vernetzt bzw. liegen emulgiert vor. Hauptbestandteile sind neben Wasser und Elektrolyten der Gallenfarbstoff Bilirubin, ein Abbauprodukt des Hämoglobins, Cholesterin und daraus synthetisierte Steroidhormone, Lezithin (Phosphatidylcholin), die

Übersicht über die Ausscheidungsfunktionen der Leber. Die Leber hat neben ihren Funktionen im Stoffwechsel auch exkretorische, ausscheidende Funktionen. Die Bestandteile der Galle sind neben Wasser und Elektrolyten Bilirubin, Steroidhormone, Gallensäuren, Cholesterin, Lezithin, Glyzin, Taurin und alkalische Phosphatase. Einige dieser Stoffe werden konjugiert oder an Glukuronsäure gekoppelt. Die mit Taurin und Glyzin konjugierten Gallensalze werden in hohem Maße über den enterohepatischen Kreislauf rückresorbiert (vgl. S. 128).

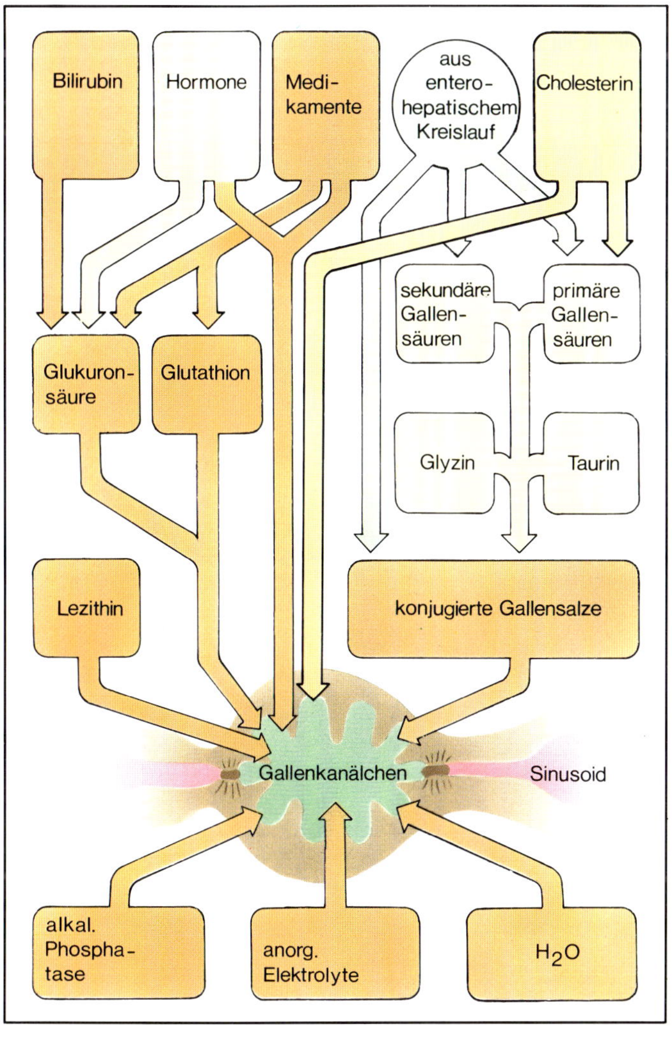

Zusammensetzung menschlicher Leber- und Blasengalle		
	Lebergalle [% des Gesamtgewichts]	Blasengalle [% des Gesamtgewichts]
Wasser	96,64	86,7
Gallensäuren	1,9	9,1
Mucin und Gallenfarbstoffe	0,5	3,0
Cholesterin	0,06	0,3
Fettsäuren	0,1	0,3
Anorganische Salze	0,8	0,6
pH	7,1	6,9–7,7

primären und sekundären Gallensäuren sowie Taurin, Glyzin u.a. Diese Stoffe haben unterschiedliche Aufgaben.

Mit der Galle werden einerseits die für die Fettresorption erforderlichen Gallensäuren bereitgestellt und andererseits Abfallstoffe und unbrauchbare Stoffwechselprodukte, z.B. auch von Medikamenten, aus der Leber eliminiert.

Die Leberzellen nehmen aus dem Blut auch wenig wasserlösliche, an Albumin gebundene Substanzen auf, wie z.B. das Bilirubin. Nach Trennung vom Albumin werden solche Stoffe mittels eines Transportproteins konzentriert und konjugiert, d.h. an

Abb. S. 127: Dem Ausführungssystem der Leber ist die Gallenblase zwischengeschaltet. Wie in anderen resorbierenden Hohlorganen ist die Oberflächenvergrößerung der Gallenblase durch die Faltung der Schleimhaut bedingt. In der Abb. ist in der aufgeschnittenen Gallenblase ein Netzwerk von wabenförmig angeordneten Falten erkennbar. Dieses Relief ändert seine Höhe je nach Dehnung der Gallenblase. Eine starke Vaskularisation in der Bindegewebsschicht ermöglicht die Rückresorption von Wasser aus der Galle. Im Hals der Gallenblase beginnt eine stationäre Schleimhautfalte, die Plica spiralis, die sich bis in den Ductus fortsetzt. Glatte zirkuläre Muskulatur findet sich nur in den gallenblasennahen Teilen des Ductus (a). Diese Muskelzüge sind der Stellapparat der Plica spiralis.

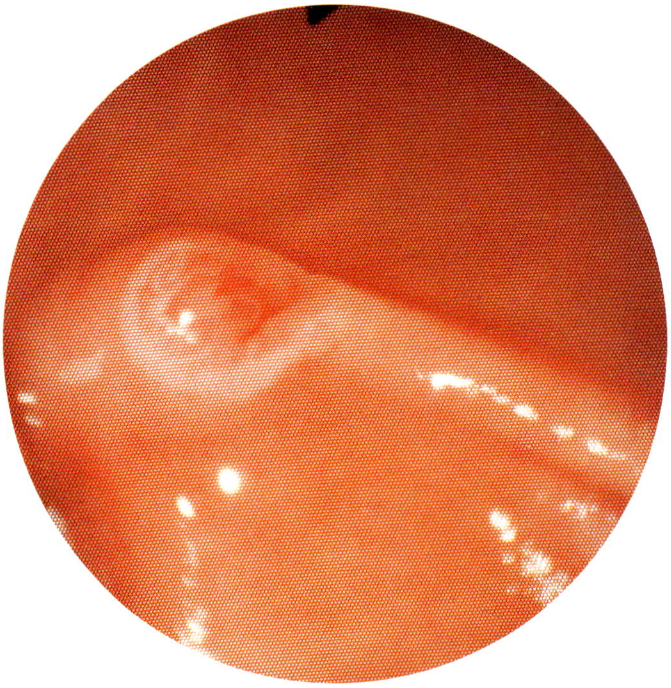

Die untenst. Abb. zeigt den scherengitterartigen Verlauf des Muskelgefüges der menschlichen Gallenblase.

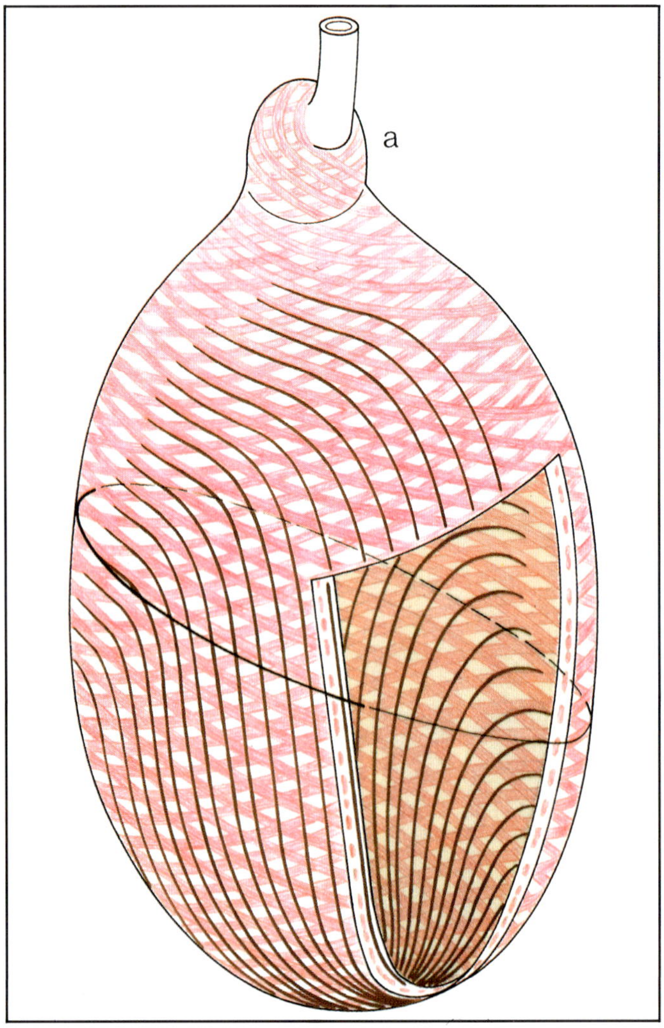

Die untere Abb. zeigt den Sphincter Odii (b) an der Vaterschen Papille. Hier liegt im Normalfall die gemeinsame Mündung der Ausführungsgänge von Gallenblase und Pankreas. Komplizierte Muskelzüge, die sowohl aus dem Ductus choledochus als auch aus dem Ductus pancreaticus kommen, greifen ineinander und umgeben die Ampulla hepatopancreatica im Inneren der Papille.
Im oberen Bild ist die Papille endoskopisch dargestellt.

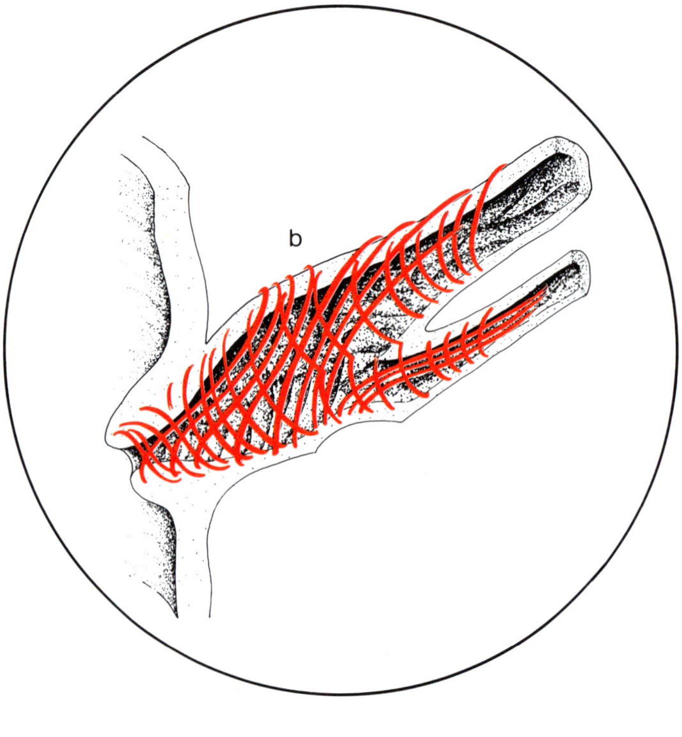

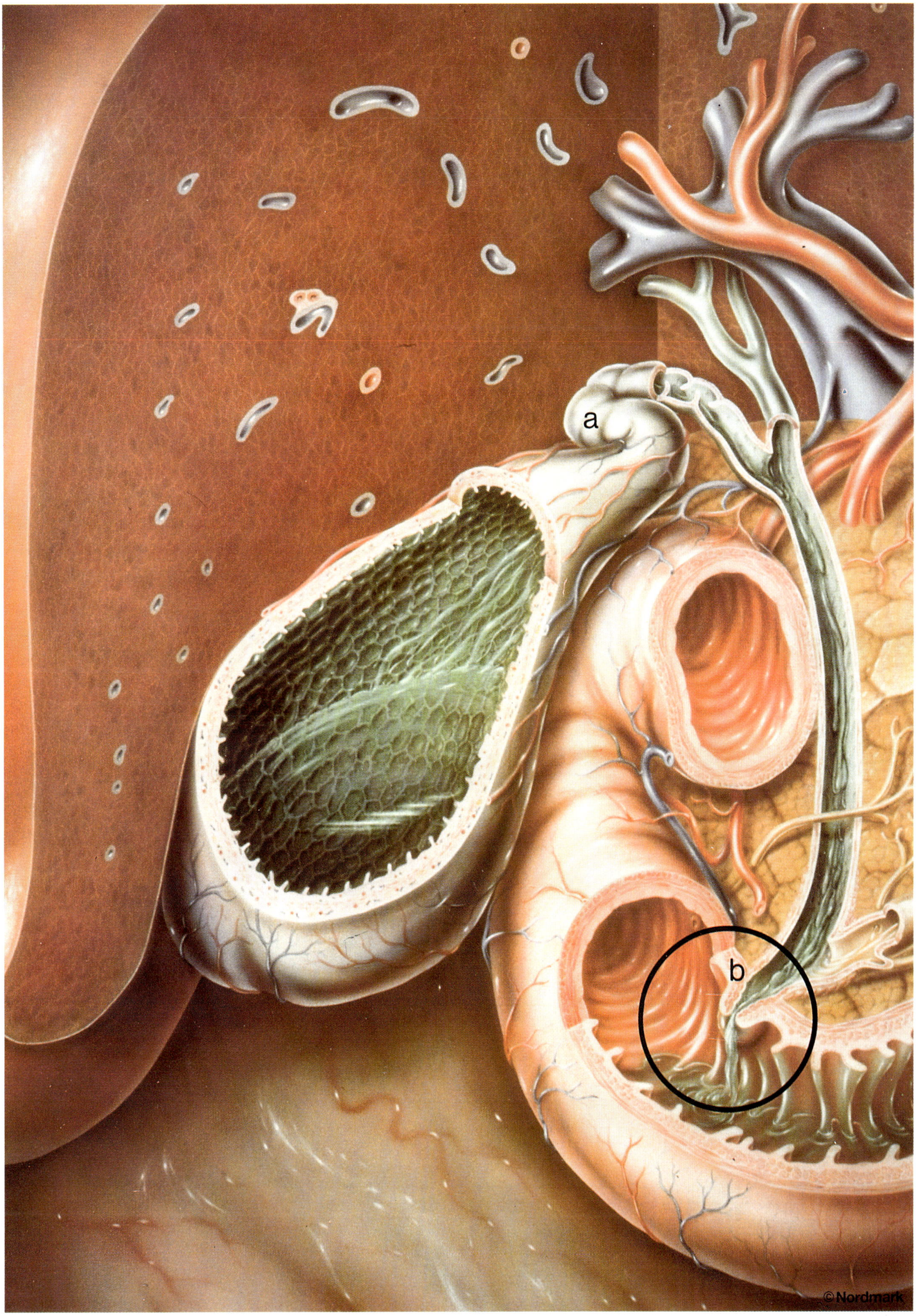
a
b
© Nordmark

Glukuronsäure gekoppelt, und über die Gallenwege ausgeschieden (s. Abb. S. 125). Dadurch ist die Leber via Galle auch ein Exkretionsorgan. Die mit Taurin und Glyzin konjugierten Gallensalze werden dagegen über den enterohepatischen Kreislauf rückresorbiert (s. untenst. Abb.).

Die Gallesekretion wird angeregt durch eine erhöhte Leberdurchblutung und durch Stimulation der parasympathischen Nerven. Chemisch wird eine verstärkte Gallesekretion durch hohe Gallensalzkonzentrationen im Blut bzw. durch die Nahrungsfette im Duodenum induziert und hormonell durch Sekretin moduliert.

Die extrahepatischen Gallenwege leiten nicht nur passiv den produzierten Gallensaft ab, sondern haben auch eine regulierende Funktion. Die ununterbrochen von der Leber produzierte Galle kann in der Gallenblase gespeichert werden. Durch Zusatz von Schleimstoffen, besonders aus dem Halsteil der Gallenblase und der Wand des Ductus choledochus, sowie durch Rückresorption von Wasser wird die Gallenflüssigkeit stark eingedickt und bis zu ihrer Entleerung ins Duodenum in der Gallenblase gespeichert. Für die komplizierten Entleerungsmechanismen sind sowohl die Gallenblase als auch die ableitenden Gallenwege mit einer glatten Muskulatur ausgestattet, die an zwei Stellen eine besondere Differenzierung aufweist:

1. die Heistersche Spiralklappe am Übergang vom Halsteil der Gallenblase in den Ductus cysticus und
2. den Sphincter Odii, der an der Einmündung des Ductus choledochus und Ductus pancreaticus in das Duodenum einen besonderen Verschlußmechanismus bildet (s. Abb. S. 126/127).

Die große Bedeutung der Galleflüssigkeit bei den Verdauungsvorgängen läßt sich vor allem auf ihren hohen Gehalt an Gallensäuren zurückführen, deren Abgabe ins Duodenum die Voraussetzung dafür ist, daß die für die Fettresorption nötigen Mizellen gebildet werden können. Die wichtigsten Gallensäuren sind Cholsäure und Chenodesoxycholsäure, die in der Leberzelle über einen komplizierten Mechanismus aus Cholesterin synthetisiert werden. Pro Tag kommt es zu einer Gallesekretion von etwa 500 ml, dabei beträgt der tägliche Umsatz an Gallensäuren etwa 10 g. In den Leberzellen werden jedoch, bedingt durch die energieverzehrenden Synthesestufen, insgesamt nur 500–800 mg synthetisiert. Dieser Wert entspricht der täglichen Ausscheidung von Gallensäuren mit den Faeces. Das heißt also, daß die Leber täglich nur so viel neue Gallensäuren synthetisiert, wie der Verlust über den Stuhl beträgt. Die größte Menge der Gallensäuren befindet sich im Dünndarminhalt. 90% der mit der Galle in den Darm eingebrachten Gallensäuren werden im Ileum mit Hilfe eines aktiven Transportmechanismus rückresorbiert und über das Pfortadersystem zur Leber

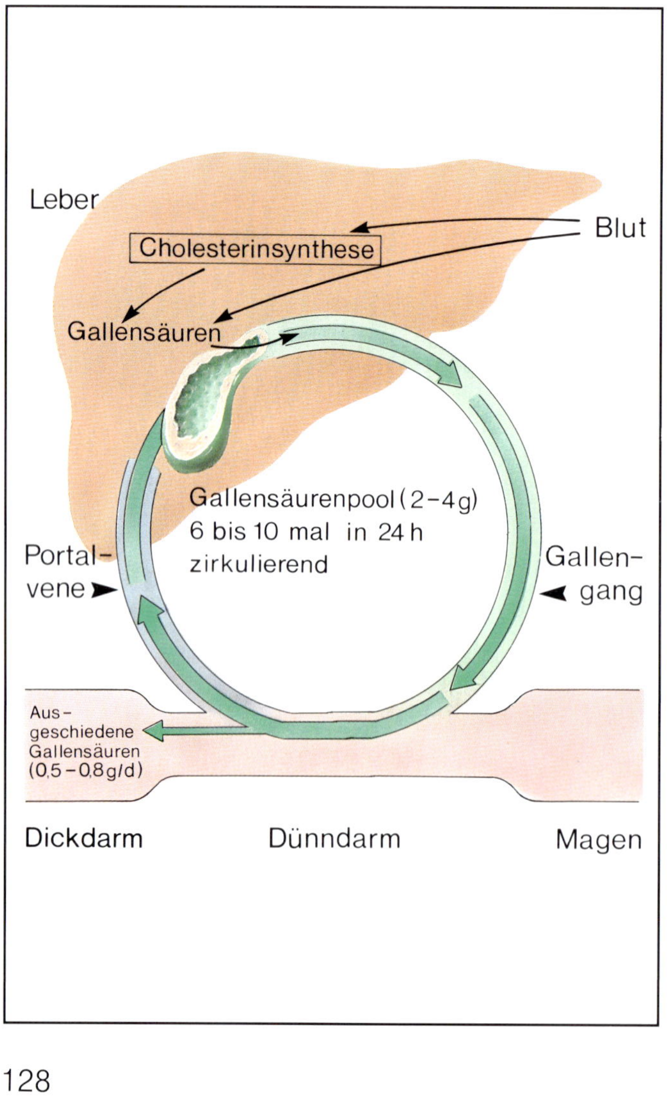

zurückgebracht, um nunmehr erneut für die Sekretion mit der Galleflüssigkeit zur Verfügung zu stehen. Dieser Weg wird als **enterohepatischer Kreislauf** bezeichnet (s. nebenst. Abb.). Er läuft mit großer Geschwindigkeit ab, so daß die relativ geringe Gesamtmenge der Gallensäuren (ca. 2–4 g) pro Tag 5–10mal diesen enterohepatischen Kreis durchläuft.

Legende S. 128/129
Enterohepatischer Kreislauf der Gallensäuren. Der Organismus geht mit den aus Cholesterin synthetisierten Stoffen außerordentlich ökonomisch um, denn der Aufbau dieses Steroidgrundgerüstes läuft über energieverzehrende Synthesestufen ab. Die Gallensäuren liegen im Duodenum als gemischte Mizellen vor, in denen die Produkte der Fettverdauung, Fettsäuren und Monoglyzeride, inkorporiert sind. Bei Kontakt mit den Saumzellen des Darmes diffundieren die Lipide durch die Bürstensaummembran in die Mukosazelle (s. S. 140). Die Gallensäuren bleiben im Darmlumen zurück. Sie werden erst im weiteren Verlauf der Darmpassage rückresorbiert und gelangen via Portalvene in die Leber. Dort werden sie rekonjugiert und wiederum über die Gallengänge in die Gallenblase bzw. den Darm abgegeben.

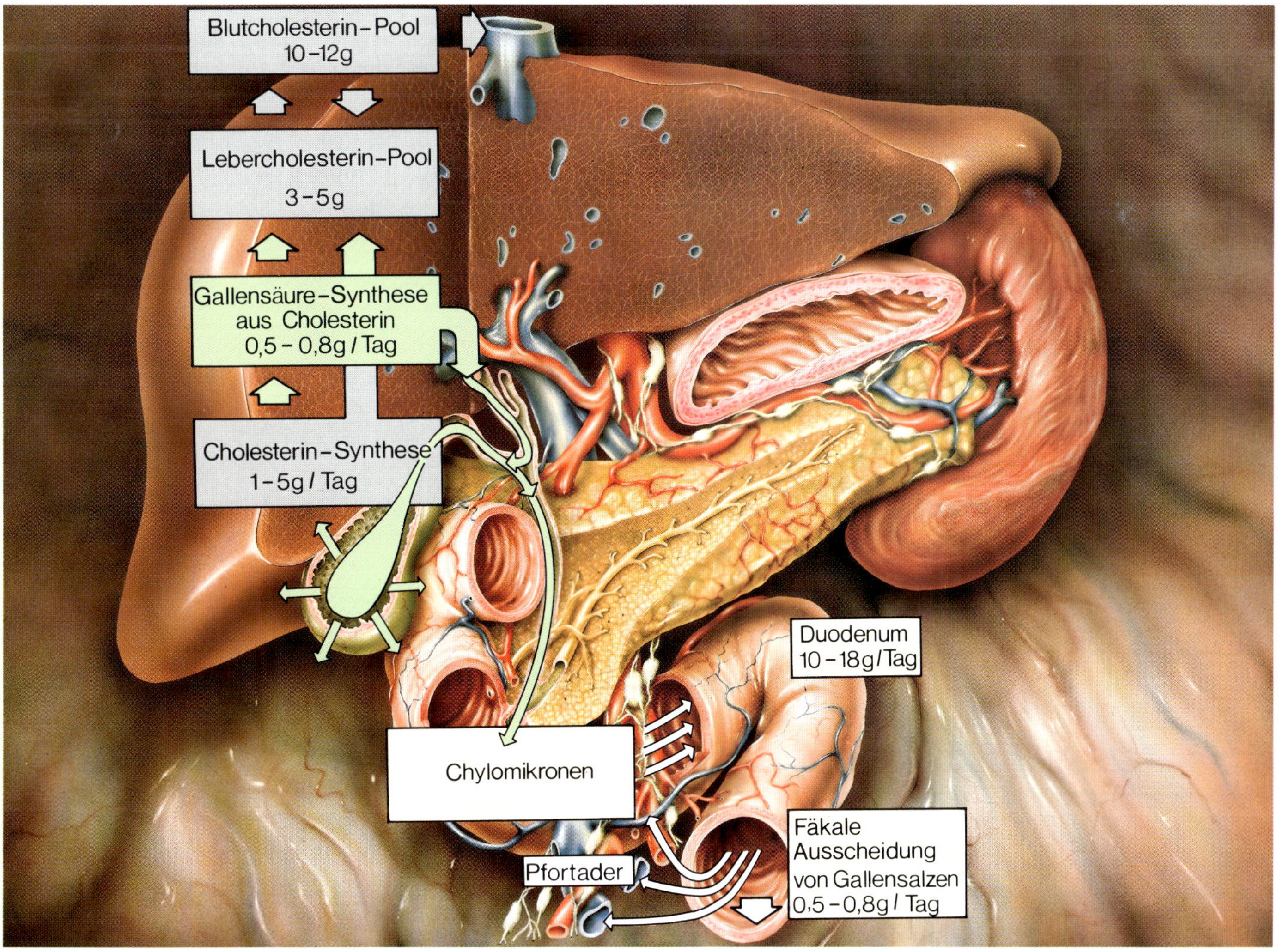

Verdauung und Resorption

Ziel der Verdauung und Resorption ist die Energiebereitstellung und Sicherung des Stoffwechsels. Das bedeutet, daß die von außen zugeführten Nährstoffe für die Aufrechterhaltung aller anabolen und katabolen Reaktionen im Organismus dienen. Die Hauptfunktion des Katabolismus liegt darin, energiereiche Elektronen aus den Nährstoffen freizusetzen und sie mit Hilfe von Sauerstoff in Oxyphoseinheiten umzusetzen. Eine Oxyphoseinheit ist die Bindungsenergie, die bei der oxydativen Phosphorylierung von ADP zu ATP notwendig ist, und die bei Spaltung des Energiespeichers ATP zu ADP wieder frei wird. Die nebenstehende Synopsis zeigt die Ebenen der Stoffwechselregulation. Aus dem Nährstofffluß wird gemeinsam mit O_2 der zelluläre Anabolismus erhalten. Über eine Schleife wird das [ATP]/[ADP] · [P_i]-Verhältnis reguliert, das Katabolismus und Arbeit aufeinander abstimmt. Wenn die Anforderungen an die Arbeitslast wachsen, nimmt dieses Verhältnis ab; wenn weniger Arbeit geleistet wird, geht über anabole Effekte Energie in lebende Materie über bzw. wird in Form von Speicherstoffen abgelagert. Die Energieversorgung des Organismus ist durch die Verbindung zwischen Katabolismus und Anabolismus gesichert. Wenn die Nährstoffzufuhr den Bedarf übersteigt, werden aus diesen Substraten, Elektronen und ATP-Molekülen Biosynthesespeicher angelegt. In der umgekehrten Situation können katabole Reaktionen von den angelegten Reserven zehren.

Eine der wichtigsten Voraussetzungen für die Bereitstellung von Energie sind die intensiven Digestions- und Resorptionsprozesse im Dünndarm. Die starke Oberflächenvergrößerung der Schleimhaut einerseits und der Nahrungspartikel durch Emulsions- und Mizellenbildung andererseits gewährleisten eine optimale Resorption. Die Aufbereitung der Nahrungsbestandteile wird durch die Verdauungssäfte ermöglicht. Für den Resorptionsprozeß steht die gesamte Dünndarmoberfläche zur Verfügung, wobei im Duodenum und Jejunum die Hauptmenge der Nahrungsstoffe aufgenommen wird. Hierbei spielen sowohl enzymatische als auch oberflächenverändernde Eigenschaften, insbesondere der Galle und des Pankreassekretes, eine wichtige Rolle.

Grundlage für den Aufschluß der Nahrung ist die gastrointestinale Flüssigkeitsbilanz. Durchschnittlich 9 l Flüssigkeit strömen täglich durch den Magen-Darm-Trakt. 2 l werden mit der Nahrung aufgenommen. Daneben werden in den Magen-Darm-Kanal noch ca. 7 l als Speichel, Magensaft, Galle, Pankreas- und Darmsaft sezerniert. Davon werden aber nur etwa 100 ml Flüssigkeit mit dem Stuhl aus-

Grundprinzip der Stoffwechselregulation.

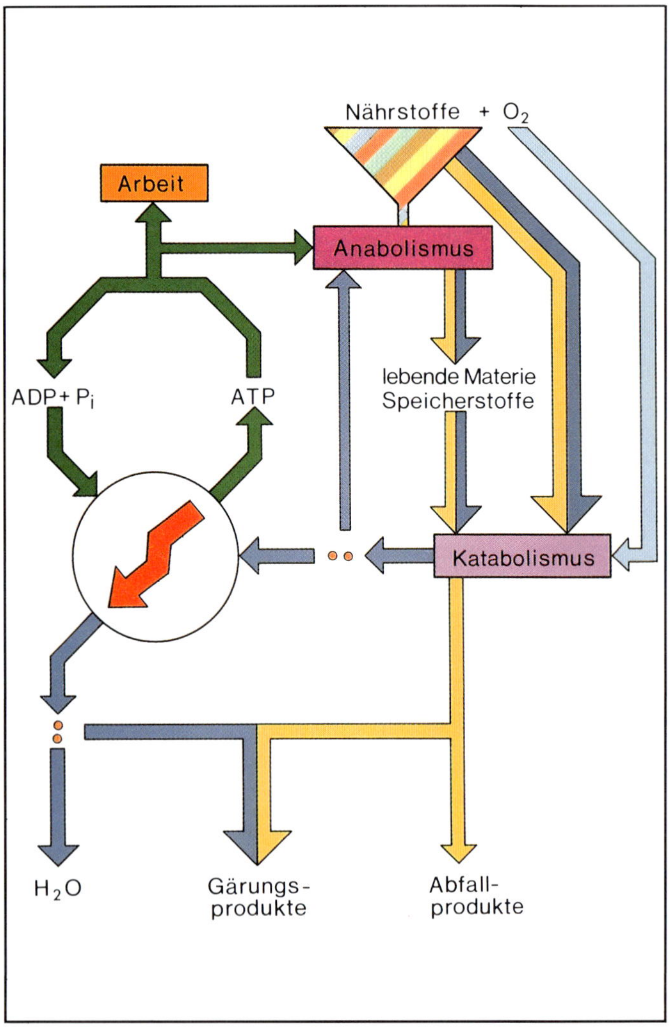

geschieden. Das heißt, es müssen im Verdauungskanal ca. 8,9 l rückresorbiert werden. Über 80% dieser Menge werden im Bereich des Dünndarms resorbiert, der Rest im Dickdarm.

Der Flüssigkeitsstrom durch die Darmwand folgt dem osmotischen Gefälle. Werden osmotisch wirksame Teilchen, z.B. Na^+, Cl^- oder andere Elektrolyte, resorbiert, folgt ihnen das Wasser nach, um den osmotischen Druck auszugleichen. Zu einem umgekehrten Flüssigkeitsstrom kommt es, wenn neutrale Substanzen ins Darmlumen sezerniert werden oder wenn zahlreiche kleinmolekulare, nicht resorbierbare Stoffe in der Nahrung enthalten sind. Dann fließt Wasser in das Darmlumen ein. Darum sind z.B. schwer resorbierbare Sulfate ein wirksames Abführmittel.

Bei der Resorption von Natrium und Kalium ist in allen Fällen die ATPase-abhängige Na^+/K^+-Pumpe die treibende Kraft. Sie hält die Natrium-Ionen-Kon-

Synopsis der Resorption von Nahrungsbestandteilen. Die unterschiedlichen Nahrungsmittel werden durch enzymatische Aktivitäten und oberflächenverändernde Eigenschaften der verschiedenen Verdauungssäfte so aufbereitet, daß sie im Dünndarm resorbiert werden können. Die Symbole deuten den Abbau bis zur Molekülgröße an. Die im unteren Bildabschnitt schematisch dargestellte Saumzelle weist auf die Oberflächenvergrößerung des resorbierenden Epithels hin.

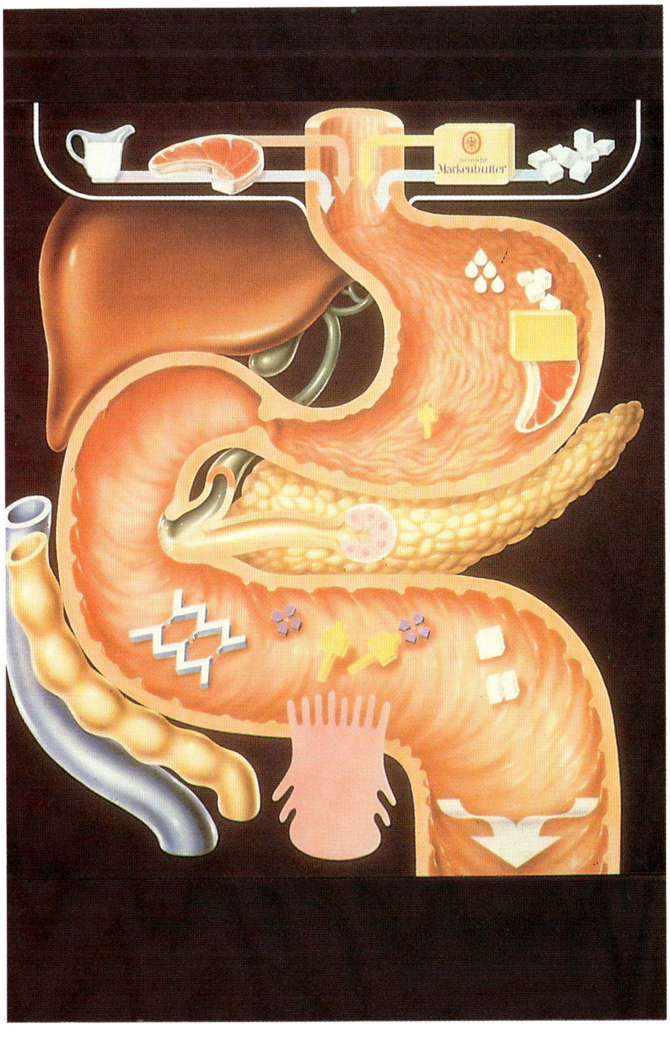

Übersicht über die gastrointestinale Flüssigkeitsbilanz. Von der Gesamtflüssigkeitsmenge von 2 l aus der Nahrung und 7 l aus den endogenen Sekreten werden nur ca. 100 ml mit dem Stuhl ausgeschieden.

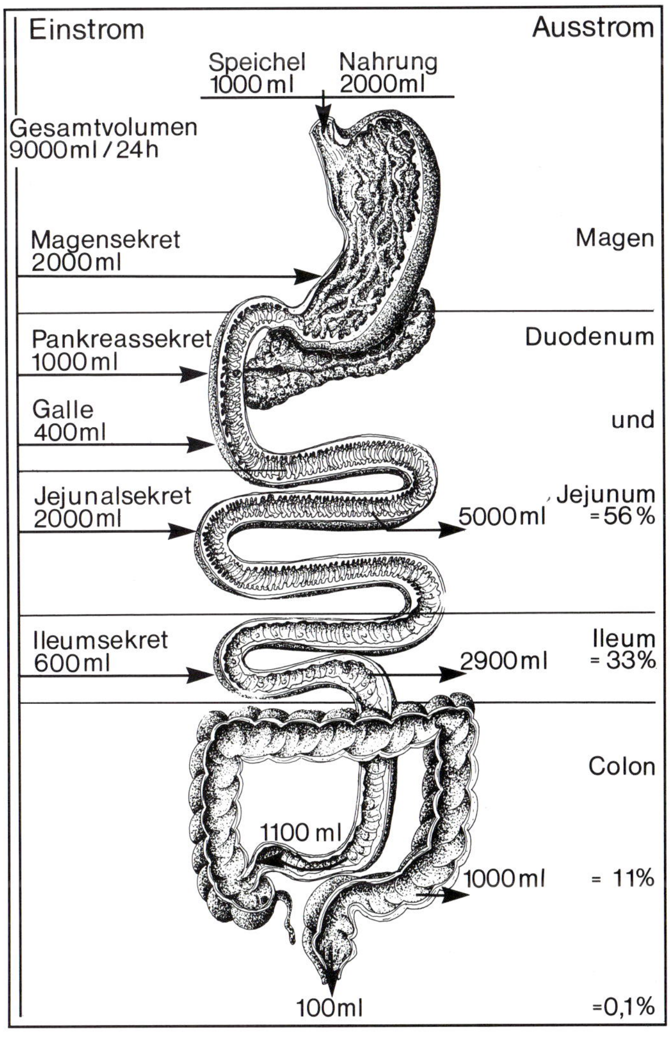

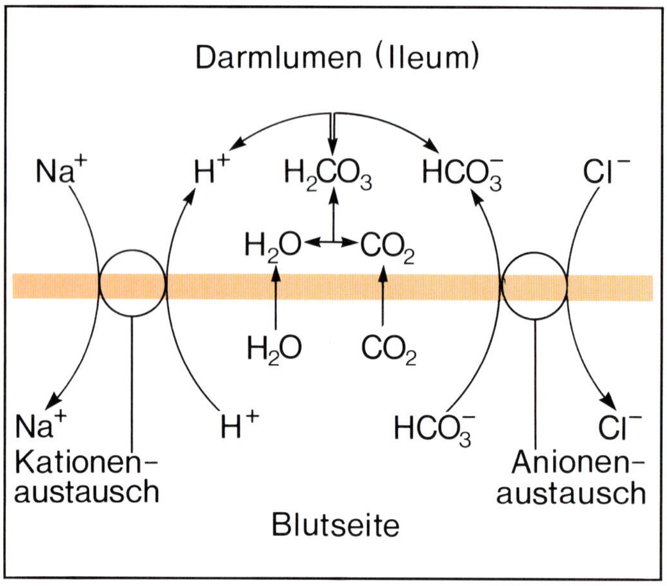

zentration in der Zelle niedrig und damit das physiologische bioelektrische Zellpotential hoch.

Zu den Aufgaben des Wassers im Darm gehören die Verflüssigung des viskösen Chymus, die Förderung der Resorption auch schwer löslicher Stoffe und die Verteilung von sezernierten Peptidhormonen und Enzymen im Darmtrakt.

Obenst. Abb.: Ionenaustausch-Mechanismen im Ileum.

Untenst. Abb.: Resorption und Austausch von Ionen in den verschiedenen Darmabschnitten.

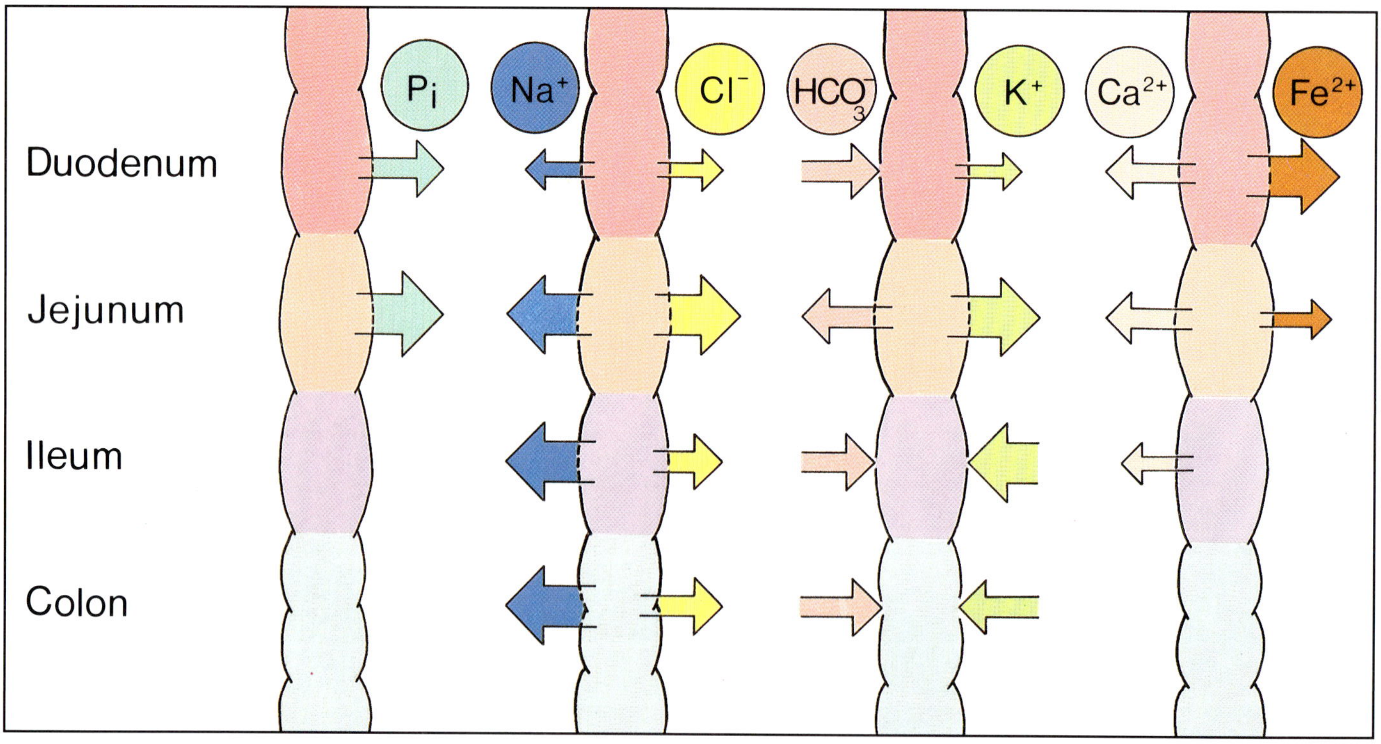

Kohlenhydratverdauung

Kohlenhydrate dienen in erster Linie als Lieferanten für schnell zur Verfügung zu stellende Energie und als Kohlenstoffquelle für die körpereigene Biosynthese von Fettsäuren, aber auch von nicht-essentiellen Aminosäuren.

Die Kohlenhydratverdauung beginnt bereits in der Mundhöhle beim Kauvorgang und Einspeicheln der Nahrung. Im Speichel ist eine α-Amylase, das Ptyalin, enthalten, das bei neutralem pH-Wert die Stärke, die den größten Teil der mit der Nahrung aufgenommenen Kohlenhydrate ausmacht, zu Oligo- und Disacchariden (Maltose, Maltotriose und Dextrinen) spaltet. Die einfachen Zucker wie Glukose, Fruktose, Laktose u.a. machen insgesamt kaum mehr als 10% der täglichen Gesamtkohlenhydratzufuhr aus.

Nach Passage des Magens und Durchmischen des Darminhalts mit Pankreassaft spaltet die Pankreasamylase die Kohlenhydrate im Speisebrei. Die Endprodukte dieser α-Amylase-Spaltung sind Maltose, Maltotriose und bei den verzweigtkettigen Amylopektinen die sog. Grenzdextrine. Der optimale pH-Wert für die Gruppe der α-Amylasen liegt knapp über 7. Bereits die Speichelamylase kann die in der Nahrung vorkommende Stärke bis zur Hälfte spal-

Übersicht über die Hauptresorptionsbereiche von verschiedenen wichtigen Nahrungsstoffen.

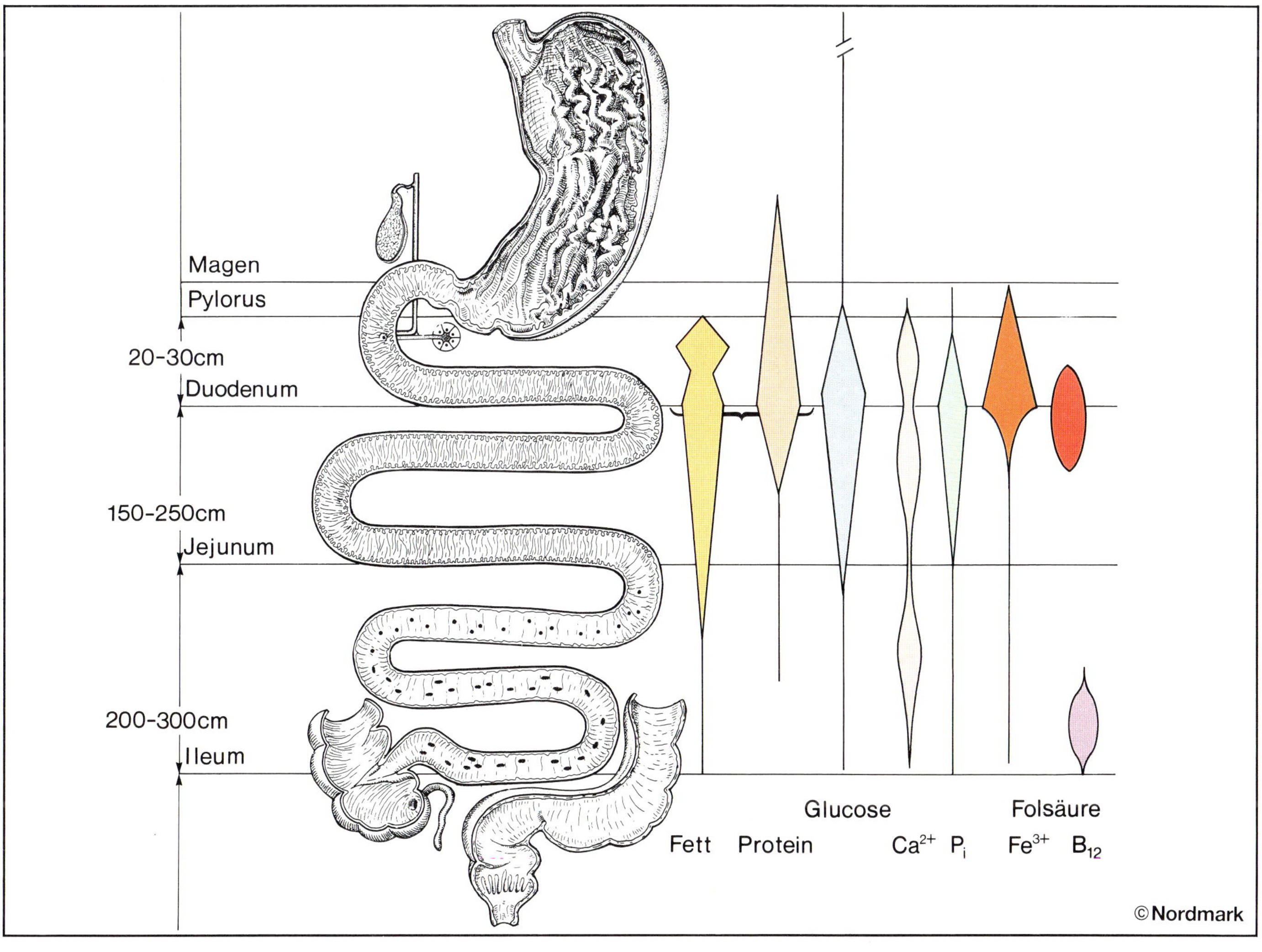

ten, vorausgesetzt, es wird lange und ausreichend gekaut und bei der Schichtung der Nahrung im Magenfundus die Inaktivierung durch Salzsäureeinwirkung verhindert. Die nicht von der Speichelamylase aufgeschlossene Stärke wird im Duodenum außerordentlich schnell durch die Pankreasamylase verdaut, wobei ein kleiner Teil dieses Enzyms auch an die Schleimhautoberfläche gebunden wirksam wird.

Der nächste Schritt des Kohlenhydrataufschlusses erfolgt durch Disaccharidasen, die im Mikrovillirasen der Saumzellen des Dünndarms vorhanden sind. Kohlenhydrate können nur in Form von Monosacchariden resorbiert werden. Die höchste Enzymaktivität findet sich in den Zellen des Jejunums, während sie im Duodenum und im Ileum geringer ist. Die zu Monosacchariden (Glukose, Galaktose oder Fruktose) reduzierten Kohlenhydrate werden nun aktiv mit Hilfe eines Carriers durch das Darmepithel hindurchtransportiert, jenseits der Basalmembran wieder freigesetzt und per diffusionem in das Kapillarblut der Zotte abgegeben. Bei sehr hohem Konsum von Oligosacchariden kann es innerhalb von 2—5 Tagen zu einer Anpassung durch Zunahme der Enzymkonzentrationen kommen. Aus der Abb. S. 75 geht hervor, daß sich auch die anatomische Struktur des Dünndarmprofils diesem Substratangebot anpaßt. Die nebenstehende Abbildung zeigt die Zottenbasis im mittleren Jejunum bei tierexperimenteller Verfütterung von vorwiegend kohlenhydrathaltiger Nahrung.

Eine Ausnahme bei der Kohlenhydratresorption stellt die Laktose dar, denn ihre Spaltung durch Laktase ist erheblich verzögert. Bei angeborenem Fehlen dieses Enzyms besteht eine Unverträglichkeit, da die Laktose nicht gespalten und resorbiert werden kann. Es kommt bei diesem Enzymmangel zu Durchfällen und Meteorismus, da die Laktose aus osmotischen Gründen Wasser im Darm zurückhält und Darmbakterien sie zu toxischen Stoffen umbauen können; dabei entstehende Milchsäure wirkt ebenfalls abführend.

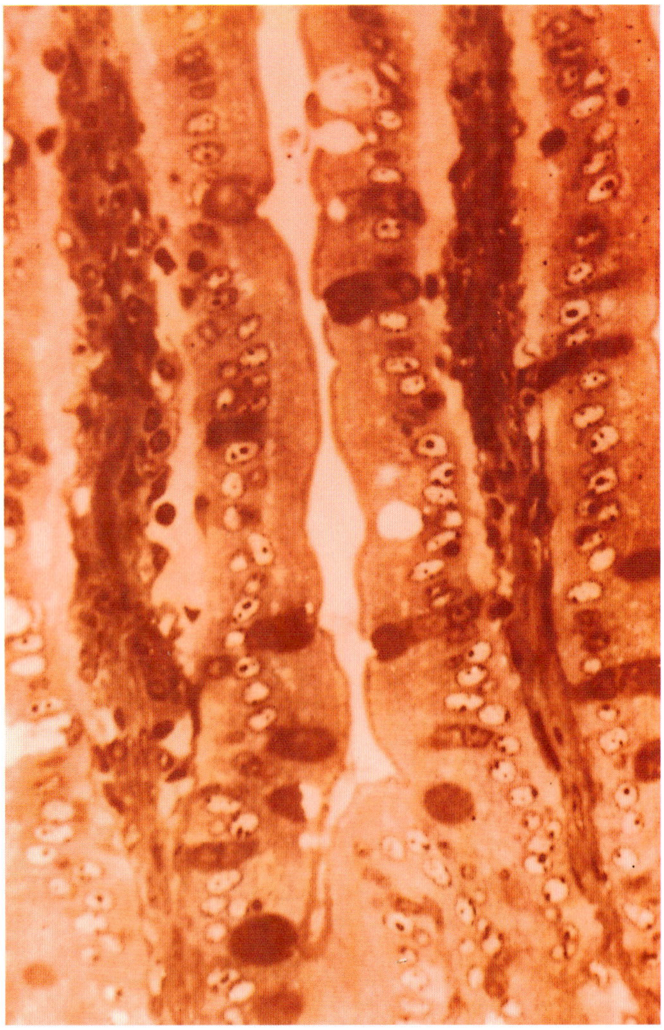

Veränderungen des Zottenbildes bei primär kohlenhydratreicher Ernährung. In der Lamina propria sind die Zellen der lymphatischen Differenzierungsreihe und im Epithel die Becherzellen deutlich vermehrt.

Eiweißverdauung

Die Eiweißverdauung beginnt im Magen, wobei die hier gebildete Salzsäure drei aus der Magenschleimhaut stammende Pepsinogene zu etwa acht verschiedenen Pepsinen umsetzt. Es werden jedoch nur 10–15% des Nahrungseiweißes durch die Pepsine hydrolysiert. Für die vollständige Eiweißverdauung sind die proteolytischen Enzyme des Pankreas unabdingbar. Der Erwachsene nimmt täglich ca. 80–100 g Eiweiß zu sich; Jugendliche und Kinder im Wachstumsalter benötigen in Abhängigkeit vom Körpergewicht eine 5–10fach höhere Eiweißzufuhr als Erwachsene.

Etwa die gleiche Eiweißmenge, wie sie mit der Nahrung aufgenommen wird, gelangt durch die sehr eiweißhaltigen Verdauungssekrete sowie durch abgeschilferte Zellen aus dem Gastrointestinaltrakt in das Darmlumen und wird dort verdaut. Bei Krankheitsbildern mit eiweißzehrendem Charakter wie exsudativer Enteropathie oder bei stark kataboler Stoffwechsellage kann es zu einem massiven Eiweißmangel kommen, den die Neusynthese in der Leber nicht mehr kompensieren kann, so daß eine Hypoproteinämie resultiert.

Aufgrund der außerordentlichen Effizienz der Eiweißverdauung im Duodenum ist die Spaltung durch die Magenpepsine nicht zwingend notwendig. Die Produktion der Pankreaspeptidasen wie Trypsin und Chymotrypsin setzt bereits 10–20 Minuten nach Beginn der Mahlzeiten ein und bleibt solange erhalten, wie sich Eiweiß im Darm befindet. Ein kleiner Teil der Enzyme wird mit dem Stuhl ausgeschieden. Dies nutzt man zur Beurteilung der Pankreasfunktion durch Bestimmung der faekalen Chymotrypsinkonzentration. Im Pankreas werden auch andere eiweißverdauende Enzyme mit verschiedenen Angriffspunkten gebildet. Die Tabelle S. 106 zeigt die wichtigsten Verdauungsenzyme des Pankreassaftes. Die Proteasen liegen im Pan-

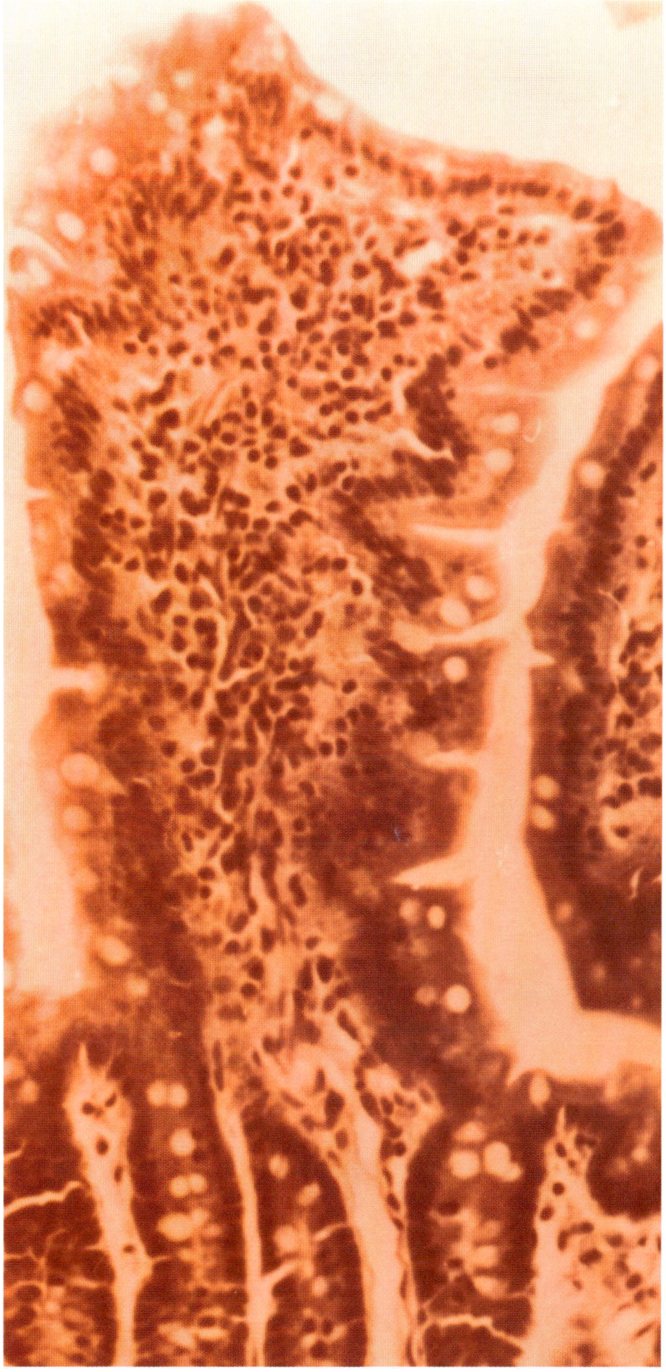

Die Zotten sind bei proteinreicher Ernährung im mittleren Jejunum deutlich kürzer als vergleichsweise bei kohlenhydratreicher Ernährung. Ihre Gestalt ist relativ breit mit abgerundeter Spitze. Die Zellen des hochprismatischen Epithels sind schlanker. Es wird ein wesentlich dünnflüssigerer Schleim sezerniert. In der Lamina propria finden sich zahlreiche Plasmazellen.

kreas als Vorstufen vor und werden erst im Dünndarm durch eine Enterokinase aktiviert. So wird Trypsinogen in das aktive Trypsin umgewandelt, welches wiederum aktivierend auf andere Proenzyme, z.B. Chymotrypsinogen, einwirkt. Die aktivierten Enzyme lassen sich nach ihrem Angriffspunkt am Eiweißmolekül in Endopeptidasen (Trypsin, Chymotrypsin, Elastase) und Ektopeptidasen (Carbopeptidase A und B) einteilen.
Daneben gelangt mit dem Pankreassaft auch Kollagenase in das Darmlumen. Elastase und Kollagenase sind auf die Spaltung der Faserproteine spezialisiert. Die kleinen Eiweißbruchstücke werden schließlich durch die Carboxypeptidasen des Pankreas und die Di- und Aminopeptidasen des Darms in die einzelnen Aminosäuren aufgespalten. Diese Spaltung erfolgt entweder im Darmlumen oder durch Amino- und Dipeptidasen direkt auf der Membran der Mikrovilli bzw. auch innerhalb der Zelle. Letztendlich gelangen die Aminosäuren, als Endprodukte der hydrolytischen Eiweißspaltung, in das Pfortaderblut. Im oberen Abschnitt des Ileums sind bereits 80–90% des Nahrungseiweißes und auch des endogenen Proteins resorbiert. Ins Colon gelangen lediglich ca. 10–12%, die dort bakteriell abgebaut werden. Mit dem Stuhl wird nur eine geringe Eiweißmenge ausgeschieden. Sie stammt jedoch aus abgeschilferten Zellen und nicht aus Nahrungsresten.

Immunologische Bedeutung haben die in geringem Maße durch Pinozytose oder durch Persorption aufgenommenen Eiweißmoleküle. Sie können zu Allergien führen. Vermutlich hängt die Anreicherung von Plasmazellen in der Darmschleimhaut bei eiweißreicher Nahrung u.a. mit der Neutralisation der Eiweiße durch Immunglobuline zusammen. Kernproteine werden wie andere Proteine gespalten und resorbiert. Dabei werden die Nukleinsäuren DNA und RNA durch Desoxyribonuklease und Ribonuklease aus dem Pankreassaft hydrolysiert. Phosphodiesterasen und Nukleotidasen sorgen für den weiteren Abbau in Nukleotide. Bei Neugeborenen und im frühen Säuglingsalter findet eine Resorption unverdauter Proteine statt, insbesondere der in der Muttermilch enthaltenen Antikörper, deren Bedeutung für den Infektionsschutz des Kindes in der frühen postnatalen Phase besonders groß ist (Leih-Immunität).
Die häufigsten Defekte der Eiweißverdauung und -resorption finden sich bei der exokrinen Pankreasinsuffizienz, bei Atrophie bzw. Funktionseinschränkung der Dünndarmzotten, wie sie z.B. bei Überforderung des Gastrointestinaltraktes durch unphysiologische Nahrungsmittel entstehen können.

Fettverdauung

Die tägliche Fettaufnahme beträgt im Mittel etwa 80 g (60–100 g). Für die Fettverdauung ist die Pankreaslipase unabdingbar. Eine Verteilung der Fette im Speisebrei mit Reduzierung ihrer Partikelgröße bis auf 1–2 μm beginnt bereits im Magen. Aufgrund dieser Teilchengröße sowie ihrer generell geringen Wasserlöslichkeit ist die Resorption von Fetten nicht ohne weiteres möglich. Denn die Glykokalyx, die den Bürstensaum der Darmschleimhaut überzieht, ist primär hydrophil und weist nichtemulgierte Fette ab. Deswegen müssen die mit der Nahrung aufgenommenen Triglyzeride (Triacylglycerine), Cholesterin, Lezithine sowie die fettlöslichen Vitamine A, D, E und K durch Mikroemulgierung bzw. teilweisen Abbau zur Resorption im Dünndarm aufbereitet werden. Durch die fettspaltenden Lipasen aus den Zungengrunddrüsen werden mehr als 10% der Fette schon im Magen gespalten. Diese Lipasen werden dem Speisebrei zwar schon beim Kauvorgang zugemischt, ihre Aktivität entfalten sie jedoch erst im Magen, da ihr Optimum im sauren pH-Bereich liegt. Gelangen die im Mageninhalt noch unregelmäßig verteilten Fette in den Dünndarm, werden sie hier im alkalischen Milieu in Gegenwart von Galle in eine Emulsion mit einer Teilchengröße von bis zu 5 nm überführt. Durch die Interaktion von Gallensäuren mit den fein dispersen Lipidtröpfchen kommt es zur Anlagerung der zwei Bestandteile der Pankreaslipase (s. Abb. S. 139 rechts). Zuerst lagert sich die Colipase an Gallensäuren an und haftet an der Öl/Wassergrenze. In einem 2. Schritt bildet die Lipase mit der Colipase einen Komplex, womit der lipolytisch aktive Prozeß beginnen kann. Zwar können auch geringe Mengen kurz- und mittelkettiger Triglyzeride ungespalten resorbiert werden, aber die Hauptmenge der Fette wird mit Hilfe der Pankre-

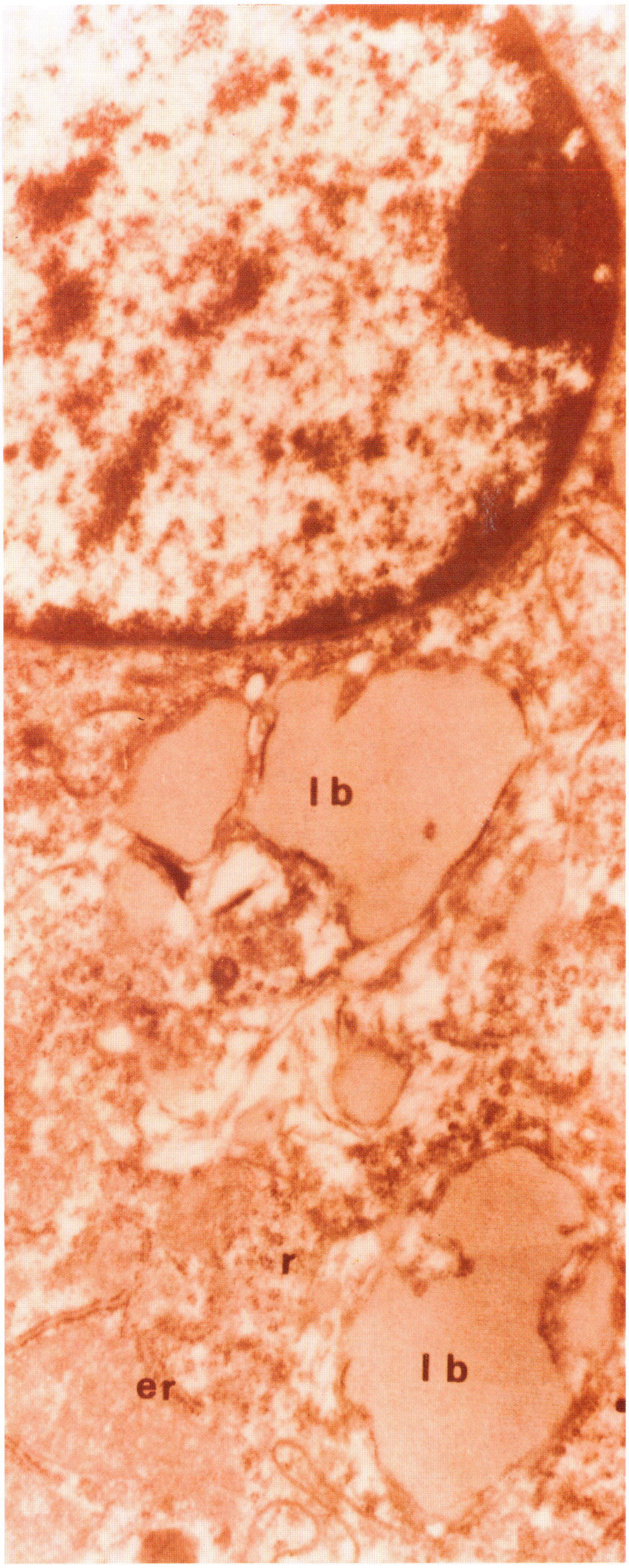

Darstellung von Epithelzellen des Duodenums nach Aufnahme fettreicher Nahrung. Ein Zellkern ist im oberen Bildabschnitt angeschnitten. Deutlich sind die Lipidkörperchen (lb) im Intrazellularraum erkennbar (s. auch S. 140 links).

aslipase aufgeschlossen und zu 80% im Duodenum und oberen Jejunum resorbiert. Die Pankreaslipase entfaltet ihre lipolytische Aktivität von bis zu 140 g/min(!) in Anwesenheit von Calcium-Ionen. Im intestinalen Lumen kommt eine weitere Lipase vor, die in der Lage ist, β-Monoacylglycerine zu spalten. Ihre Hauptaufgabe ist es jedoch, die verschiedenen Cholesterinester zu hydrolysieren.

Nach der Fettspaltung kommt es zur Mizellenbildung. Dabei entstehen durch Grenzflächeneffekte viskös-isotrope Phasen, die sich zu kleinmizellaren Partikeln mit einem Durchmesser von 3–6 nm umbilden. Dieser „Trick" der Natur war nötig, um gleichzeitig hydrophile und hydrophobe Angriffsflächen zu bekommen (vgl. Abb. S. 139 links). Die Gallensäuren umgeben Fettsäuren, Monoglyzeride, Phospholipide und Cholesterin und bilden so Mizellen, die mit ihren hydrophilen und hydrophoben Eigenschaften eine Konzentrierung der Fette und ihrer Abbauprodukte im Darmlumen ermöglichen. Die kurz- und mittelkettigen Fettsäuren bzw. ihre entsprechenden fettsauren Salze sind wasserlöslich und bedürfen nicht der mizellaren Aufbereitung. Die Mizellenbildung ist jedoch die Voraussetzung für die Resorption von Cholesterin und fettlöslichen Vitaminen. So ist bei allen Störungen des Galleflusses und bei allen Störungen der Pankreassaftsekretion die Resorption lipophiler Substanzen

Übersicht über die Fettverdauung.

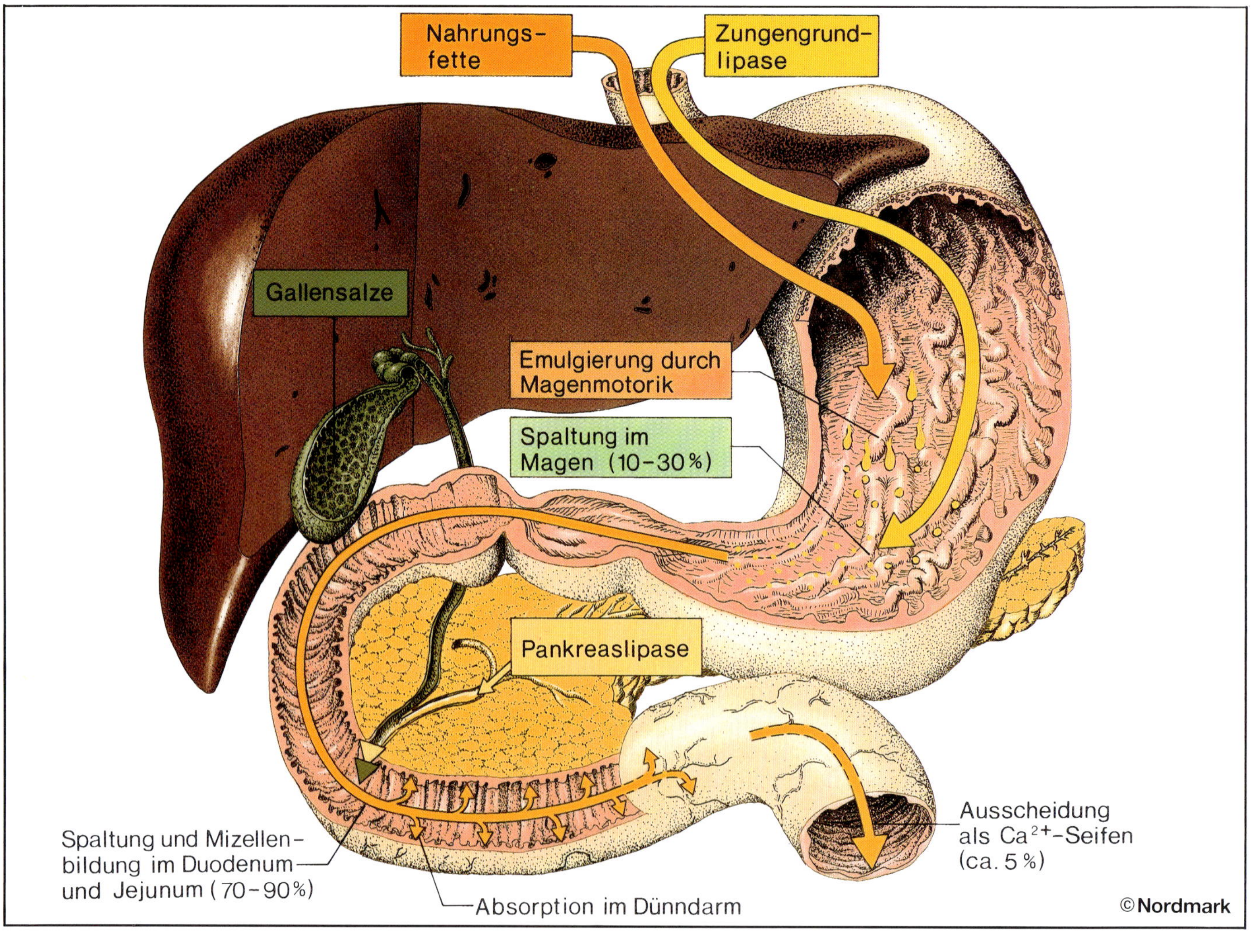

in den Organismus blockiert. Triglyzeride können zwar, wenn auch mit deutlich reduzierter Geschwindigkeit, in Abwesenheit von Gallensäuren resorbiert werden. Sie müssen dann jedoch durch die Pankreaslipasen in Monoacylglycerine und Fettsäuren aufgespalten und fein verteilt sein. Das bedeutet, daß für den Organismus die Sekretion von Pankreassaft wichtiger ist als die von Galle. Über den eigentlichen Resorptionsvorgang, die Aufnahme der mizellar gelösten Lipide in die Mukosazelle, besteht noch keine vollständige Klarheit. Man vermutet, daß die Mizelle in Kontakt mit dem Bürstensaum der Mukosa kommt und dort zerfällt, woraufhin ihre Fettbestandteile einzeln resorbiert werden. Die Abb. S. 140 links zeigt den Kontakt der Lipidbruchstücke (gelb) mit der Lipidmembran der Saumzelle. Sie gelangen durch die Zellmembran in das Zytoplasma. Dabei werden die Gallensäuren auf der Zelloberfläche wieder freigesetzt und können mit anderen Fettbestandteilen erneut Mizellen bilden. Die Fettabbauprodukte Monoglyzeride und Fettsäuren werden intrazellulär von einem kleinen Protein mit einem Molekulargewicht von ca. 12.000 zum endoplasmatischen Retikulum transportiert. Hier erfolgt die Resynthese zu Triglyzeriden und anderen Lipiden. Die intestinale Spaltung und Resynthese von

Fettspaltung und Mizellenbildung im Dünndarm (nach Patton).

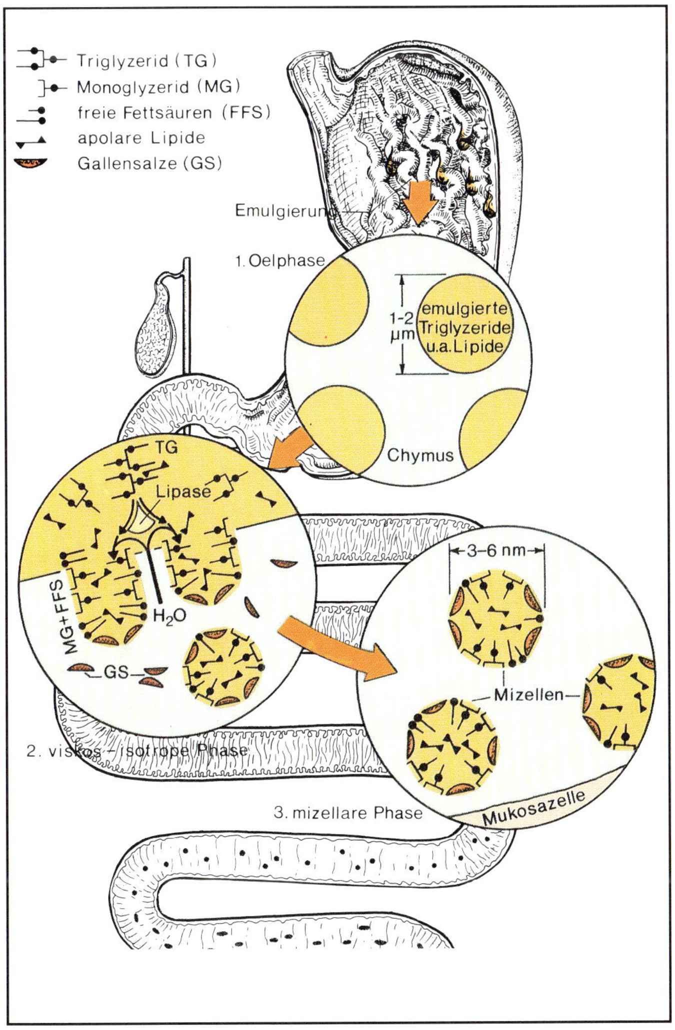

Zusammenwirken von Gallensäuren, Colipase und Lipase.

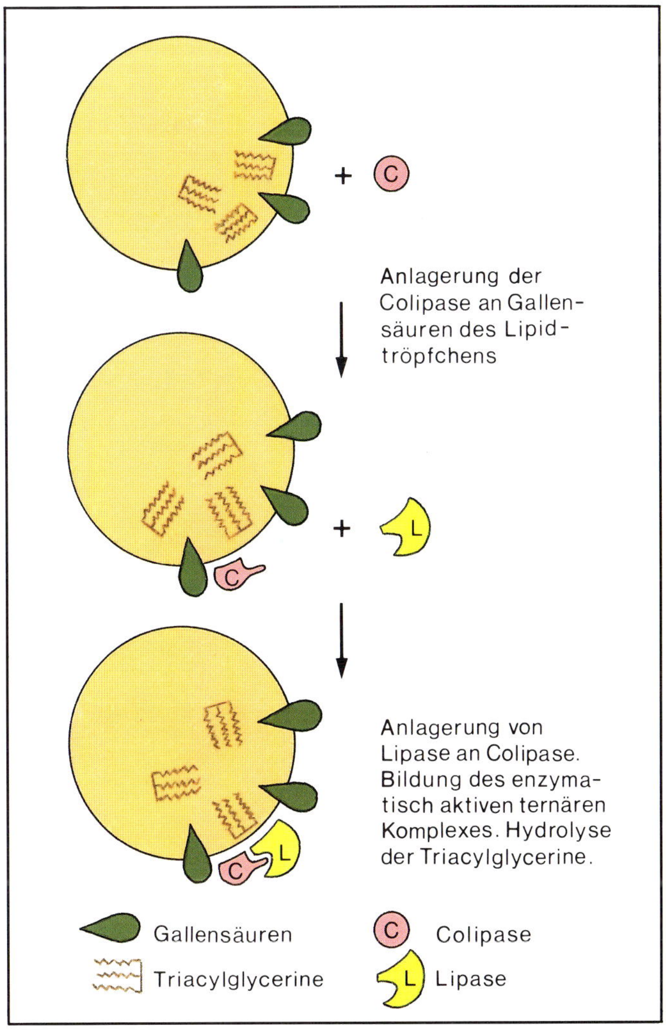

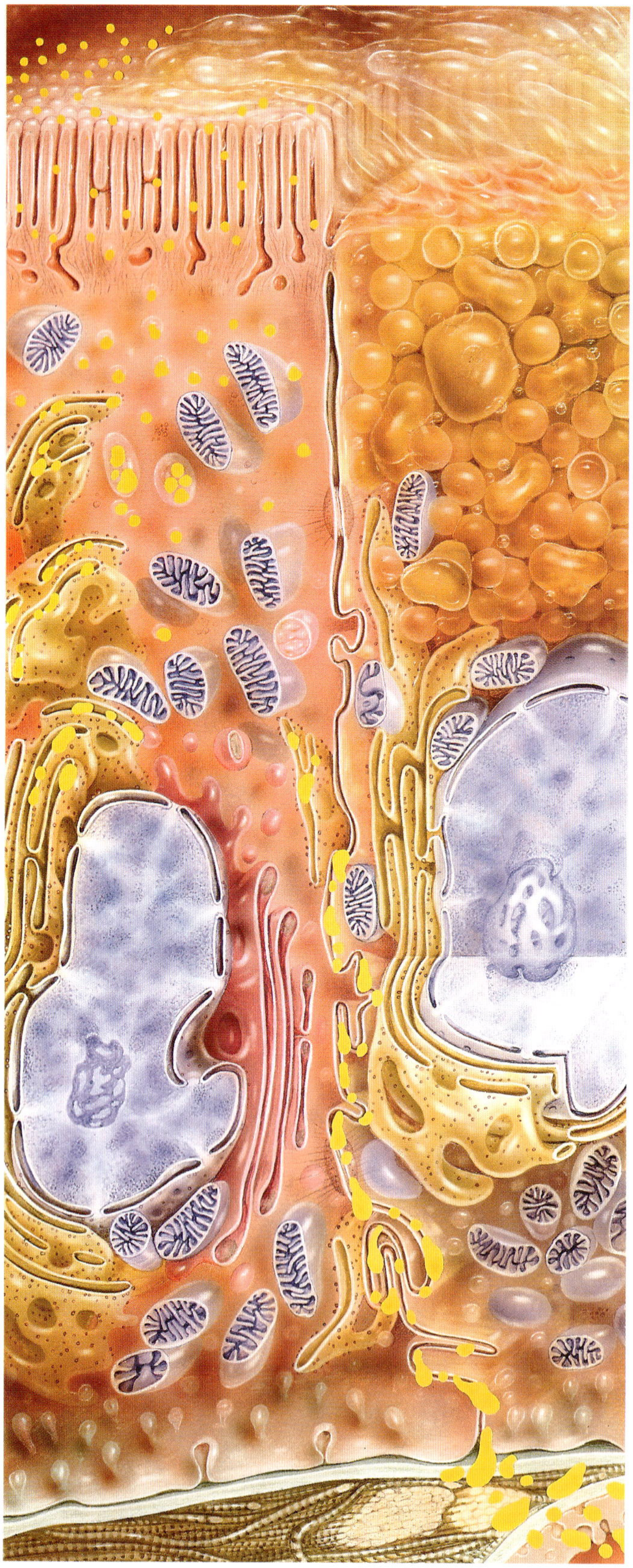

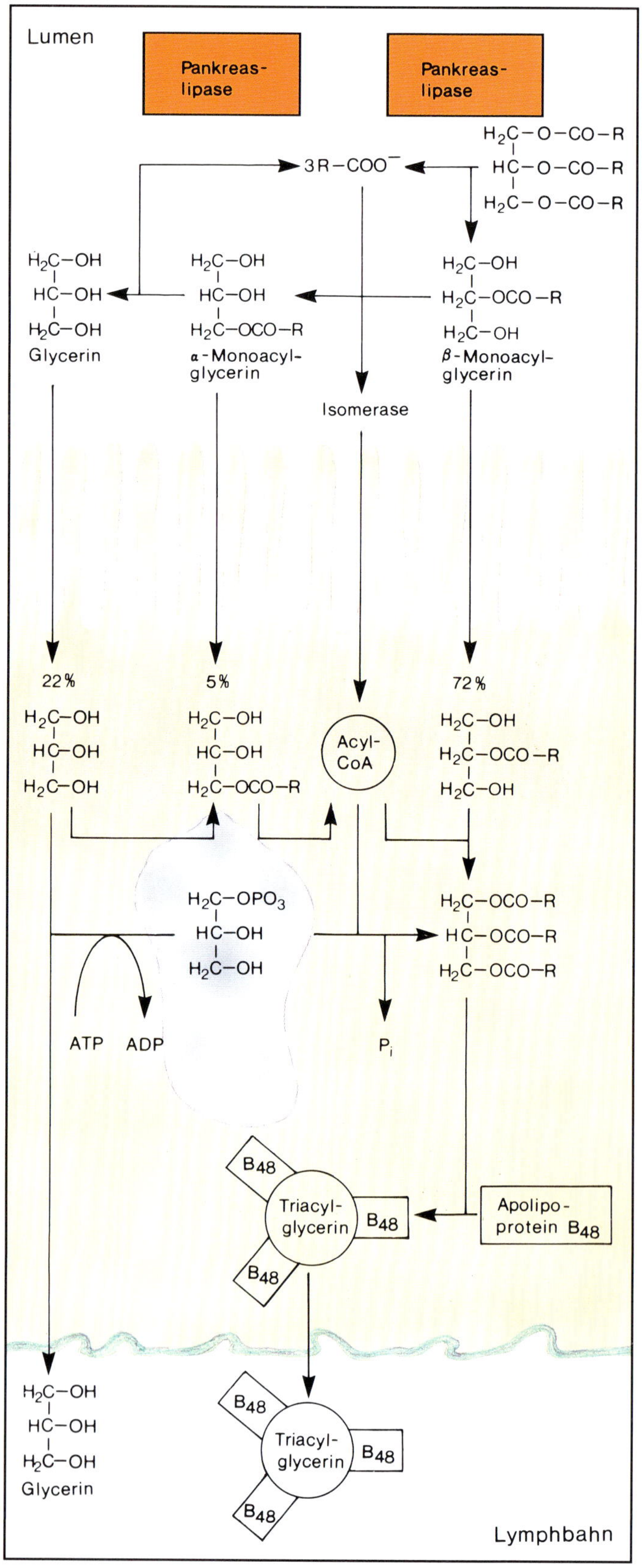
Lumen
Pankreas-lipase
Pankreas-lipase
3R−COO⁻
Glycerin
α-Monoacylglycerin
β-Monoacylglycerin
Isomerase
22%
5%
72%
Acyl-CoA
ATP
ADP
P_i
Triacylglycerin
Apolipoprotein B48
B48
Glycerin
Lymphbahn

Triglyzeriden ist schematisch in Abb. S. 140 rechts dargestellt. Die Aufnahme von Monoacylglycerin, polarem Cholesterin und fettlöslichen Vitaminen in die Mukosazelle geschieht durch einfache Diffusion. Die Monoacylglycerine und Fettsäuren werden außerordentlich schnell wieder verestert. Die dabei ablaufenden Reaktionen finden wahrscheinlich am endoplasmatischen Retikulum der Saumzellen statt. Hier erfolgt die Umwandlung in eine sowohl in der Lymphe als auch im Blut transportable Form, wobei der Mukosazelle verschiedene Wege zur Verfügung stehen. Erstens können die aus dem intestinalen Lumen aufgenommenen Monoacylglycerine mit Acetyl-Coenzym A verestert werden. Dabei spielt die in der Mukosa vorkommende Thiokinase eine wichtige Rolle. Eine weitere Möglichkeit ist die zusätzliche Veresterung mit α-Glycerophosphat. Darüber hinaus gibt es noch andere Wege der Triacylglycerinbildung. In der Mukosazelle erfolgt auch die Veresterung von Cholesterin, das nur in freier Form resorbiert wird. Triglyzeride und Cholesterinester verbinden sich intrazellulär assoziativ mit Apolipoprotein B 48, woraus Chylomikronen bzw. Lipoproteine geringer und sehr geringer Dichte (LDL/VLDL) entstehen.

Diese Umsetzungsschritte sind nötig, da VLDL und LDL sowohl in der Lymphe als auch im Blut transportiert werden können. So wird die Stabilität der Lipidemulsionen im Kreislauf gewährleistet, denn die äußere hydrophile Phase und eine gewisse Polarität der Eiweiße sind das Bindeglied zwischen dem wäßrigen Milieu des Plasmas und der lipophilen Phase der Fette wie z.B. des Cholesterins.

Abb. S. 140: Dreidimensionale Zeichnung einer fettresorbierenden Saumzelle. Die aus den Mizellen freiwerdenden Lipide kommen mit dem Bürstensaum in Kontakt und werden in die Zelle eingeschleust. Daneben ist schematisch die intestinale Spaltung und Resynthese von Triglyzeriden dargestellt.

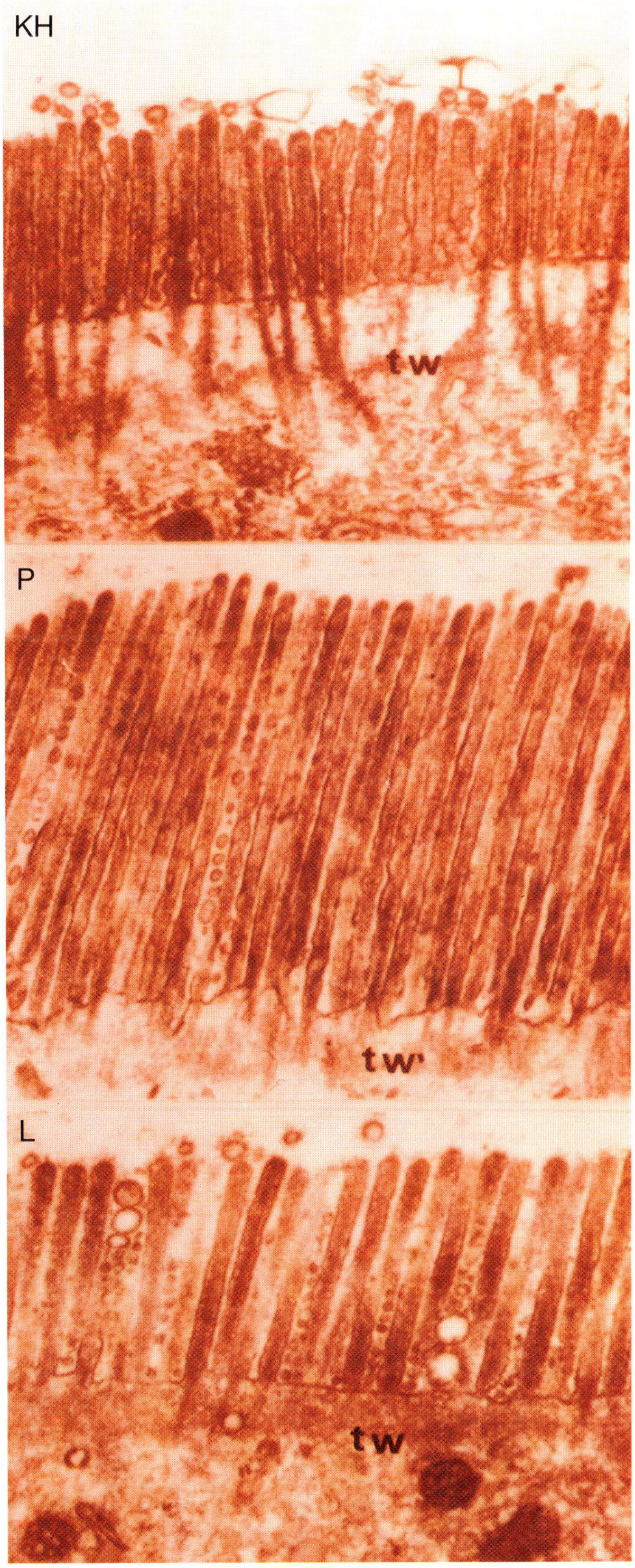

Nebenst. Abb.: Anpassung der Mikrovilli (oberes Jejunum) an verschiedene Ernährungsformen. Die Mikrovilli sind bei proteinreicher Diät eindeutig am längsten (P), bei kohlenhydratreicher Diät am kürzesten (KH). Bei fettreicher Diät kommt es zu größeren Abständen zwischen den Mikrovilli und zu Lipidvakuolen (L). tw: terminal web. (Nach N. Wolff, Diss., München, 1985).

Resorption und Syntheseweg des Cholesterins

Die Verwertung von Cholesterin im Stoffwechsel kann nur nach Umwandlung zur polaren Molekülform erfolgen, indem die apolaren Cholesterinester hydrolysiert werden. Cholesterinester sind die Vorrats- und Transportform des Cholesterins. Der kleinere Teil des Cholesterins wird mit der Nahrung aufgenommen, während der größte Anteil intrazellulär gebildet wird. Im Duodenum kommt zum Nahrungscholesterin, das vor der Resorption durch die unspezifische Pankreaslipase in die polare Form umgewandelt wird, noch aus der Galle stammendes Cholesterin hinzu. Der tägliche Verlust mit dem Stuhl in Form von Koprostanol und über die Haut durch Abschilferung der obersten Hornschichten beträgt ca. 600 mg. Die Bildung von Gallensäuren erfordert ca. 500 mg täglich. Diese Mengen müssen durch Nahrungscholesterin und endogene Neusynthese fortlaufend ersetzt werden. Die Biosynthese des Cholesterins aus aktivierter Essigsäure ist nahezu allen Geweben eigen, jedoch findet sie hauptsächlich (97%) in Leber, Darmtrakt und Haut statt.

Quellen und Schicksal des Cholesterins im Organismus.
VLDL very low density lipoprotein; LDL low density lipoprotein; HDL high density lipoprotein; Cho-E Cholesterinester; ACAT Acyl-CoA-Cholesterolacyltransferase; LCAT Lezithin-Cholesterolacyltransferase; LPL Lipoproteinlipase. (Abb. S. 142: nach W. Halden; Abb. S. 143: nach Silbernagel/Despopoulos).

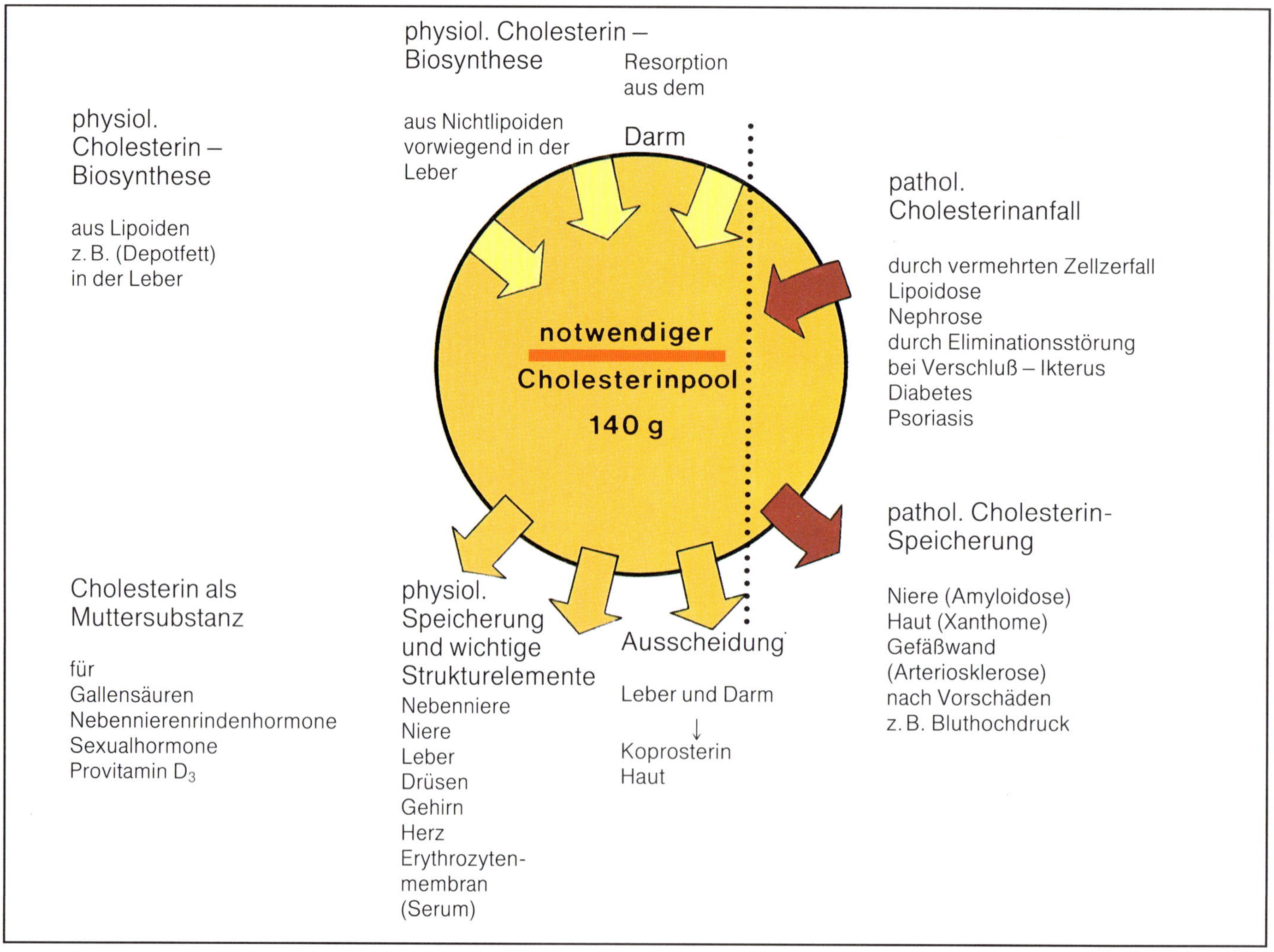

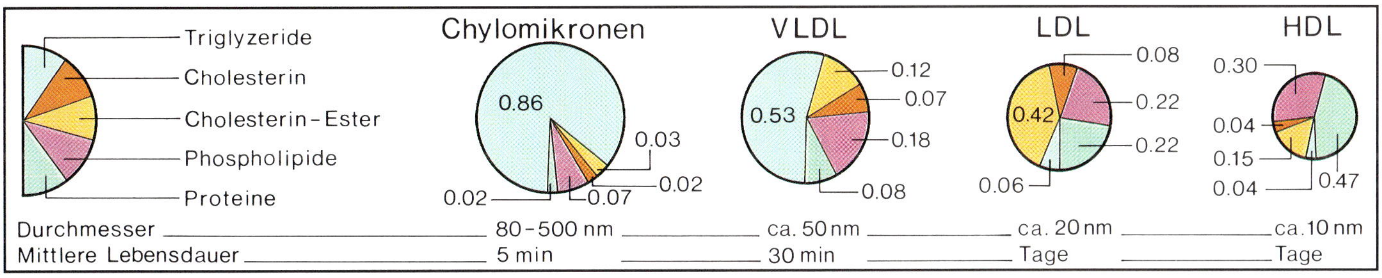

Triglyzeride
Cholesterin
Cholesterin-Ester
Phospholipide
Proteine
Chylomikronen
0.86
0.03
0.02
0.07
0.02
VLDL
0.53
0.12
0.07
0.18
0.08
LDL
0.08
0.42
0.22
0.22
0.06
HDL
0.30
0.04
0.15
0.04
0.47
Durchmesser
80-500 nm
ca. 50 nm
ca. 20 nm
ca. 10 nm
Mittlere Lebensdauer
5 min
30 min
Tage
Tage

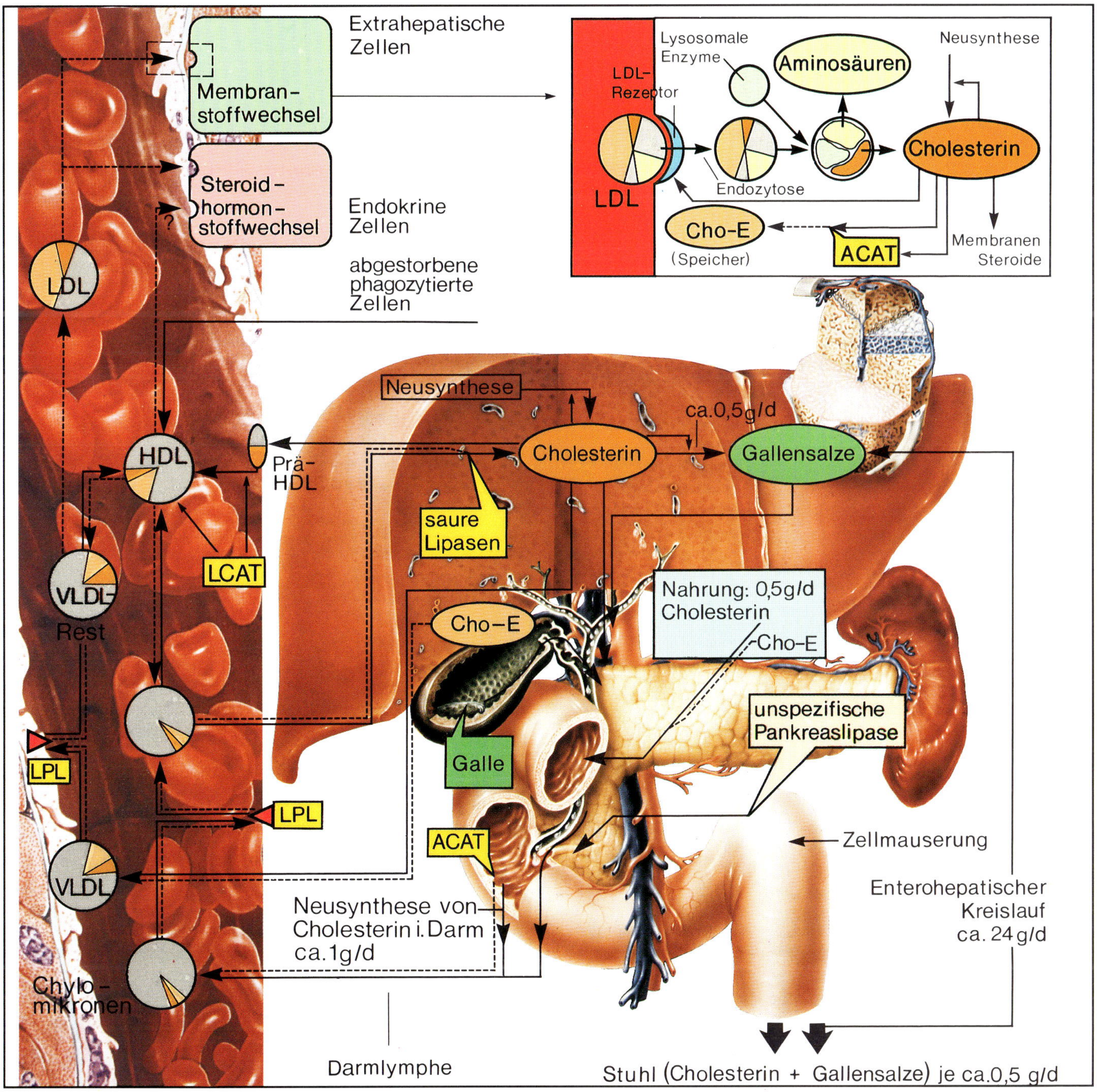

Extrahepatische Zellen
Membran-stoffwechsel
Steroid-hormon-stoffwechsel
Endokrine Zellen
abgestorbene phagozytierte Zellen
Lysosomale Enzyme
Aminosäuren
Neusynthese
LDL-Rezeptor
Cholesterin
LDL
Endozytose
Cho-E
(Speicher)
ACAT
Membranen
Steroide
LDL
HDL
Prä-HDL
LCAT
VLDL-Rest
LPL
LPL
VLDL
Chylo-mikronen
Neusynthese
Cholesterin
ca.0,5g/d
Gallensalze
saure Lipasen
Cho-E
Nahrung: 0,5g/d Cholesterin
Cho-E
unspezifische Pankreaslipase
Galle
ACAT
Zellmauserung
Enterohepatischer Kreislauf ca. 24g/d
Neusynthese von Cholesterin i. Darm ca. 1g/d
Darmlymphe
Stuhl (Cholesterin + Gallensalze) je ca.0,5 g/d

Resorption anderer Nahrungsbestandteile

Spezielle Mechanismen dienen der Aufnahme anderer wichtiger Nahrungsbestandteile wie der Vitamine, der Erdalkalimetalle Calcium und Magnesium sowie von Eisen und Phosphat. Die Resorption fettlöslicher Vitamine, wie Vitamin A (Retinol), D_3 (Colecalciferol), E (Tocopherol), K_1 (Phyllochinon), K_2 (Farnochinon), erfolgt wie bei den Fetten selbst über den Mechanismus der Mizellenbildung in Anwesenheit von Gallensäuren, da Fette für diese Vitamine das Lösungsmittel bzw. den Träger darstellen. Der Transport der fettlöslichen Vitamine im Plasma kann mit VLDL oder nach Einbau in Chylomikronen erfolgen. Wasserlösliche Vitamine, wie Vitamin B_1 (Thiamin), B_2 (Riboflavin), C (Ascorbinsäure), Biotin und Niacin, werden ähnlich absorbiert wie Glukose oder Aminosäuren. Der Resorptionsort für Vitamin C ist das Jejunum, für die B_6-Vitamine Pyridoxal, Pyridoxin, Pyridoxamin das Ileum, wobei letztere wahrscheinlich passiv, d.h. durch einfache Diffusion aufgenommen werden.

Vitamine der B_{12}-Gruppe (Cobalamine) kommen in tierischen Produkten vor, insbesondere in Leber, Niere, Fleisch, Eiern und in geringem Maße auch in Fisch und Milch. Deswegen sind diese Nahrungsmittel die wichtigste Quelle der Vitamin-B_{12}-Versorgung. Allein darum ist rein herbivore Ernährung für den Menschen unphysiologisch und führt zwangsläufig zu einer Störung der Cobalaminresorption und u.U. zu schweren Mangelerscheinungen wie perniziöser Anämie, funikulären Myelosen (degenerativen Veränderungen des Rückenmarks) und anderen Krankheiten. Solche Erscheinungen treten erst nach Jahren auf, da der Körperbestand an Vitamin B_{12} etwa das 1000fache der täglich benötigten Menge von 1 µg beträgt. Cobalamine sind wasserlösliche, aber relativ große Moleküle, infolgedessen muß die Resorption über spezielle Transfermechanismen ablaufen. Während der Darmpassage und im Blut sind diese Moleküle an drei Arten von Proteinen gebunden:

1) Intrinsic factor im Magensaft

2) Transcobalamin I + II im Plasma

3) Transcobalamin III in Granulozyten, Speichel und Galle.

Die intestinale Resorption der Erdalkalimetalle Magnesium und Calcium erfolgt vorwiegend im Dünndarm, wobei das Magnesium jedoch ein „Stuhl-Ion" ist, da nur etwa 30% von der Darmschleimhaut resorbiert werden. Die restlichen 70% werden mit den Faeces ausgeschieden. Geringe Mengen Magnesium können schon im Magen resorbiert werden. Die nicht resorbierten Magnesiumsalze bzw. -ionen verschaffen sich eine Hydrathülle und wirken dadurch plastifizierend auf den Stuhl. In höherer Dosierung wirken sie abführend. Ihre Resorption wird durch Calcium kompetitiv gehemmt, so daß es entweder zur Aufnahme von Calcium oder von Magnesium kommt. Pyridoxinmangel und proteinreiche Kost sowie Alkohol hemmen die Resorption des Magnesiums.

Eine Schlüsselstellung bei der intestinalen Aufnahme von Calcium nimmt das Ileum ein. Hier erfolgt die Resorption der Calciumionen, die während der Passage durch Duodenum und Jejunum noch nicht aufgenommen werden konnten. Wie andere Stoffe auch wird Calcium in mehreren Schritten aus dem Darm aufgenommen. Zuerst erfolgt seine Einschleusung aus dem Darmlumen durch den Bürstensaum in die Zelle. Dann kommt es zur Wanderung durch die Epithelzelle und schließlich zum Austritt über die Basalmembran bis in den Extrazellularraum. Die Resorption aus dem Darmmilieu erfolgt wahrscheinlich über einen konzentrationsabhängigen Mechanismus, wobei der Austritt von Calcium an der basalen Seite der limitierende Faktor ist. Das heißt, daß die resorbierende Zelle nur so viel Calcium aufnehmen kann, wie sie in den Extrazellularraum entläßt. An diesem Resorptionsvorgang ist

ein Calcium-bindendes Protein beteiligt (Calcium wird im „Rucksack“ der Proteine transportiert).
Von der täglich mit der Nahrung aufgenommenen Menge werden auch beim Calcium nur etwa 30–40% resorbiert. Die Aufnahme unterliegt einem gewissen Resorptionssog, d.h. je niedriger die Calciumzufuhr, desto höher die intestinale Resorption und umgekehrt. Mit zunehmendem Alter erschöpft sich die intestinale Calciumaufnahme. Sie ist aber auch entscheidend von der Art der Nahrung abhängig. Phytate oder auch die Phytinsäure, wie sie im Hafer (Haferflocken), im Müsli, in Weizen (auch Kleie) und anderen Getreidearten vorkommen, sowie Oxalsäure, z.B. in Spinat und Rhabarber, blockieren die Resorption durch Bildung schwerlöslicher Calciumkomplexe. Für einen ausgeglichenen Calciumhaushalt müssen sich Aufnahme und Abgabe die Waage halten. Die tägliche Resorptionsmenge beträgt ca. 12–35 mmol. Dies entspricht ca. 40 mg Ca^{2+}. Milch, Käse, Eier und hartes Wasser sind die Hauptversorgungsquellen. Den Calciumhaushalt steuern Parathormon und Calcitonin, wobei die Resorption im Darm auf die Anwesenheit von Vitamin D angewiesen ist.
Relativ kompliziert ist der Vorgang der Eisenresorption, der in seinen Einzelheiten noch immer nicht ganz geklärt ist. Die Eisenresorption beginnt im Ma-

Der Weg des Eisens von der Resorption bis zum Einbau in das Hämoglobin.

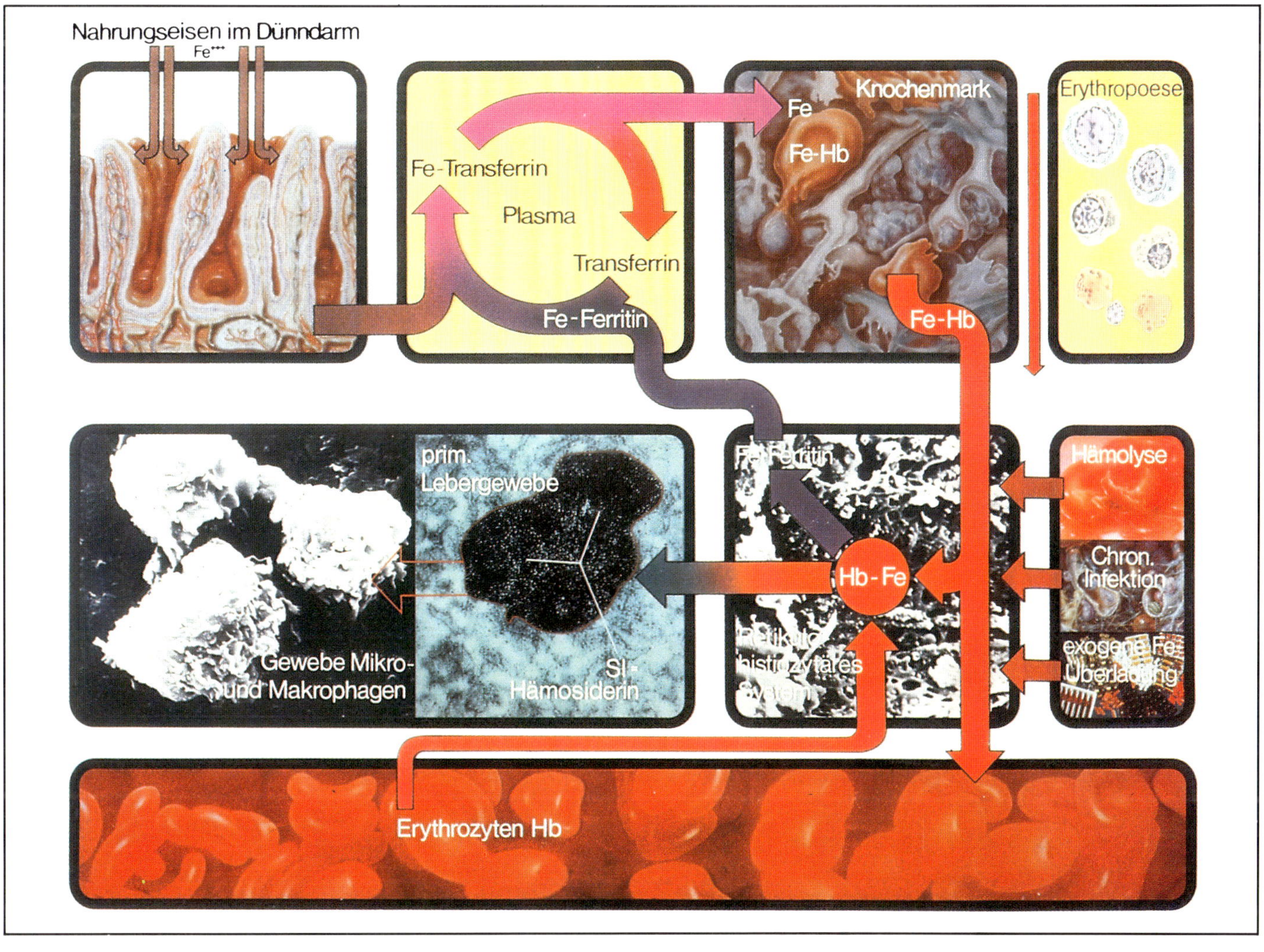

gen und reicht bis in die großen Resorptionsflächen des oberen Dünndarms. Von dem in der Nahrung vorhandenen Eisen werden normalerweise etwa 10% resorbiert. Bei einem Eisensog des Organismus liegt die Resorptionsrate erheblich höher. Eisen aus Hämoglobin wird besser resorbiert als das aus pflanzlichen Quellen, denn das pflanzliche Eisen liegt häufig in schwer- oder unlöslicher Bindung vor, so daß es von unseren Verdauungsorganen nicht resorbiert werden kann. Dies hat seinen Grund in der Entwicklungsgeschichte des Menschen. Die menschlichen Vorfahren der Urzeit verfügten über unbeschränkte Mengen tierischer Nahrungsmittel, so daß sich ihr Verdauungssystem an diese Art der Eisenversorgung adaptiert hat. Herbivore Ernährungsformen waren immer nur ein Ersatz.
Eisen wird sowohl in 2wertiger als auch in 3wertiger Form resorbiert. Das in der Natur vorkommende Eisen ist 3wertig (unter normalen Bedingungen höchste Oxidationsstufe). Die Auffassung, daß 2wertiges Eisen besser resorbiert wird, ist unbegründet, denn es wird im sauren Magensaft mit dem stets vorhandenen Sauerstoff aus geschluckter Luft oder aus der Nahrung sehr rasch zu 3wertigem Eisen oxidiert. Dann verschaffen sich die Eisenionen eine Hydrathülle und gelangen so in den Dünndarm. Die Resorption verläuft in 3 Phasen:

1) Aufnahme in die Mukosazelle,
2) Protein-assoziierter intrazellulärer Transport,
3) Übergabe des Eisens an das Transportsystem des Blutplasmas.

Das stabile hydrophobe Eisenporphyrin kann die Mukosazelle direkt durchdringen, ohne daß es am normalen transzellulären Eisentransport teilnimmt. Das freie oder als Chelat vorliegende Eisen bindet sich an den Bürstensaum der Mukosazelle, über den es aufgenommen und an ein zelluläres Eiweiß, das Transferrin der Mukosa, gebunden wird, das mit dem Transferrin des Plasmas nicht identisch ist. Es kann das Eisen an ein eisenbindendes Protein, das Ferritin der Schleimhaut, zur Speicherung weitergeben. An der dem Blutplasma zugewandten Seite der Mukosazelle wird das Eisen auf das Plasma-Transferrin übertragen und von ihm in die eisenverarbeitenden oder -speichernden Gewebe transportiert. Bei ausreichender Eisenresorption bildet sich ein Eisen-Ferritin-Speicher in der Mukosa. Benötigt der Körper vermehrt Eisen, so kann es auch aus diesem Speicher resorbiert werden. Ist der Organismus „Eisen-satt", geht das an das Ferritin der Schleimhaut gebundene Eisen nach 2–3 Tagen mit der physiologischen Desquamation des Darmepithels verloren und wird mit dem Kot ausgeschieden.

Die Aufnahme von Spurenelementen in den Organismus über Nahrung, Trinkwasser und Luft sowie die Verteilung in Blut und Gewebe und die Ausscheidung sind bisher nur unzureichend untersucht.

Struktur und Funktion des Dickdarms

Der Gastrointestinaltrakt wird vom Dickdarm mit seinen Anteilen Caecum, Colon und Rectum abgeschlossen. Im Verlauf von 24 Std. gelangen aus dem Dünndarm über einen besonderen Klappenapparat, die Ileocaecal- oder Bauhin-Klappe, etwa 1,5 l Darminhalt in den Dickdarm. Hier werden die für den Körper noch brauchbaren Stoffe, vor allem Wasser, Elektrolyte und auch kurzkettige Fettsäuren, resorbiert und der Darminhalt auf ca. 200 ml eingedickt. Die Nettorückresorption von Flüssigkeit aus dem Colon beträgt pro Tag etwa 1000–1300 ml, was gegenüber den ca. 8 Litern, die vom Dünndarm rückresorbiert werden, relativ wenig ist, aber aus funktioneller Sicht eine große Bedeutung hat. Die im Chymus noch vorhandenen organischen Verbindungen werden im Caecum und Colon durch die hier vorhandene Bakterienflora sozusagen nachfermentiert. Dabei werden Kohlenhydrate und Fette zu Salzen niedermolekularer organischer Säuren wie Laktat, Acetat und Butyrat vergoren, wobei nicht unerhebliche Mengen an Gasen wie CO_2, Methan und Wasserstoff entstehen. Die Eiweiße und Aminosäuren unterliegen dagegen der bakteriell induzierten Fäulnis. Dabei können die Aminosäuren durch die Bakterien zu toxischen Aminen decarboxyliert werden. Auf diesem Wege entstehen aus Lysin Cadaverin, aus Arginin Agmatin, aus Tyrosin Tyramin, aus Ornithin Putrescin und aus Histidin Histamin. Aus Tryptophan wird über mehrere Abbaustufen Indol und Skatol gebildet. Diese toxischen Abbauprodukte werden zum Teil resorbiert und gelangen über die Pfortader zur Leber, wo sie als Sulfat oder Glukuronat nierengängig gemacht und über diese ausgeschieden werden. Darum ist es auch wichtig, bei Insuffizienz des Pankreas oder Überforderung seiner Sekretionsleistung durch übermäßige Eiweißzufuhr mit Hilfe von Pankreasferment-Substitution dafür zu sorgen, daß sich im Enddarm möglichst wenig toxische Restprodukte aus Eiweißstoffen bilden können. Die aus Indol entstehende Indoxylschwefelsäure wird auch als Indikan bezeichnet. Dieses kann, da es zum Farbstoff Indigo oxidiert werden kann, relativ leicht in Serum und Harn nachgewiesen werden. Steigt der Indikanspiegel im Serum an, weist diese Reaktion auf eine forcierte bakterielle Proteinzersetzung und damit auf eine Pankreasüberforderung oder auf eine Niereninsuffizienz hin.

Eiweiße und Fette aus der Nahrung gelangen bei ausreichender Pankreasleistung und Galleproduktion normalerweise nicht in den Stuhl. So kann man davon ausgehen, daß der größte Teil dieser Substanzen, der etwa 10% des Trockengewichts der

Lage und Verlauf des Dickdarms. Die dorsal liegenden, von Dünndarmschlingen bedeckten Darmanteile sind hellbraun dargestellt, die dorsal liegenden nicht bedeckten Teile dunkelbraun.

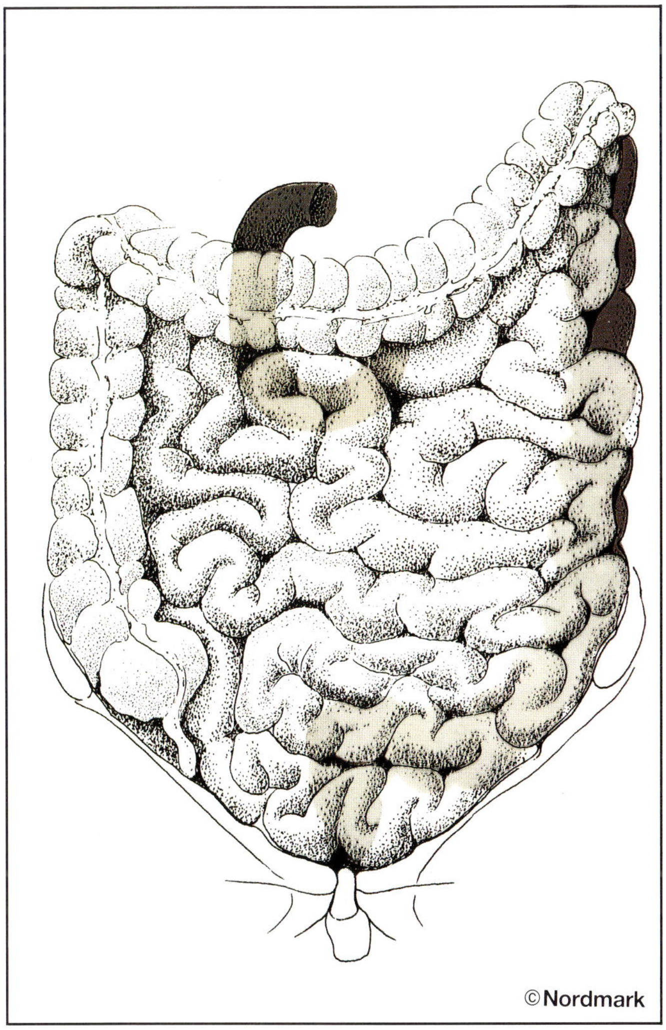

Faeces ausmacht, von den Bakterien, Saprophyten oder Symbionten stammt, welche den Dickdarm in großer Zahl besiedeln. Die Dickdarmsaprophyten, Colibakterien, Hefen und Pilze sind auch in der Lage, organische Verbindungen, die von den Verdauungsenzymen nicht angegriffen werden können, in geringer Menge aufzuschließen und zu verdauen. Aufgrund ihrer speziellen Zellulase-bildenden Saprophyten haben z.B. Pflanzenfresser die Möglichkeit der Zelluloseverdauung, die für sie eine lebenserhaltende Rolle spielt. Die menschliche Bakterienflora ist darauf nicht eingerichtet. So ist anzunehmen, daß die ausschließlich vegetarische Ernährung beim Menschen unphysiologisch ist.

Neben den resorptiven Vorgängen kommt es zur Sekretion von Kaliumionen und HCO_3^- bzw. Bicarbonat in das Lumen des Dickdarms. Aber auch für Calcium, Magnesium, Phosphate und Schwermetalle ist der Enddarm das Ausscheidungsorgan. Die Intensität dieser Resorptions- und Sekretionsvorgänge nimmt von proximal nach distal deutlich ab.

Längsschnitt durch Schlauchdrüsen (Krypten) des Colons. Auffällig ist der dichte Besatz mit Becherzellen. Färbung: Azan; Vergr. 100fach.

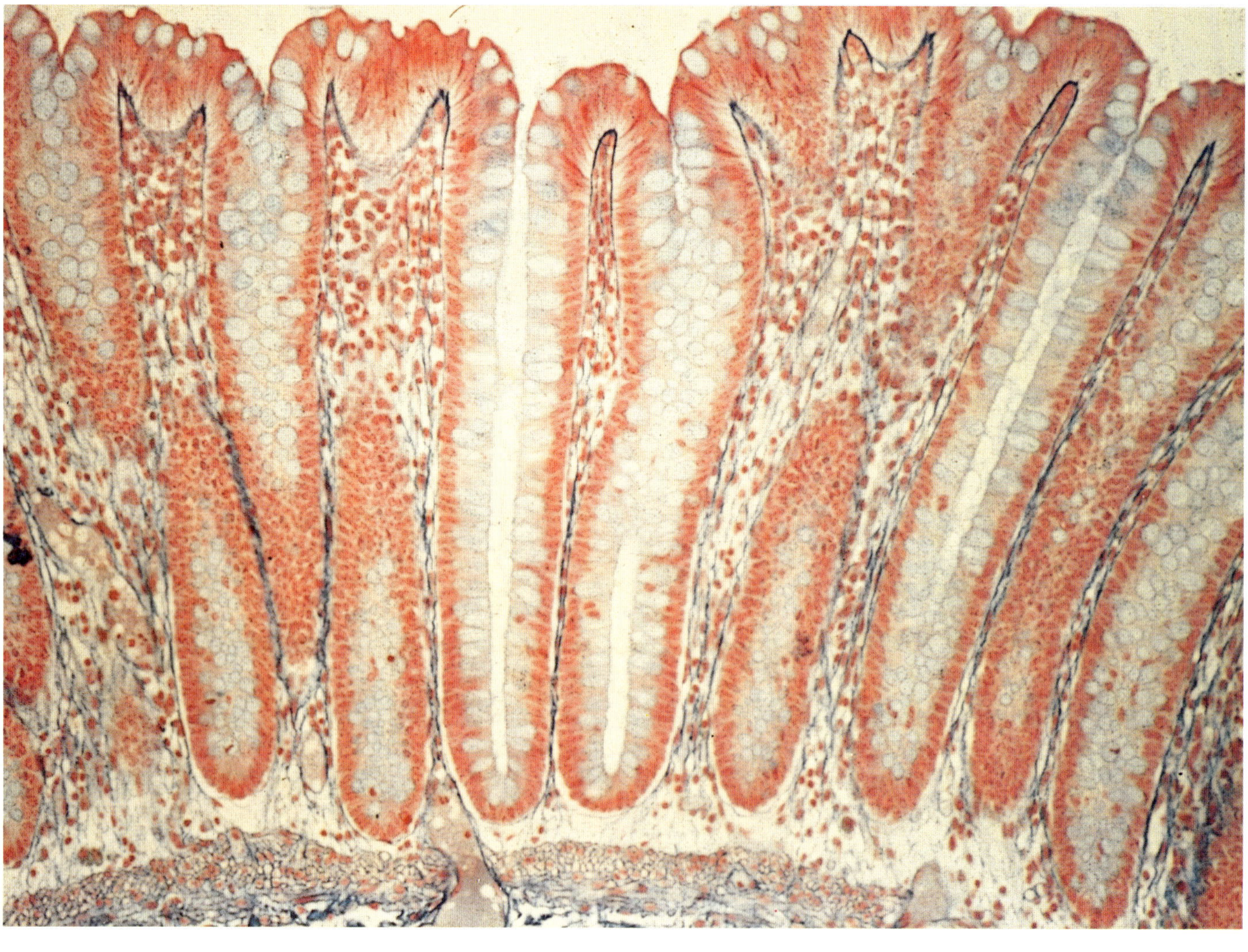

Funktionelle Morphologie

Der Dickdarm verfügt über zwei Verschlußmechanismen, proximal die Ileocaecalklappe, distal die Analsphinkteren.
Letztere bestehen aus einer inneren glatten und einer äußeren quergestreiften Schließmuskulatur. Die Ileocaecal-Klappe verschließt die Mündung des Dünndarms in den Dickdarm.

Die Länge des Colons beim Erwachsenen beträgt ungefähr 1,0–1,5 m bei einem Durchmesser von 4–9 cm. Die einzelnen Dickdarmabschnitte haben jeweils besondere Aufgaben. Im Caecum stehen die bakterielle Einwirkung auf seinen vorwiegend flüssigen Inhalt sowie die Rückresorption der Elektrolyte im Vordergrund. Einige dieser Elektrolytbewegungen (berechnet auf 1,5 l Dickdarminhalt/Tag) sind aus der Tabelle S. 150 zu ersehen. Im Colon ascendens, transversum und descendens kommt es zur zunehmenden Eindickung des nach distal geleiteten Dickdarminhaltes und zur Resorption restlicher Elektrolyte. Das Colon sigmoideum und das Rectum dienen vorwiegend der Schleimproduktion und als Speicher, um den Darminhalt portionsweise absetzen zu können. Aufgrund der relativ langen Verweildauer des Darminhaltes im Dick-

Rasterelektronenmikroskopische Aufnahme der Dickdarmwand mit dichtem Mikrovillibesatz und Aufsicht auf die Mündung der Krypten. Vergr. 1200fach.

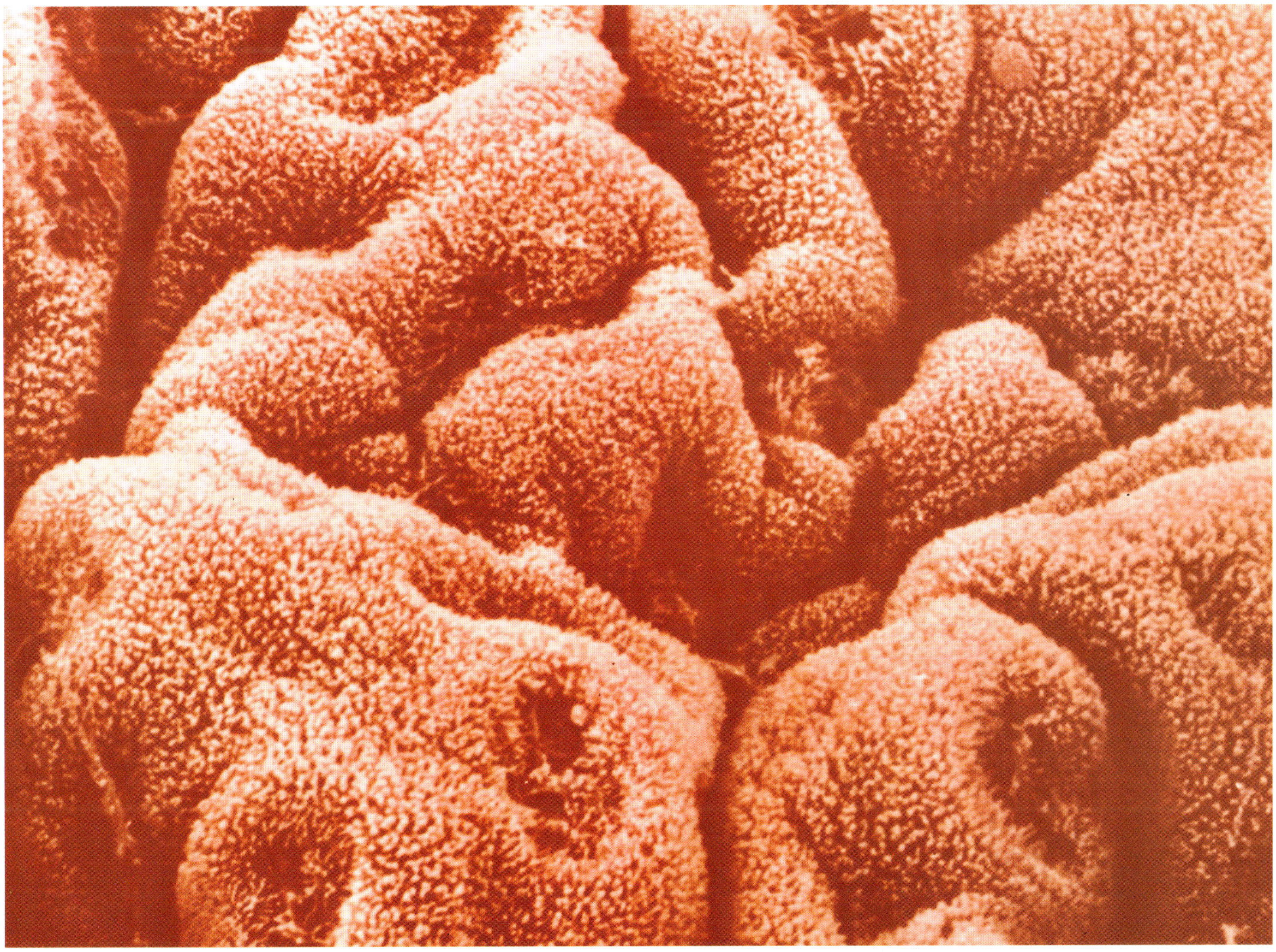

darm und infolge der starken bakteriellen Tätigkeit werden beträchtliche Mengen von Ammoniak freigesetzt, die gut resorbiert und in der Leber zum nierengängigen Harnstoff aufbereitet werden. Bei einer insuffizienten Entgiftungsleistung der Leber, z.B. bei chronischen Lebererkrankungen, kommt es zwangsläufig zu einer neurotoxischen Ammoniakwirkung im Gehirn, da die Umsetzung von Ammoniak, Bicarbonat und dem α-Aminostickstoff des Aspartats zu Harnstoff nicht mehr stattfindet.

Colonübersicht. Die Faltenbildung ist erkennbar. Diesem Dickdarmabschnitt fehlen Zotten. Die Tela submucosa schließt Lymphfollikel ein. Außen liegt eine ausgeprägte Tunica muscularis in typischer Schichtung an. Färbung H.E.; Vergr. 20fach.

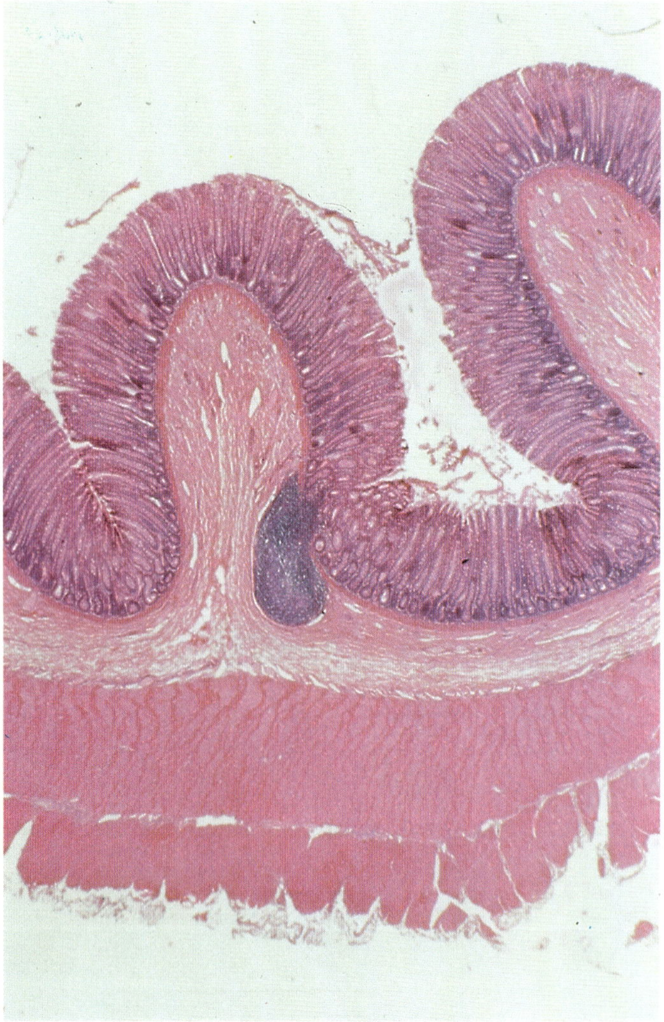

Elektrolyt (in mmol)	Ilealer Efflux	Analer Efflux	Tägliche Bilanz
Natrium	210	2	+208
Kalium	7	15	− 8
Chlorid	120	2	+118
Bicarbonat	75	5	+ 70

+ = Nettoabsorption, − = Nettosekretion

Die Längsmuskulatur des Colons ist vorwiegend in 3 Längsbänder von etwa 1 cm Breite, die Taenien, gebündelt, wobei jedoch der Blinddarm und das Rectum eine geschlossene Längsmuskelschicht aufweisen. Die Ringmuskulatur ist beteiligt am Aufbau halbmondförmiger Falten (Plicae semilunares), die die segmentalen Ausbuchtungen, die Haustren, gegeneinander abgrenzen. Die Abb. S. 147 zeigt den Dickdarm in situ und den Verlauf einer Taenie. Die Schleimhaut des Colons ist sehr viel einfacher gebaut als die des Dünndarms. Da die Resorptionsfähigkeit für Nahrungsstoffe nur relativ gering ist, besitzt der Dickdarm oberflächenvergrößernde Strukturen nicht im gleichen Ausmaß wie der Dünndarm. Das Zottenrelief fehlt im Colon völlig, und seine Schleimhaut verfügt nur noch über Krypten, die bis zur Muscularis mucosae reichen und mit zahlreichen Becherzellen ausgestattet sind. Die gesamte Oberfläche der Dickdarmschleimhaut wird auf ca. 1.000−1.500 cm^2 geschätzt. Die rasterelektronenmikroskopische Aufnahme auf S. 149 zeigt, daß die dem Darmlumen zugewandte Oberfläche mit Mikrovilli-tragenden Saumzellen besetzt, aber mit verhältnismäßig wenig Becherzellen ausgestattet ist. Die Eingänge zu den Krypten sind deutlich erkennbar. Diese enthalten, wie aus Abbildung S. 148 erkennbar ist, zahlreiche Becherzellen. Absorptionsprozesse sind überwiegend im Oberflächenepithel, Schleimbildung und Sekretion sowie Zellmauserung in den Krypten lokalisiert.

Abb. S. 152: Elektronenmikroskopische Aufnahme der apikalen Zone des hochprismatischen Zylinderepithels der Dickdarmschleimhaut mit Saumzellen und angeschnittener Becherzelle nach Schleimabgabe. Der Oberflächensaum zeigt büschelartig angeordnete Mikrovilli. Typisch für den Zellverbund im Colon sind die schmalen Interzellularräume. Vergr. 6.000fach.

Nebenst. Abb.: Rasterelektronenmikroskopische Aufnahme eines Ausschnitts aus einer Krypte des Dickdarms. In das Lumen ragen Schleimpfröpfe aus Becherzellen. Im rechten unteren Bildabschnitt sind die Mikrovilli einer Saumzelle zu erkennen. Vergr. 6.000fach.

Untenst. Abb.: Querschnitt durch die Krypten des Colons, dessen Wand nur Epitheleinsenkungen, jedoch keine Zotten (!) besitzt. Das Epithel umsäumt stets die zentrale Lichtung, das Kryptenlumen. Vergr. 500fach; Färbung Häm.-Muzikarmin.

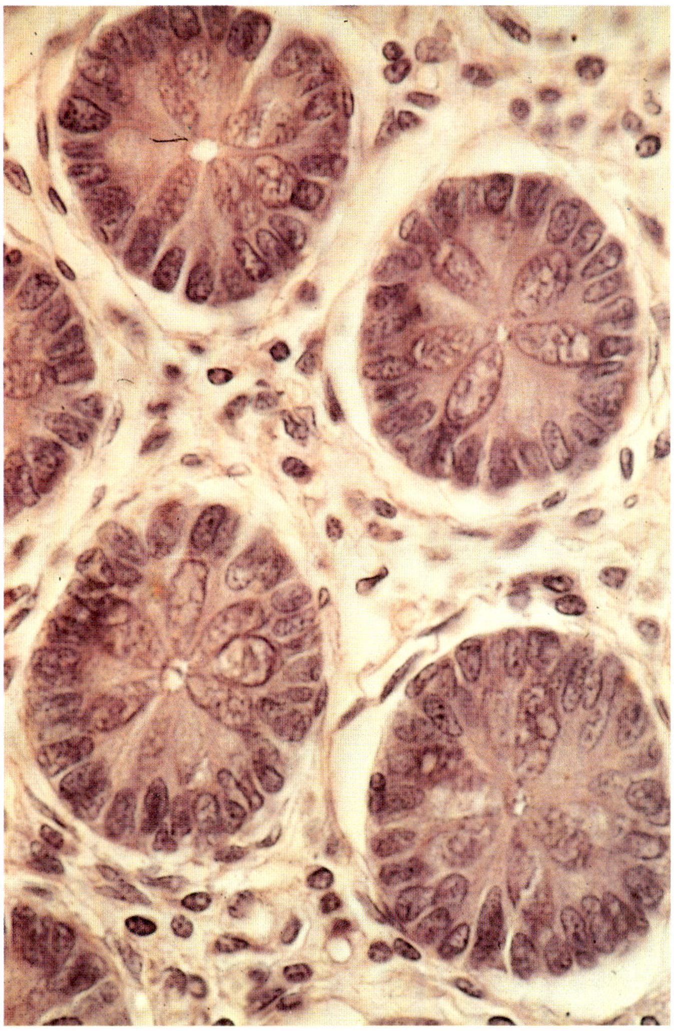

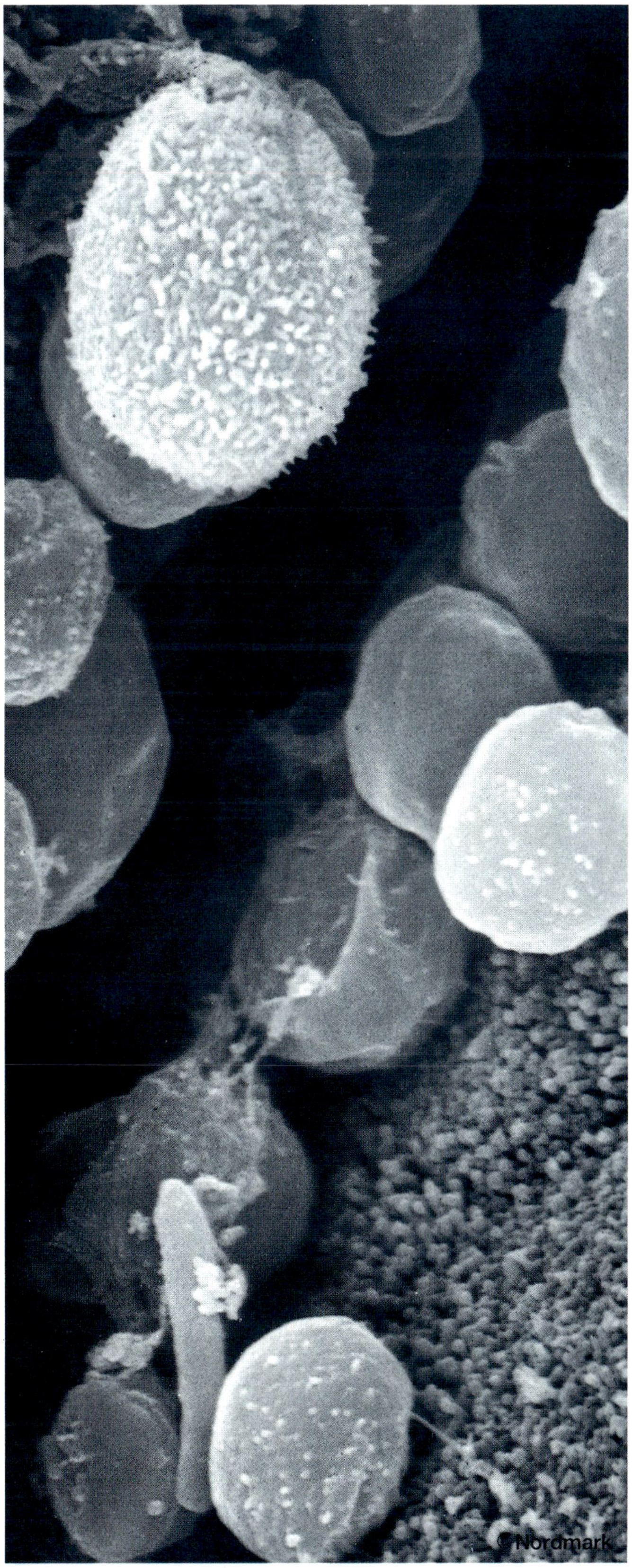

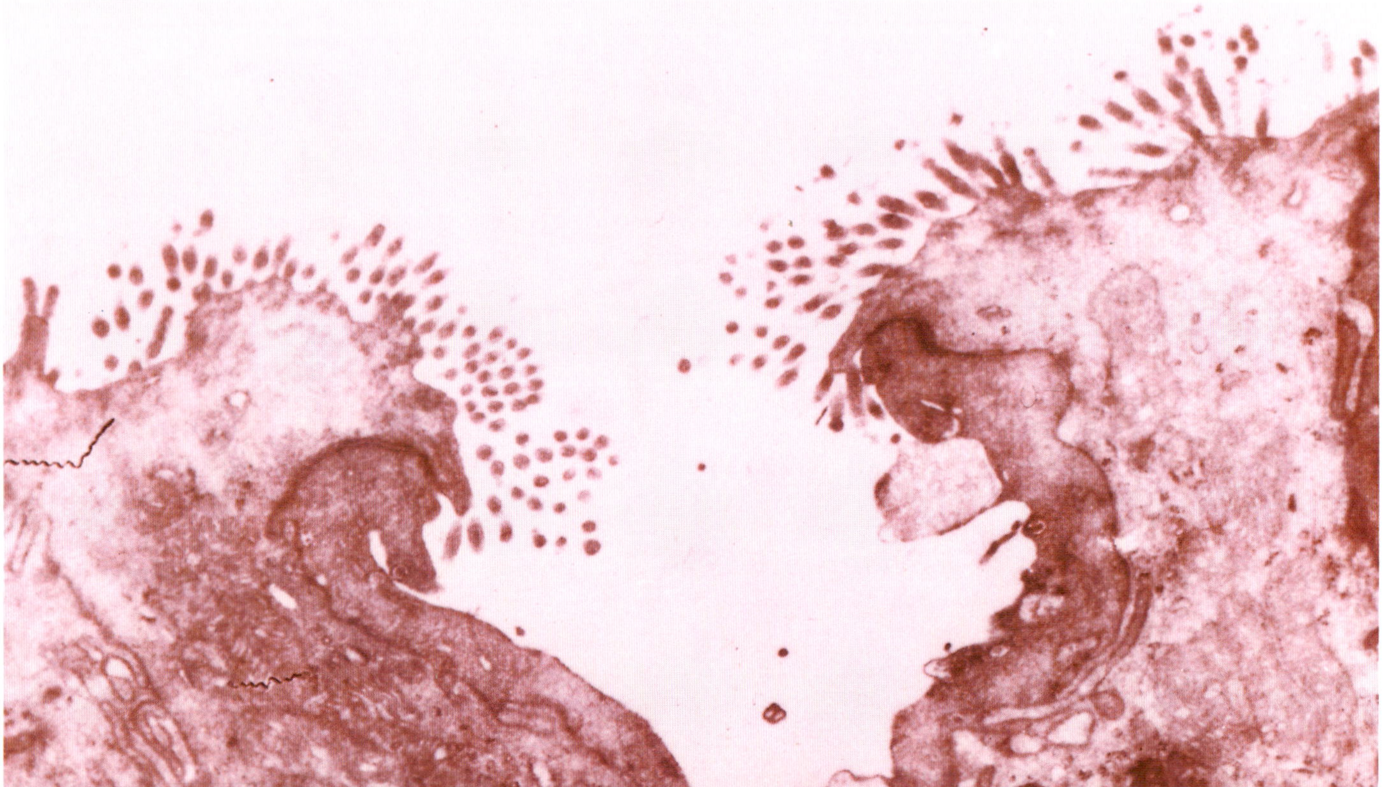
©Nordmark

Dickdarmmotilität

Die physiologischen Bewegungen des menschlichen Dickdarms laufen in mehreren Mustern ab. Neben lokalen Mischbewegungen mit wechselnd starken Einschnürungen, den sog. haustralen Kontraktionen, kommt es alle 2–4 Std. zu Massenbewegungen. Die Mischbewegungen pressen den Dickdarminhalt kurze Strecken in orale und aborale Richtung und führen so zu einer guten Durchmischung des Darminhaltes mit der Bakterienflora sowie zu einem intensiven Kontakt mit dem Resorptionsepithel. Solche segmentalen Kontraktionen

Nebenst. Abb.: Typischer Bewegungsablauf der Dickdarmperistaltik. Kontrastbreigabe um 7.00 Uhr (1). Durch die Nahrungsaufnahme um 12.00 Uhr wird die Entleerung des Ileums beschleunigt (2). Es kommt zur sog. Massenbewegung im Colon (gastro-colischer Reflex), beginnend mit einer Einschnürung des Caecums, die sich über das gesamte Colon fortsetzt (3–8).

Untenst. Abb.: Synopsis der parasympathisch stimulierten Colonmotilität. Das Einsatzbild zeigt einen histologischen Schnitt durch einen Colonabschnitt.

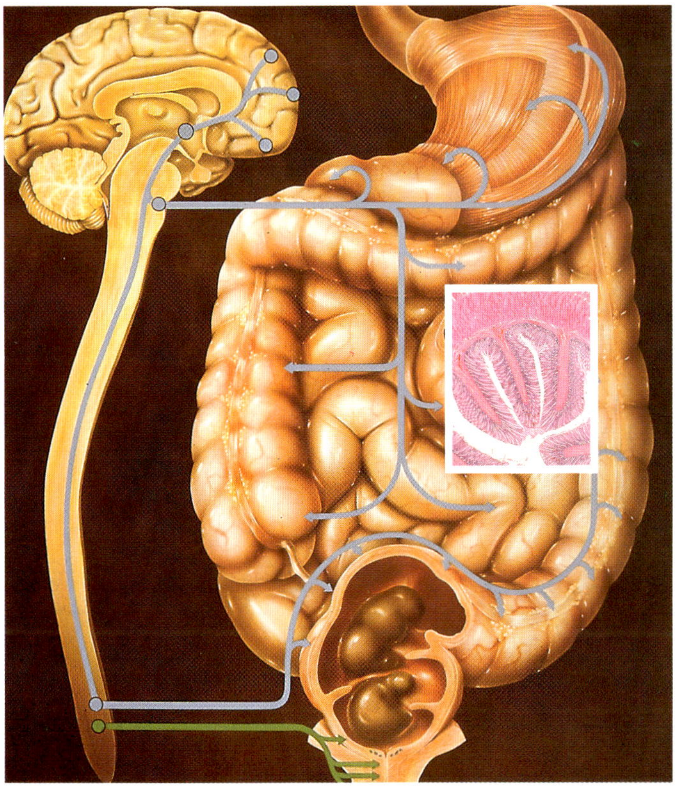

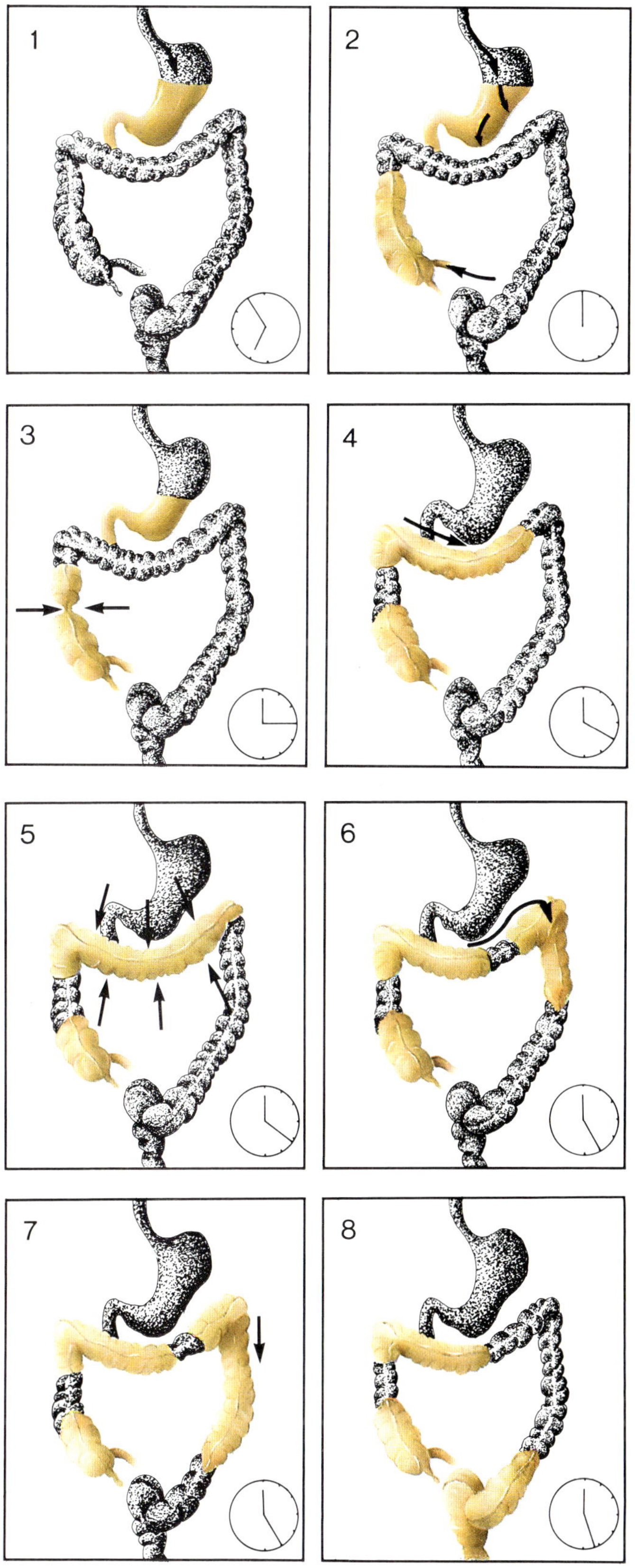

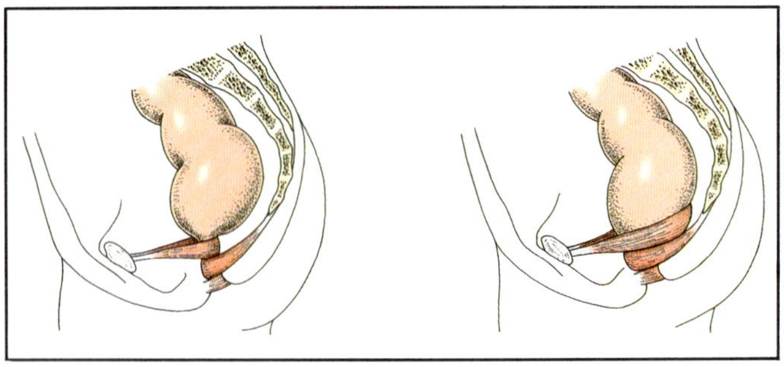

Obenst. Abb.: Die drei willkürlich innervierten Schlingen des Musculus sphincter ani externus. Die oberste Schlinge entspringt an der Symphyse, umfaßt den Darm im Bereich des Anorectalwinkels hufeisenförmig und zieht ihn nach ventral. Die mittlere Schlinge ist am Steißbeinende fixiert und zieht den Darm nach dorsal. Dieser antagonistische Zug sichert den Analverschluß. Die untere Schlinge bildet den eigentlichen Sphincter ani externus, ist in der Perianalhaut verankert und zieht den Analkanal nach ventral. Links: Ruhestadium, Kontinenz. Rechts: Durch Erschlaffung der drei Muskelschlingen wird die Defäkation möglich.

Untenst. Abb.: Der Verschluß des Darmausganges wird durch mehrere Mechanismen gesichert. Hierzu tragen die Kohlrausch-Falte sowie zwei gegenüberliegende Falten, in die sich diese bei Kontraktion der Ringmuskulatur einstülpt, bei (links). Bei Kontraktion der Längsmuskulatur des Rectums öffnet sich dieser Faltenverschluß (rechts). Die jeweils kontrahierte Muskulatur ist rot dargestellt. (Nach Wongphaet).

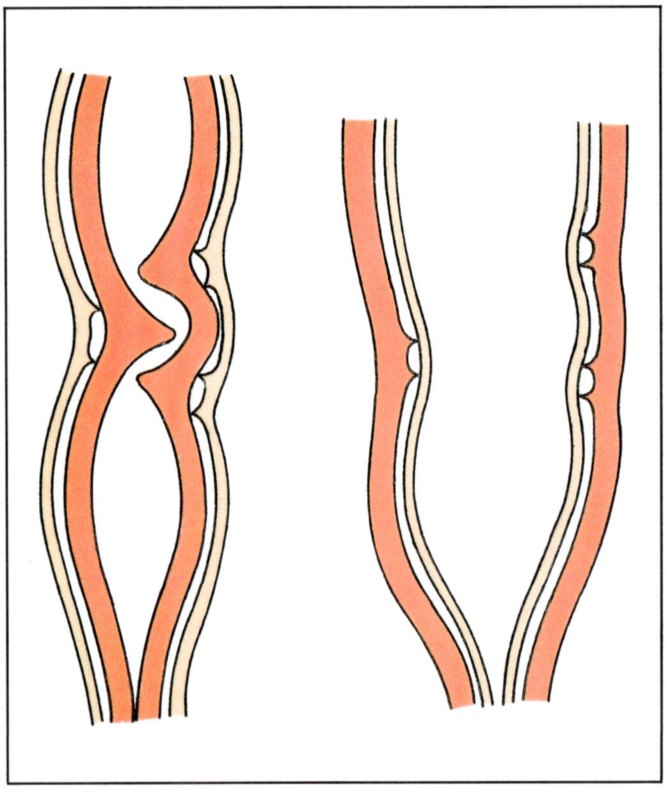

bewirken eine gewisse Anschoppung des Dickdarminhaltes im Colon ascendens, und es kommt nur zu einem intermittierenden Weitertransport ins Colon transversum. Der aborale Fluß des Darminhaltes wird hauptsächlich durch die sog. retropulsiven peristaltischen Wellen gehemmt, die im Colon transversum oder Colon ascendens beginnen und zum Caecum verlaufen. Durch diese Bremswirkung kommt es zu einer langen Kontaktzeit zwischen Darminhalt und Resorptionsepithel, die nötig ist, damit im Colon ascendens die Hauptmasse des Wassers und der Elektrolyte resorbiert werden kann. Die gesamte Transitzeit des Dickdarminhaltes kann bis zu 3 Tage betragen. Ein typischer Bewegungsablauf im Dickdarm, wie er nach Kontrastbreigabe röntgenologisch beobachtet werden kann, ist im Schema S. 153 rechts dargestellt.

Das Rectum dient der Faeces-Speicherung, die eine bewußt gesteuerte und in die sozialen Gewohnheiten eingebettete Defäkation erlaubt. Üblicherweise werden peristaltische Wellen oder Bewegungen des Colons nicht bewußt empfunden. Erst die Dehnung des Rectums durch den Darminhalt wird bemerkt. Der Dehnungsreiz löst über einen Reflexbogen, der über die Bahnen des Plexus sacralis verläuft, den Defäkationsreflex aus. Zuerst entwickeln sich peristaltische Kontraktionen des Colon sigmoideum, welche das Rectum verkürzen, wobei es auf dem Höhepunkt der Druckamplitude zur Erschlaffung des inneren und äußeren Analsphinkters kommt. Dieser Reflex läuft im wesentlichen autonom ab und kann über die quergestreifte Bauchmuskulatur (Bauchpresse) willkürlich unterstützt werden.
Dem vegetativ-reflektorischen Ablauf ist eine willkürliche Steuerung übergeordnet, die über starke Kontraktionen des Beckenbodens und des Sphincter ani der Defäkation entgegenwirken kann.

Immunsystem des Dickdarms

Auf das lymphatische Gewebe des Gastrointestinaltraktes wurde bereits auf den Seiten 92 ff. hingewiesen. Dieses Gewebe ist auch Bestandteil der Schleimhäute des Dickdarms. Die einzige Aufgabe des Wurmfortsatzes (Appendix vermiformis) ist es, lymphoides Gewebe auszubilden. Inwieweit sich entwicklungsgeschichtlich dieser Abschnitt des Caecums rückgebildet hat, unterliegt der Spekulation. Die zelluläre Zusammensetzung des darmassoziierten lymphatischen Gewebes im Colon ist nicht einheitlich. Wie im gesamten Darmtrakt, so gehören auch die Lymphozyten des Colonepithels (vorwiegend in dessen basalen Teilen) zum größten Teil zur T-Lymphozytenpopulation mit vorwiegend suppressorisch-zytotoxischer Aktivität (Suppressor- und Killerzellen). Die Lymphozyten der Lamina propria im Colon gehören ebenfalls zum Teil zur T-Zellpopulation, besonders zu den T-Helferzellen. Eine bedeutende Population in der Lamina propria bilden aber auch die Plasmazellen (30% der Lymphozyten). 5–10% werden von Makrophagen gestellt, die sich vorwiegend in kleinen Gruppen direkt unterhalb des Epithels finden. Lymphonoduli solitarii nehmen zahlenmäßig vom Caecum bis zum Rectum zu. So enthält also auch die Dickdarmschleimhaut die beiden Hauptpopulationen des Immunsystems: T- und B-Zellen. Dieser dichte Besatz mit Leukozyten im Dickdarm gewährleistet, daß Bakterien, Hefen, Pilze, ihre Zerfallsprodukte, Toxine und andere Fremdstoffe, auch die der sog. physiologischen Dickdarmflora, keine systemischen Wirkungen erzeugen können. 90% der Zellen der B-Zellreihe im Colon produzieren IgA, 4% IgM. Das IgG entspricht mengenmäßig etwa der Produktion von IgM. Es überwiegt also, wie auch in anderen Schleimhäuten, das sekretorische IgA. Größere Mengen von IgM, die im Colon vorhanden sein können, stammen wahrscheinlich aus dem Blut, aus dem sie durch passive Diffusion in den Dickdarm gelangen.

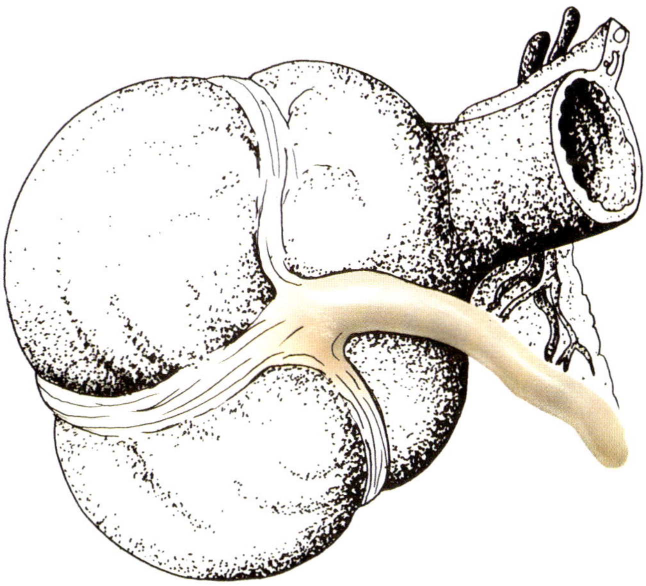

Unteransicht des Blinddarms mit Wurmfortsatz.

Anschnitt des Blinddarms mit Ileocaecalklappe und Wurmfortsatz.
① Valva ileocaecalis
② Ostium appendicis vermiformis
③ Appendix vermiformis
④ Ileum
⑤ Taenia libera

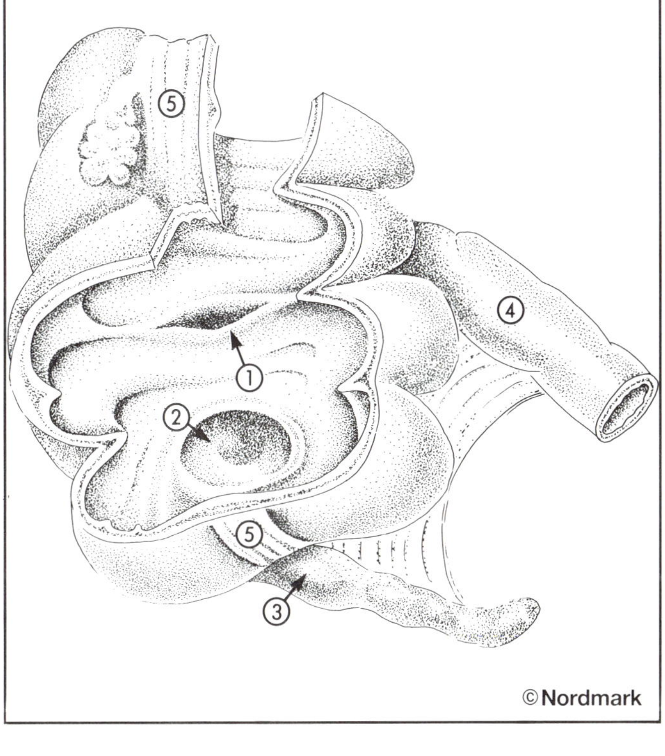

Nebenst. Abb.: Darstellung des Rectums mit Schließmuskeln und teilweiser Freilegung des venösen Plexus. Die Ringmuskulatur des Rectums nimmt nach kaudal stetig an Dicke zu und bildet am Anus etwa 2 cm oberhalb der äußeren Analöffnung den Musculus sphincter ani internus. Dieser wird von den sich dorsal und ventral kreuzenden Faserzügen des quergestreiften Musculus sphincter ani externus umfaßt (vgl. S. 154 oben). Es fehlen in diesem inneren Sphinkter intramurale Ganglien, so daß dieser Muskel passiv mit dem äußeren Schließmuskel mitreagieren muß. Die Endstrecke des Rectums ist mit einem Netz dünnwandiger Bluträume, deren Inhalt in die Haemorrhoidalvenen abfließt, ausgestattet. Sie bilden das Corpus cavernosum recti. Dieser venöse Plexus kann über arteriovenöse Anastomosen stark mit arteriellem Blut gefüllt werden. Über diesen Mechanismus wird der Analverschluß zusätzlich verstärkt.

Ausschnitt der Colonwand. Zotten fehlen, die Faltenbildung ist jedoch stark ausgeprägt. In der Tela submucosa finden sich große Mengen von Lymphfollikeln. Färbung H.E.; Vergr. 10fach.

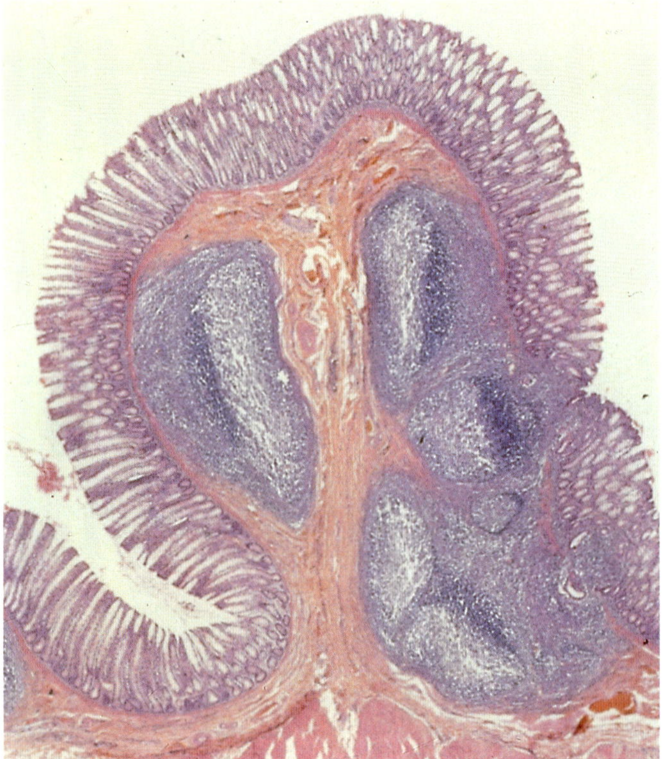

Wurmfortsatz eines Menschen (adult). Die Massierung lymphatischen Gewebes in dieser Übersicht ist für den Wurmfortsatz typisch. Er wird deshalb auch als Tonsille des Darmes bezeichnet. Das lymphoretikuläre Gewebe durchbricht teilweise die Muscularis mucosae und dringt bis in den epithelialen Bereich der Schleimhaut vor. Färbung: H.E.; Lupenvergrößerung.

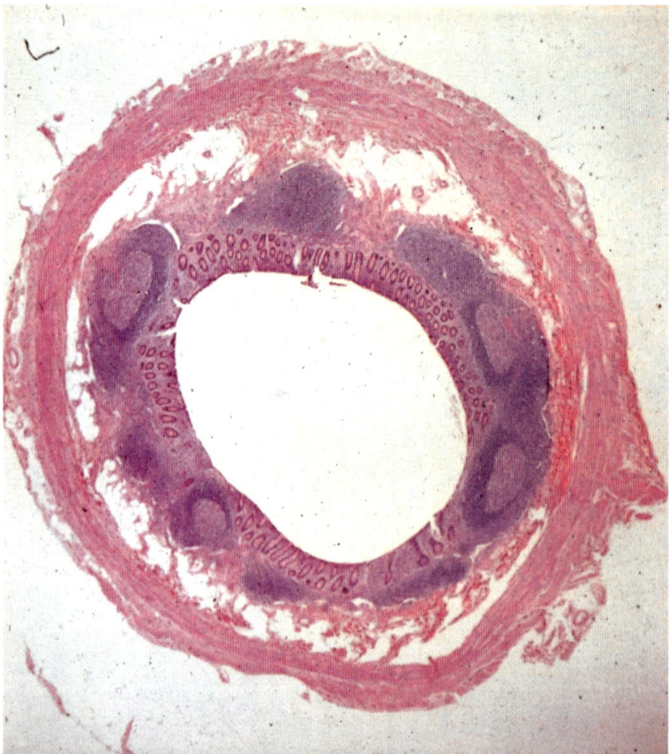

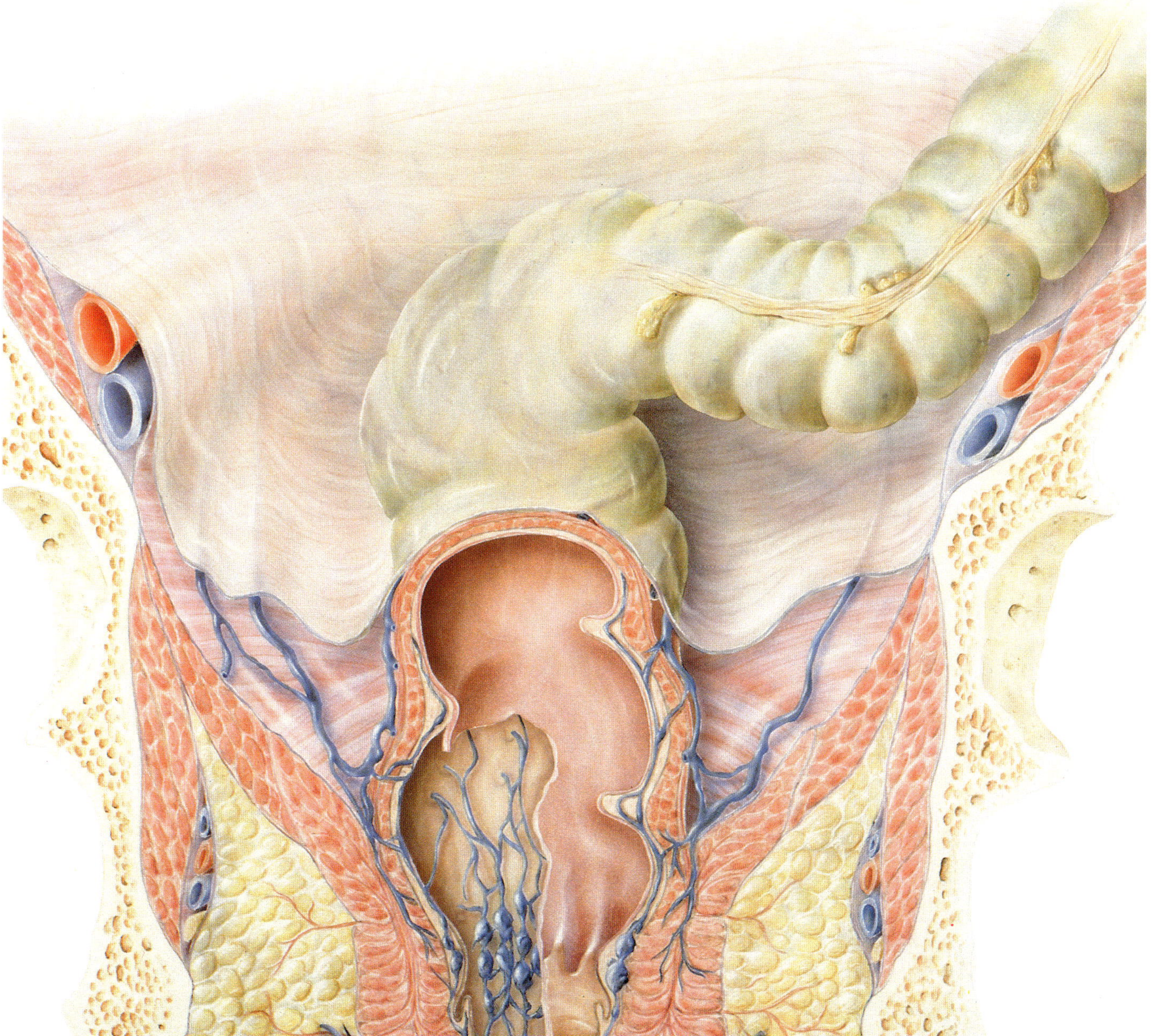

Pathophysiologische Aspekte einiger gastroenterologischer Krankheitsbilder

Oesophageale Symptome

Die Schleimhaut des Oesophagus reagiert im unteren Drittel, vor allem in der Übergangszone zum Magen, auf thermische und chemische Reize besonders empfindlich. Dadurch treten Beschwerden auf, die in der ärztlichen Praxis häufig vorkommen. Schmerzen im Oesophagus, die als drückend, beklemmend, krampfartig oder brennend empfunden werden, entstehen meist durch starke Dehnung oder spastische Kontraktionen der Speiseröhrenmuskulatur. Die Schmerzsensation des Sodbrennens entsteht vorwiegend durch chemische Reizung der Schleimhaut. Diese Reaktion wird ausgelöst durch einen Reflux von saurem Mageninhalt und Galle in die Speiseröhre. Bestimmte Nahrungsmittel wie Kaffee, Citrusfrüchte oder Tomaten können auch direkt schmerzauslösend wirken.

Der durch die chemische Reizeinwirkung induzierte Schmerz wird als brennender retrosternaler oder epigastrischer Schmerz empfunden. Dem Sodbrennen liegt häufig eine Störung des Verschlußmechanismus im terminalen Oesophagus zugrunde. Von einer Insuffizienz des unteren Oesophagussphinkters spricht man erst dann, wenn der Reflux in die Speiseröhre sehr häufig ist, denn auch bei Gesunden kommt es gelegentlich postprandial zum Sodbrennen oder im Zusammenhang mit Aufstoßen zum gastro-oesophagealen Reflux. Zu den auslösenden oder verschlimmernden Faktoren des Sodbrennens gehören der Genuß von fetten Speisen, Süßigkeiten oder Alkohol sowie Nikotinabusus, aber auch verschiedene Körperhaltungen, wie flache Rückenlage oder Bücken. Funktionelle Störungen der oesophago-gastrischen Übergangszone führen zu Refluxoesophagitis; dabei kann es im unteren Teil der Speiseröhre zu Läsionen (Erosionen, Ulcera, Stenosen) kommen. Die Lokalisation oesophagealer Schmerzen entspricht meistens der Ebene der Reizeinwirkung.

Die Innervation des Oesophagus verläuft teilweise über den gleichen segmentalen Reflexbogen wie die des Herzens. Deshalb kann der Schmerz durch kutiviszerale, viszeroviszerale und übertragene reflektorische Schmerzphänomene (referred pain) ähnlich wie eine Angina pectoris empfunden werden (Pseudoangina pectoris) und bis zur linken Schulter, zum linken Arm und zur linken Halsregion ausstrahlen. Umgekehrt sind auch manche pektanginösen Beschwerden von oesophagealen Schmerzen nicht zu unterscheiden.

Die kritische Strecke für das Auftreten der häufigsten oesophagealen Symptome, wie z. B. die Mißempfindung Sodbrennen, befindet sich im unteren Anteil des Oesophagus am Übergang zum Magen.

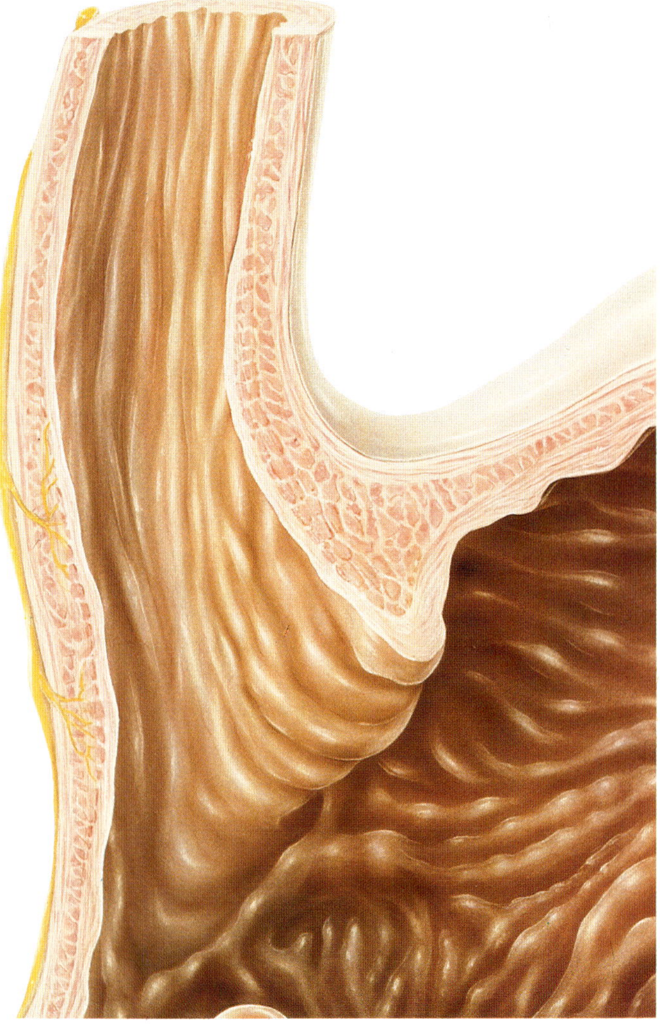

Schleimhautdefekte in Magen und Duodenum

Zu den umschriebenen Schleimhautdefekten in Magen und Duodenum zählen die Ulcera ventriculi et duodeni. Sie reichen bis in die Submukosa und tiefer, wobei sie aus ganz unterschiedlichen Gründen entstehen und auch sehr unterschiedlich verlaufen können. Sie treten jedoch nur bei Vorhandensein eines sauren, peptisch aktiven Magensaftes auf. Magenulcera sind meist durch einen chronisch rezidivierenden Verlauf gekennzeichnet. Die sog. Ulcera peptica (acidopeptica) in Magen und Duodenalbereich zählen zu den häufigen Krankheiten. Da ein Teil der peptischen Geschwüre unerkannt bleibt, muß man damit rechnen, daß etwa 10% der Bevölkerung mindestens einmal im Leben an einem peptischen Ulcus erkranken, wobei das männliche Geschlecht häufiger betroffen ist.

Die akute Streßläsion im oberen Gastrointestinaltrakt, das sog. Streßulcus, wird nicht zur Ulcuskrankheit gerechnet. Streßläsionen entstehen innerhalb weniger Stunden nach extremen physischen Belastungen, z.B. nach großen chirurgischen Eingriffen, Hirn- bzw. Polytraumen, Verbrennungen, schwerer Sepsis oder Schock.
Die pathogenetischen Mechanismen sind noch weitgehend ungeklärt; man nimmt jedoch an, daß mit der Noxe eintretende Störungen von Homöostase bzw. Mikrozirkulation (sludge) zu einem Ungleichgewicht zwischen protektiven und aggressiven Faktoren, zugunsten letzterer, führen.

Für die Lokalisation peptischer Ulcera in Magen und Duodenalbereich kann als Grundregel gelten, daß sie sich dort entwickeln, wo keine säurebildenden Drüsen vorhanden sind, bevorzugt an den Grenzzonen zwischen funktionell verschiedenen Schleimhautbezirken. Im Magen finden sich fast alle Ulcera im Antrum, vorwiegend an der kleinen Kurvatur im Bereich der Magenstraße. Daß das Antrum in diesen Fällen eine verminderte Resistenz aufweist, kann vermutet werden, da nach heutigen Kenntnissen Campylobacter pylori in der Genese des Ulcusleidens und der Gastritis ein hoher Stellenwert zugesprochen wird. Zahlreiche Untersuchungen in den letzten Jahren haben gezeigt, daß bei Patienten mit Ulcus duodeni, Ulcus ventriculi und Antrumgastritis in bis zu 80–90% des Biopsiematerials Campylobacter pylori gefunden wurde. Wichtig ist die Tatsache, daß die Keime in zwei Formen vorkommen: in einer vegetativen Form, aus der sie angezüchtet werden können, und in einer kugeligen Ruheform, in der sie nicht anzüchtbar sind. Der Angriffsort dieses Bakteriums ist offensichtlich das Oberflächenepithel der Antrumschleimhaut und des Bulbus duodeni bei antraler Metaplasie.
Durch äußere Einflüsse, vor allem durch nicht-steroidale Antirheumatika entstandene akute Schleimhauterosionen oder Ulcera peptica finden sich auch im Fundus des Magens. Im Duodenum treten die Geschwüre in der Mehrzahl der Fälle in einem Bezirk bis zu 3 cm distal des Pylorus auf.
Die aggressive Einwirkung von Salzsäure und Pepsin stellt eine „conditio sine qua non“ für die Ulcuskrankheit dar, und zwar kann entweder eine zu große Menge bzw. eine zu hohe Konzentration an Salzsäure oder auch eine zu lange Verweildauer im Magen oder im oberen Duodenum vorliegen. Auch eine chronische Gastritis kann ein begünstigender Faktor sein. Außer den Bedingungen einer chronischen Übersäuerung sind autonom-nervöse Fehlsteuerungen mit forcierter vagaler Stimulation sowie hormonelle Dauerstimulation in Betracht zu ziehen. Hierbei spielen auch psychosomatische Einflüsse eine Rolle. Es kommt infolge vagaler Reizung oder übermäßiger Gastrinbildung zur Störung des Gleichgewichtes zwischen aggressiven und defensiven Mechanismen, wie z.B. verminderte Schleimsekretion oder vermehrter Abbau von Schleim. Durch duodeno-gastrischen Reflux von Galle und Pankreassekret wird die Zuckerkomponente der Glykoproteinmoleküle geschädigt, so daß der

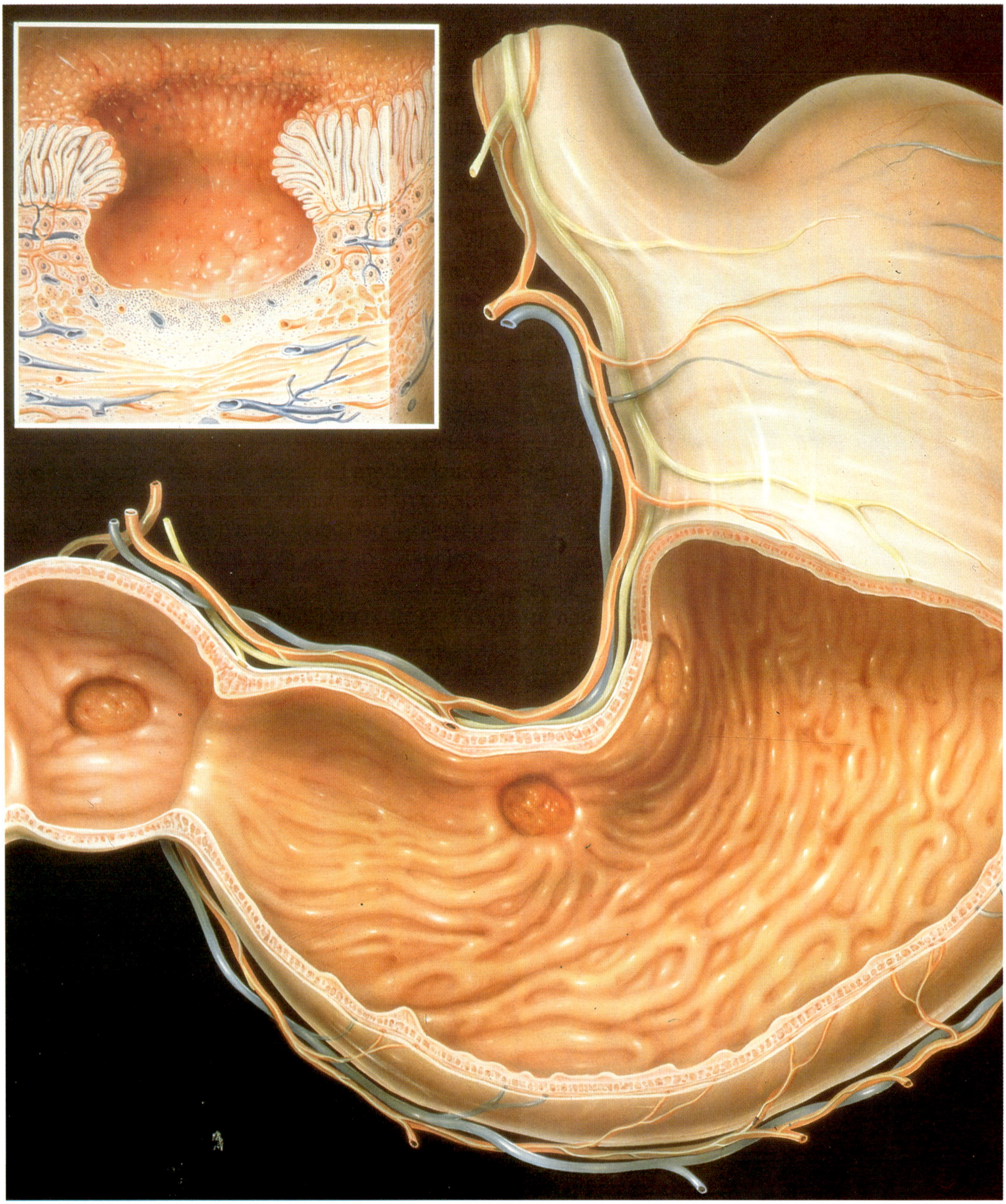

Schleim weniger viskös wird und schlecht haftet. Auch eine Hemmung der Prostaglandinsynthese kann über einen verminderten Schutz der Schleimhaut an der Ulcusbildung beteiligt sein. Aber auch Durchblutungsstörungen durch vasokonstriktive Substanzen wie Thromboxan A_2 oder Leukotrien C_4 spielen nach neueren Erkenntnissen möglicherweise bei der Ulcuskrankheit eine Rolle. Diese Substanzen werden aus mehrfach ungesättigten Fettsäuren, wie sie z.B. in Distelöl oder Diätmargarine enthalten sind und auch bei Defekten in der Magenmukosa synthetisiert werden, über das Zwischenprodukt Arachidonsäure biosynthetisch aufgebaut. Sie intensivieren die Einwirkung anderer aggressiver Substanzen, wie z.B. der Gallensäuren. Weitere exogene Faktoren wie Acetylsalicylsäure und nichtsteroidale antiinflammatorische Pharmaka sowie

Schleimhautdefekte des Magens.
Einsatzbild: Ulceröser Prozeß in der Magenwand, bis in die Tunica muscularis reichend.

Schema des schädigenden Einflusses von Galle auf die Magenschleimhaut.
Zu den Substanzen, die die Mukosabarriere angreifen, zählen besonders die Galle und die in ihr enthaltenen Gallensäuren, das Lysolezithin und andere oberflächenverändernde Substanzen. Die Galle kann in Anwesenheit von HCl und Pepsin die Schleimbarriere durchbrechen, so daß H^+-Ionen bis in die tiefen Schichten der Mukosa penetrieren können. Bei diesem Vorgang wird aus Mastzellen Histamin freigesetzt, das Erosionen, Blutungen, Ödeme und Entzündungen verursacht bzw. unterhält (s. S. 162).

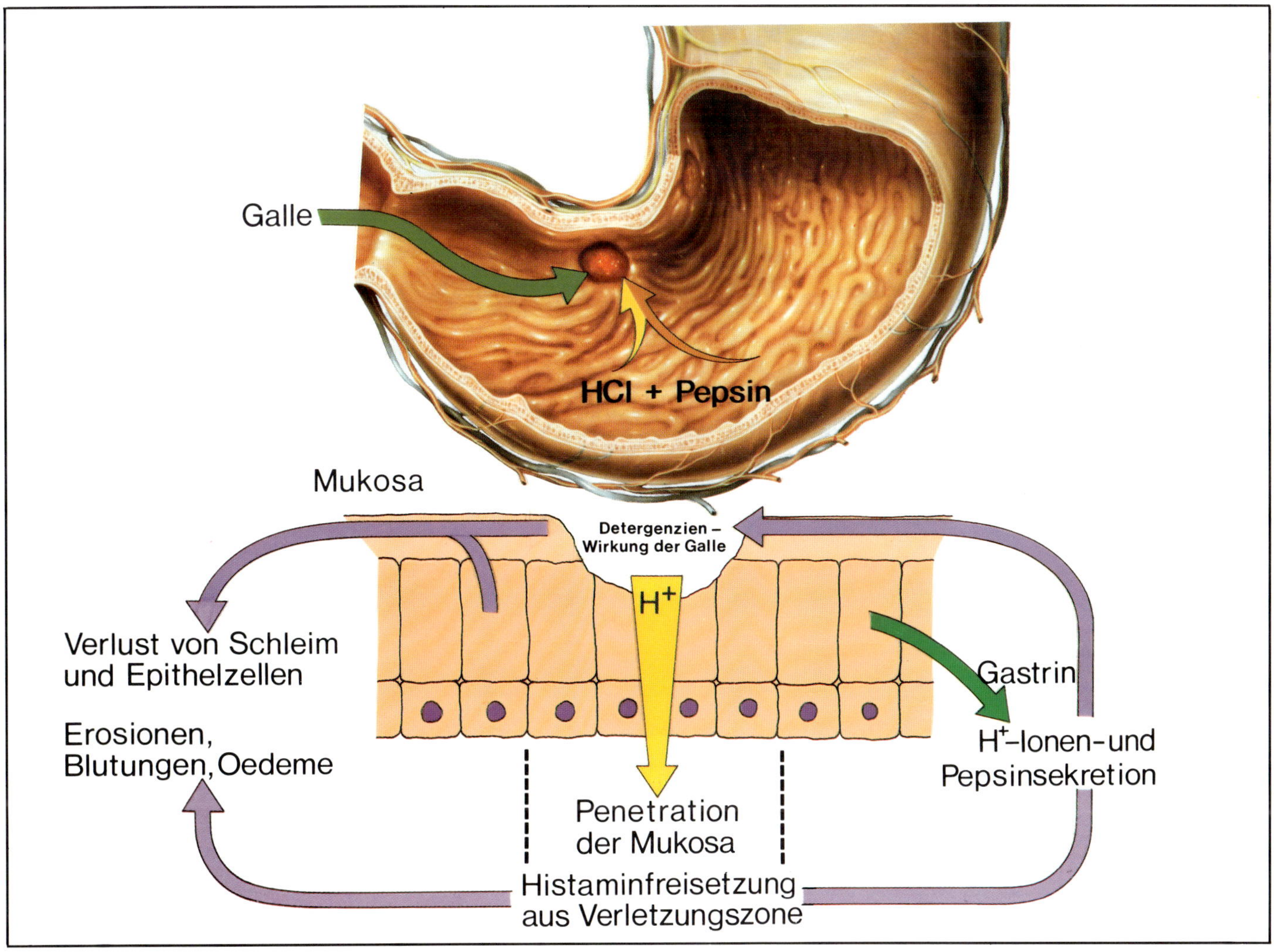

Kortikosteroide können schon bei kurzdauernder Applikation Erosionen und bei langdauernder Anwendung Ulcera verursachen, evtl. durch Hemmung der Bildung bestimmter schützender Prostaglandine in der Magenschleimhaut. So steigern PgE_2 und PgI_2 nicht nur dosisabhängig die Durchblutung der Magenmukosa, sondern hemmen auch die HCl- und Pepsinbildung in Beleg- und Hauptzellen des Fundus. Sie fördern außerdem die Schleimbildung der Nebenzellen und tragen dadurch zum Schutz der Magenmukosa bei (Zytoprotektion).

Die Rezidivrate von Ulcera ist bei Zigarettenrauchern erhöht, die Heilung verzögert.

Eine zusätzliche Bedeutung hat jedoch das schon erwähnte gramnegative, gebogene, unipolar mit vier bis sechs Geißeln besetzte Bakterium erlangt, das unter der Gattungsbezeichnung Campylobacter pylori bekannt wurde. Es wird bei der Typ-B-Gastritis fast regelmäßig (> 80%) gefunden. Dieses Campylobacter-induzierte Gastritisbild unterscheidet sich von der Refluxgastritis und der Typ-A-Gastritis. Neu ist auch der Befund von spirillenförmigen Bakterien auf der Magenschleimhaut (s. Abb. S. 164 oben). Die Entdeckung dieser im Magenmilieu lebenden Bakterien hat das seit langem bestehende Dogma, daß im Magen weitgehend sterile Verhältnisse herrschen, zu Fall gebracht. Vor wenigen Jahren konnten erst Fakten gesammelt werden, die dem Campylobacter pylori eine Rolle als Pathogen für die Magenschleimhaut zuweisen. Da-

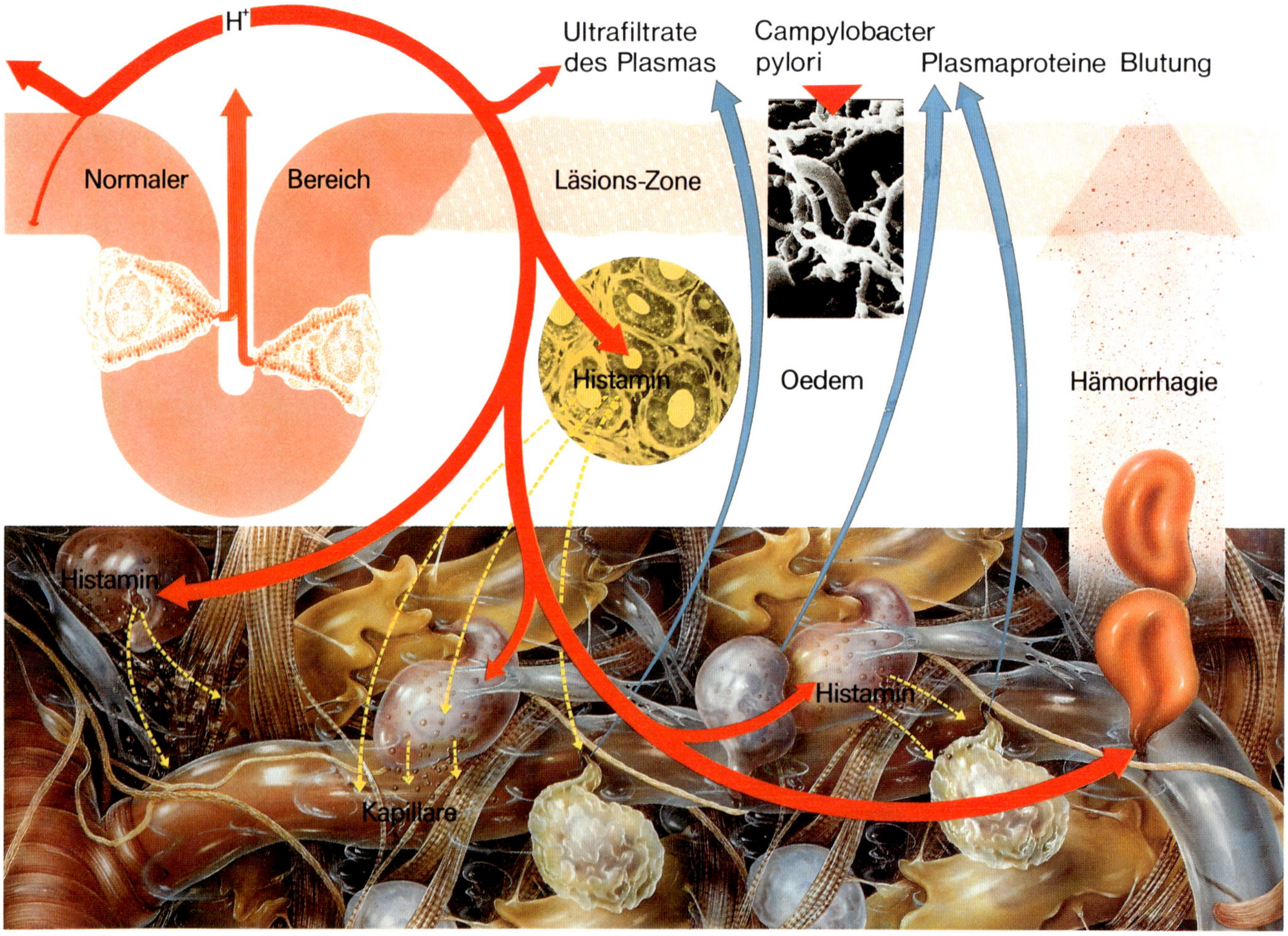

Synopsis von Induktionsmechanismen der Ulkusbildung

durch wurde eine Reihe von Lehrmeinungen zur Entstehung von Gastritis, Erosionen und Ulcera der Magen- und Duodenalschleimhaut widerlegt. Auch die Frage nach der Ätiopathogenese akuter und chronischer Erosionen im Magen sowie die Problematik der durch nicht-steroidale Antirheumatika induzierten Läsionen der Magenschleimhaut stellt sich neu. Durch den Nachweis von Campylobacter pylori hat sich jedoch die klassische Vorstellung, daß ein Ulcus durch die Verschiebung des Gleichgewichts zwischen aggressiven und protektiven Faktoren der Mukosa entsteht, nicht geändert. Das Bakterium ist lediglich als weiterer Faktor identifiziert, der die pathogenetische Kette der Gastritis- und Ulcusentstehung erweitert. Von daher lassen sich Methoden zur Behandlung dieser Erkrankungen von Magen und Duodenum begründen, die zum Teil früher schon erfolgreich angewandt wurden, wie z.B. Wismutpräparate.

Stereoscanaufnahme von Campylobacter pylori im Glykoprotein-Gerüst der Schleimschicht der Antrumschleimhaut. Vergr. 24.000fach.

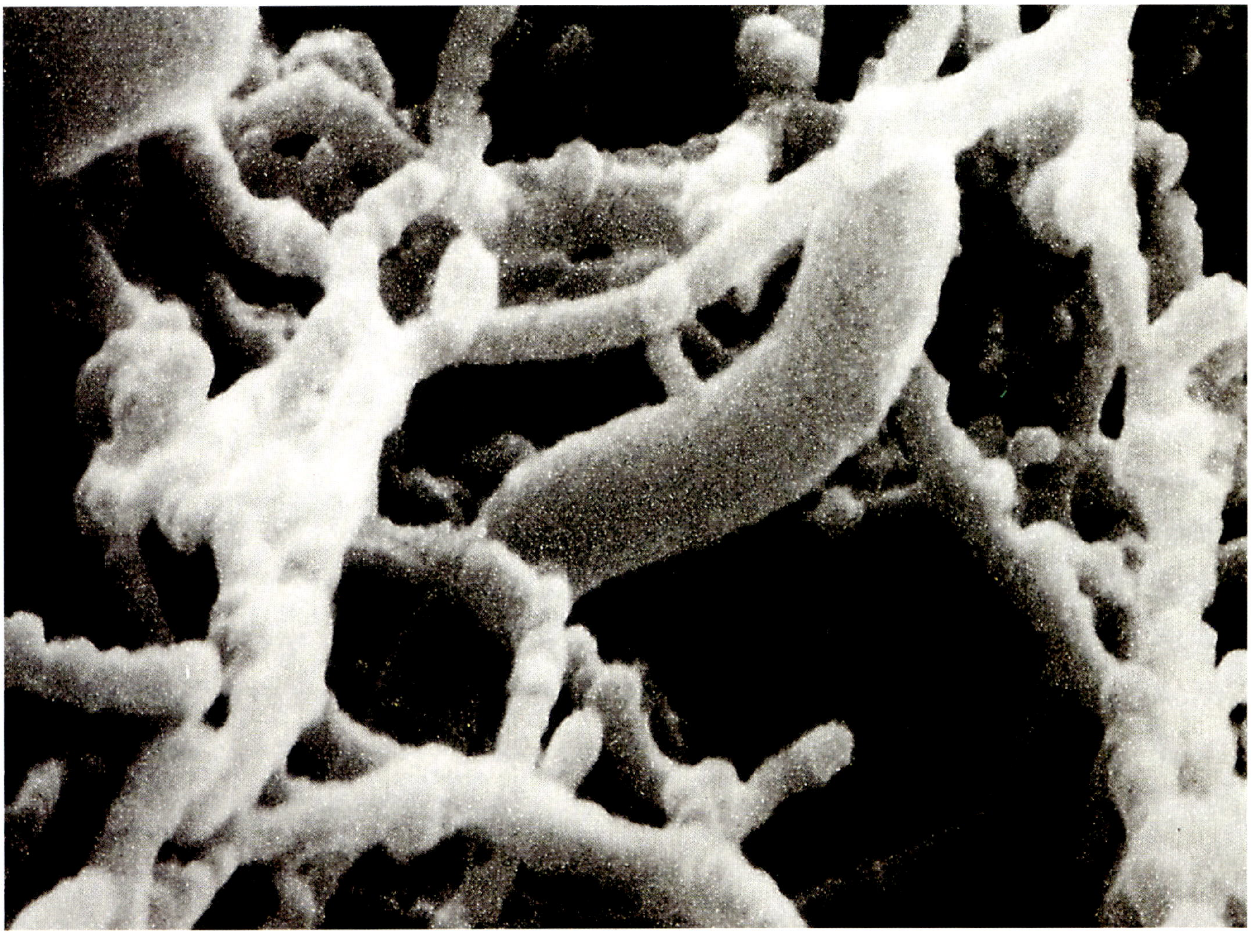

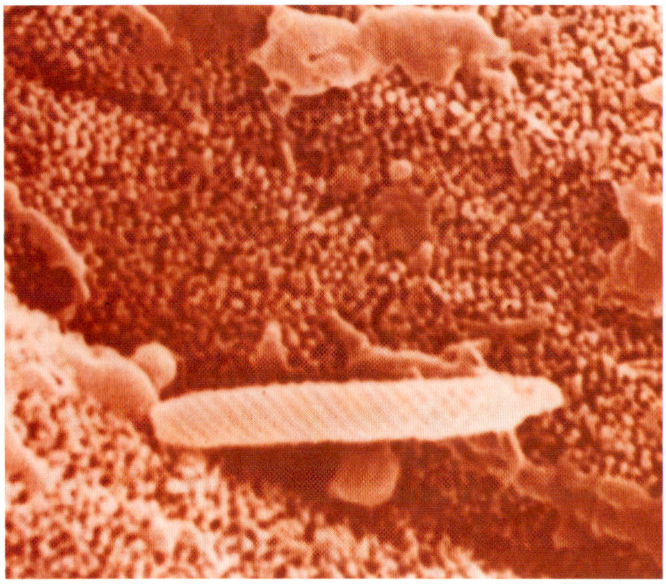

Nebenst. Abb.: Stereoscanaufnahme eines spiralförmigen Bakteriums auf dichtem Mikrovillirasen im Pylorus. Vergr. 4.800fach.

Untenst. Abb.: Transmissionselektronenmikroskopische Aufnahme von Campylobacter pylori zwischen Epithelzellen des Antrums. Vergr. 10.000fach.

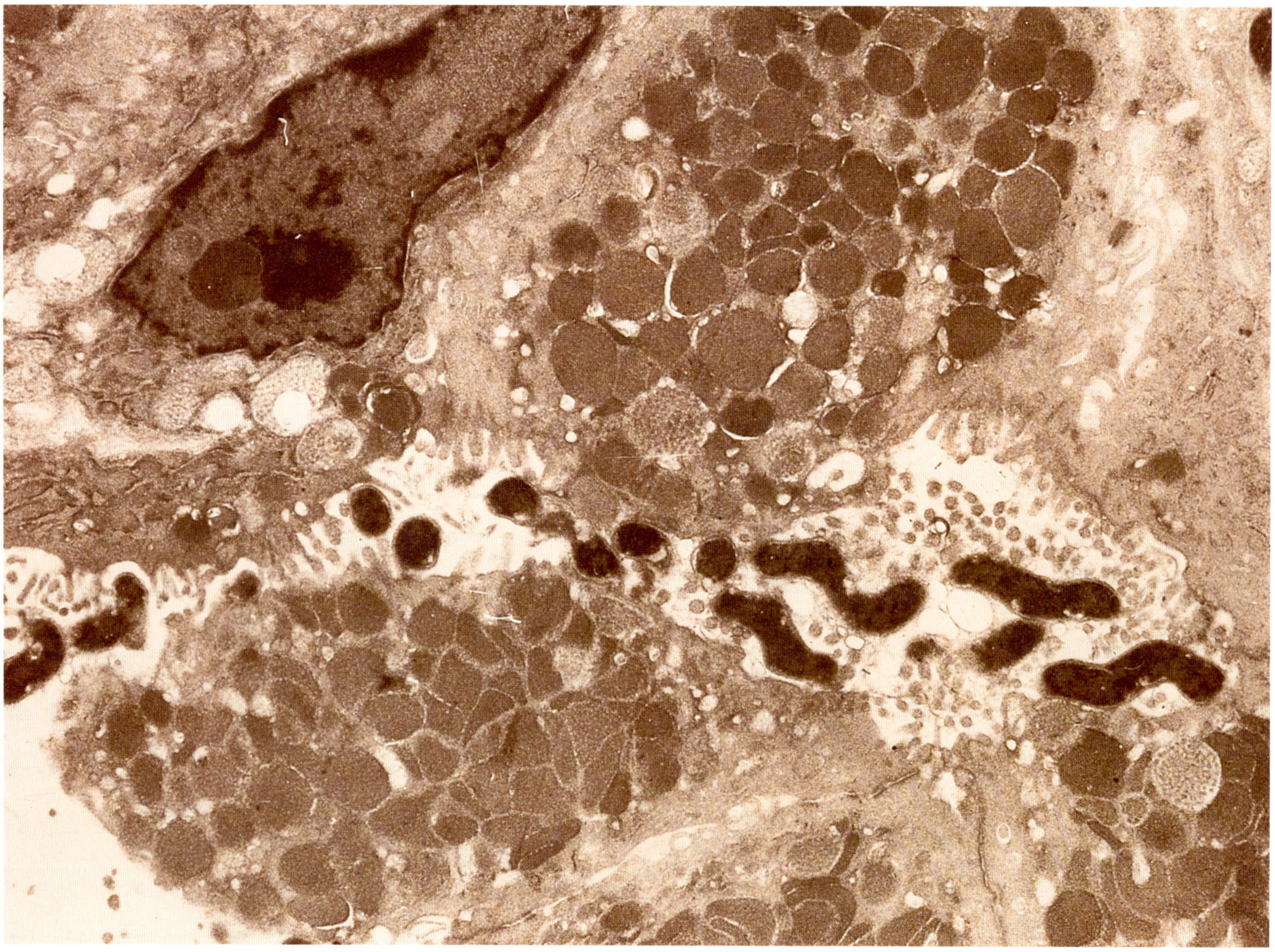

Pankreatitiden und Pankreasveränderungen bei Erkrankung anderer Organe

Ein Organ, das durch eine so intensive Stoffwechselaktivität gekennzeichnet ist wie das Pankreas, das aber auch im „Wetterwinkel" des Magen-Darm-Traktes liegt und deshalb über Blut und Lymphe mit toxischen Stoffen belastet werden kann, ist in hohem Grade störanfällig. Dies gilt nicht nur für die direkten Einwirkungen auf das Organ; die Bauchspeicheldrüse reagiert auch häufig bei Erkrankungen anderer Organe mit, wobei es zu funktionellen und morphologischen Veränderungen kommen kann. Die Bauchspeicheldrüse gehört zum Oberbauchintegrationssystem, von dem nicht ein Glied ausfallen kann, ohne daß das ganze System in Mitleidenschaft gezogen wird. Diese Feststellung gilt für Allgemeinerkrankungen, für Infektionen, für jede Art von Stoffwechselstörungen, insbesondere auch für Ernährungsstörungen und Intoxikationen. Die Reaktionen des exokrinen Pankreas auf derartige Noxen gehen stets mit einer Leistungsminderung einher, wobei es zur degenerativen Schädigung der Azinusepithelien kommen kann. Jede dieser Veränderungen wirkt sich auf die Produktion der lebenswichtigen Sekrete der Bauchspeicheldrüse aus.

Unter Pankreatitis subsumiert man nicht-tumoröse Erkrankungen des Organs, die mit den Zeichen einer akuten oder chronischen Entzündung einhergehen. Es kann in diesem Zusammenhang auf die vielfältigen morphologischen Veränderungen nicht eingegangen werden. Aus klinischer Sicht ist es wesentlich zu wissen, daß zahlreiche Funktionsstörungen im Gastrointestinaltrakt eine Leistungsminderung des Pankreas zur Folge haben oder umgekehrt. Das heißt also, die Bauchspeicheldrüse kann in ihrer Funktion nicht als Einzelorgan gewertet werden, sondern sie muß im funktionellen, d.h. physiologisch-chemischen oder biochemischen, hormonellen, nervösen und vaskulären Verbund mit dem Magen-Darm-Trakt gesehen werden. So erklärt sich auch, daß bei mangelnder Salzsäureproduktion im Magen die Bauchspeicheldrüse infolge eines zu schwachen Sekretinreizes mit der Produktion eines verdickten Pankreassaftes und einer Azinusdilatation reagiert, denn das Sekretin der Duodenalschleimhaut bildet einen adäquaten Reiz für die Hydrochylie, also die Verdünnung des Pankreassaftes. Andererseits können hormonelle Einflüsse, wie z.B. beim Zollinger-Ellison-Syndrom (Gastrin), auf die Salzsäureproduktion im Magen einwirken und zu pankreatogenen Ulcera in Magen und Duodenum führen.

Ätiologisch kommen bei der akuten Pankreatitis in Frage:

1. Obstruktion der Gallenwege durch eingeklemmte Steine im Papillenbereich
2. Alkoholismus (akuter Schub einer chronischen Pankreatitis)
3. Infektionen
4. Duodenalerkrankungen
5. traumatische Ursachen
6. Medikamente wie z.B. Oestrogene, Kortikosteroide, Sulfonamide, Tetrazykline, Chlorothiazide, Cholestyramin, Indometacin, Salicylate und andere
7. Gefäßprozesse
8. endokrine und metabolische Ursachen, wie z.B. hereditäre Hyperlipoproteinämien, Urämien, diabetisches Koma und Hyperparathyreoidismus
9. allergisch-immunologische Prozesse.

Zu den ätiologischen Faktoren der chronischen Pankreatitis gehören Alkoholismus, Eiweißmangel, falsche bzw. einseitige Ernährung, Gallenwegserkrankungen, Hyperparathyreoidismus und erbliche Disposition.

Der Alkoholismus ist ohne Frage der dominierende Auslöser einer chronischen Pankreatitis bzw. eines akuten Schubes bei chronischer Pankreatitis. Es

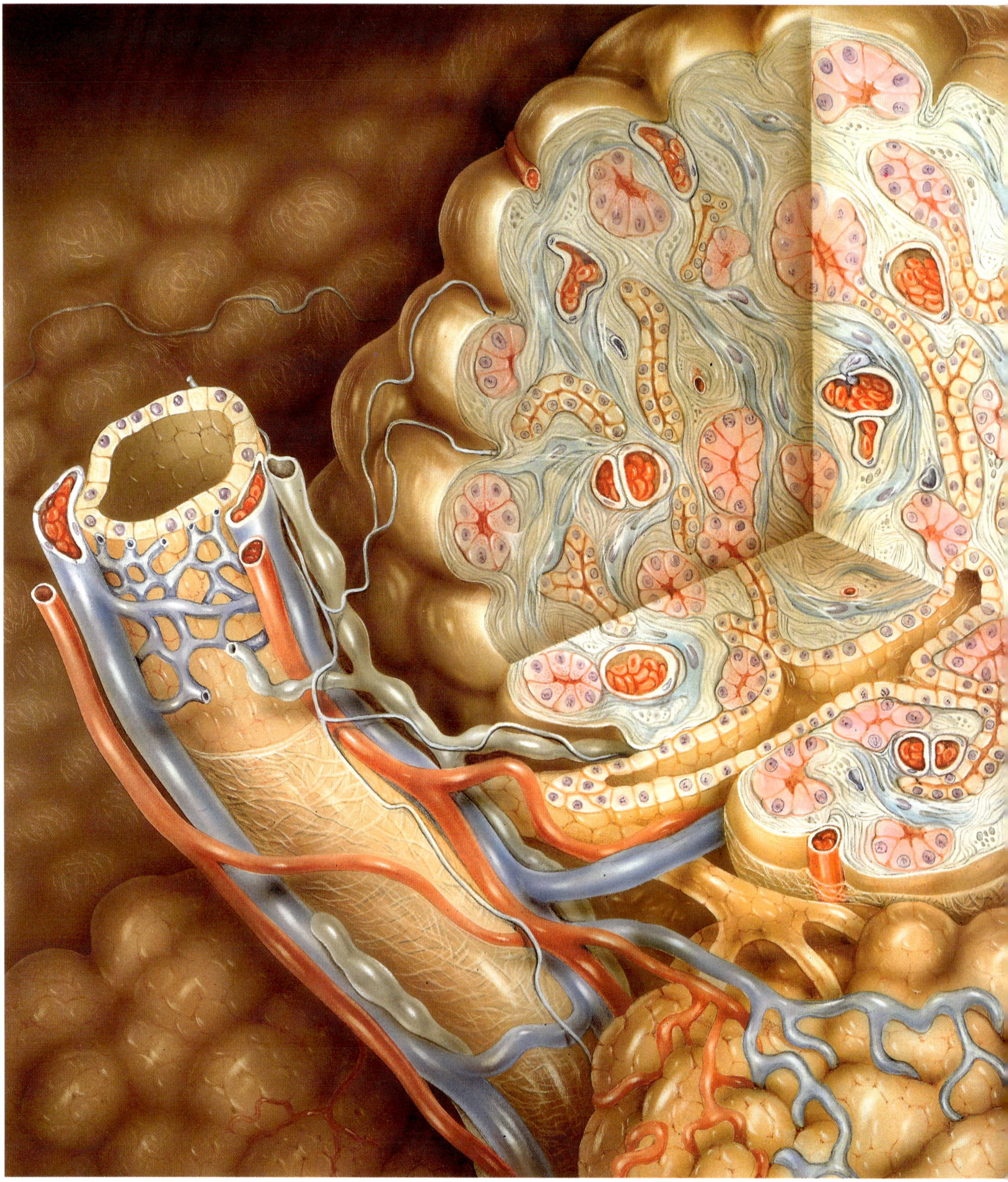

besteht eine lineare Korrelation zwischen Alkoholkonsum und dem logarithmischen Risiko zur Entstehung einer Pankreatitis. Jedoch sind die pathophysiologischen Vorgänge bis heute noch nicht eindeutig geklärt. Alkohol hemmt, neben einem direkten toxischen Einfluß, zunächst die Bikarbonat- und Proteinsekretion des Pankreas. Bei chronischem Alkoholabusus kommt es im späteren Verlauf zu einer vermehrten Sekretion mit Ablagerungen von Eiweißpräzipitaten in den kleineren Pankreasgängen, so daß durch deren Obstruktion und daraus resultierende autodigestive Vorgänge eine chronische Pankreatitis entstehen kann. In jüngster Zeit konnte aus dem Pankreassaft ein spezifisches Protein, das pancreatic stone protein, isoliert werden, das bei Patienten mit chronischer Pankreatitis vermindert ist. Daher gelangte man zu der Annahme, daß dieser Mangel an pancreatic stone protein ein prädisponierender Faktor bei der Entstehung der chronischen Pankreatitis sein könnte.

Im Rahmen des chronischen Alkoholabusus kommt es in der Regel auch zu Lebererkrankungen, die häufig in eine Leberzirrhose übergehen. Störungen der Albuminsynthese in den Hepatozyten wirken sich über Minderung des kolloidosmotischen Drukkes im Blut auf Mikrozirkulation und Sekretproduktion im Pankreas aus. Der Eiweißmangel wirkt so als zusätzlicher pathogenetischer Faktor zur Auslösung oder Unterhaltung chronisch entzündlicher Prozesse bzw. einer Insuffizienz des Pankreas. Deshalb ist es sinnvoll, bei chronischem Alkoholabusus, der auch mit Erkrankungen der Leber einhergeht, Pankreasfermente zu substituieren. Aber auch ein Eiweißmangel, wie er als Folge einseitiger Diät oder vorwiegend vegetarischer Ernährung ent-

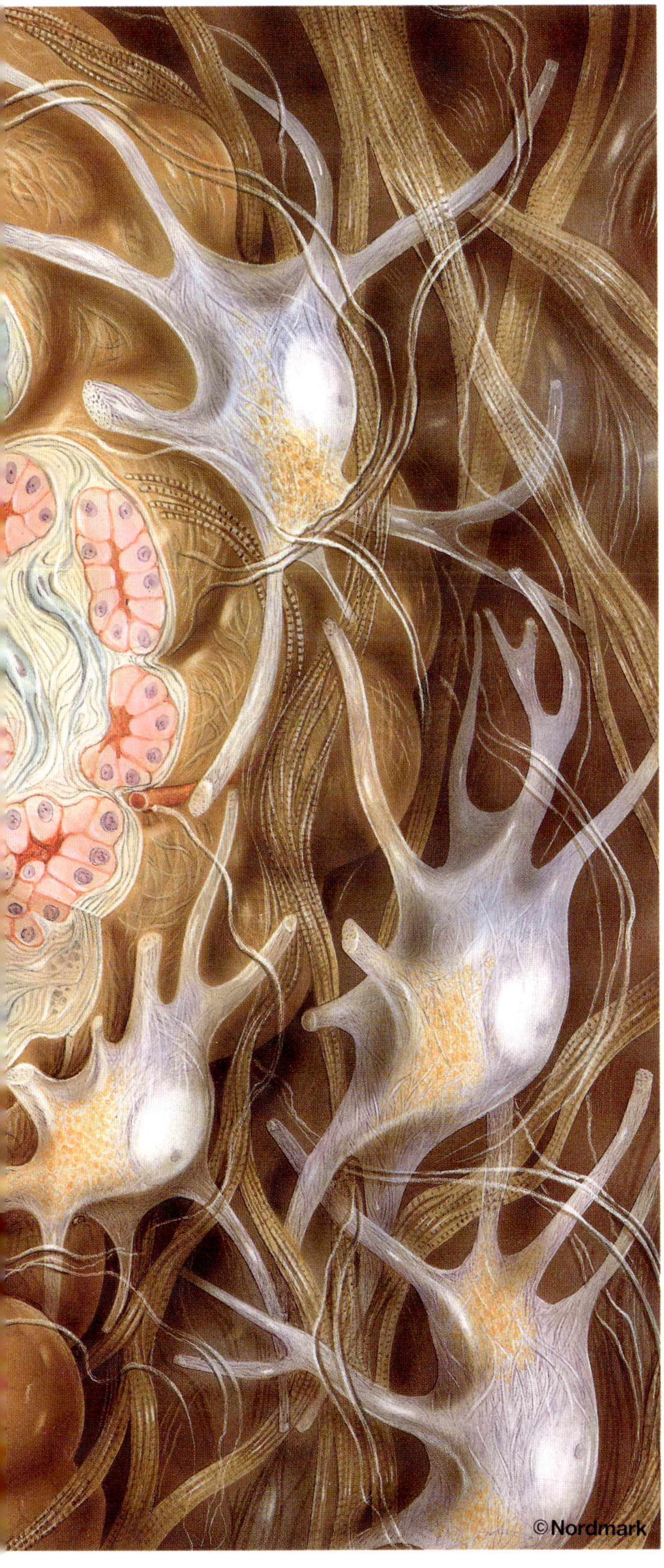

Insuffizientes Pankreasläppchen. Das inter- und intralobuläre Bindegewebe ist stark vermehrt, das funktionelle Drüsengewebe rarefiziert. Ein solcher Zustand kann z. B. durch Alkoholabusus induziert werden und geht u. U. mit einer Kalzifizierung einher.
Im rechten Bildabschnitt sind vegetative Ganglien mit Lipofuszin-Einlagerungen dargestellt. Dieses gelbe oder sog. Alterspigment entsteht aus intrazellulär nicht verdaubaren, hochverdichteten Polyensäuren.

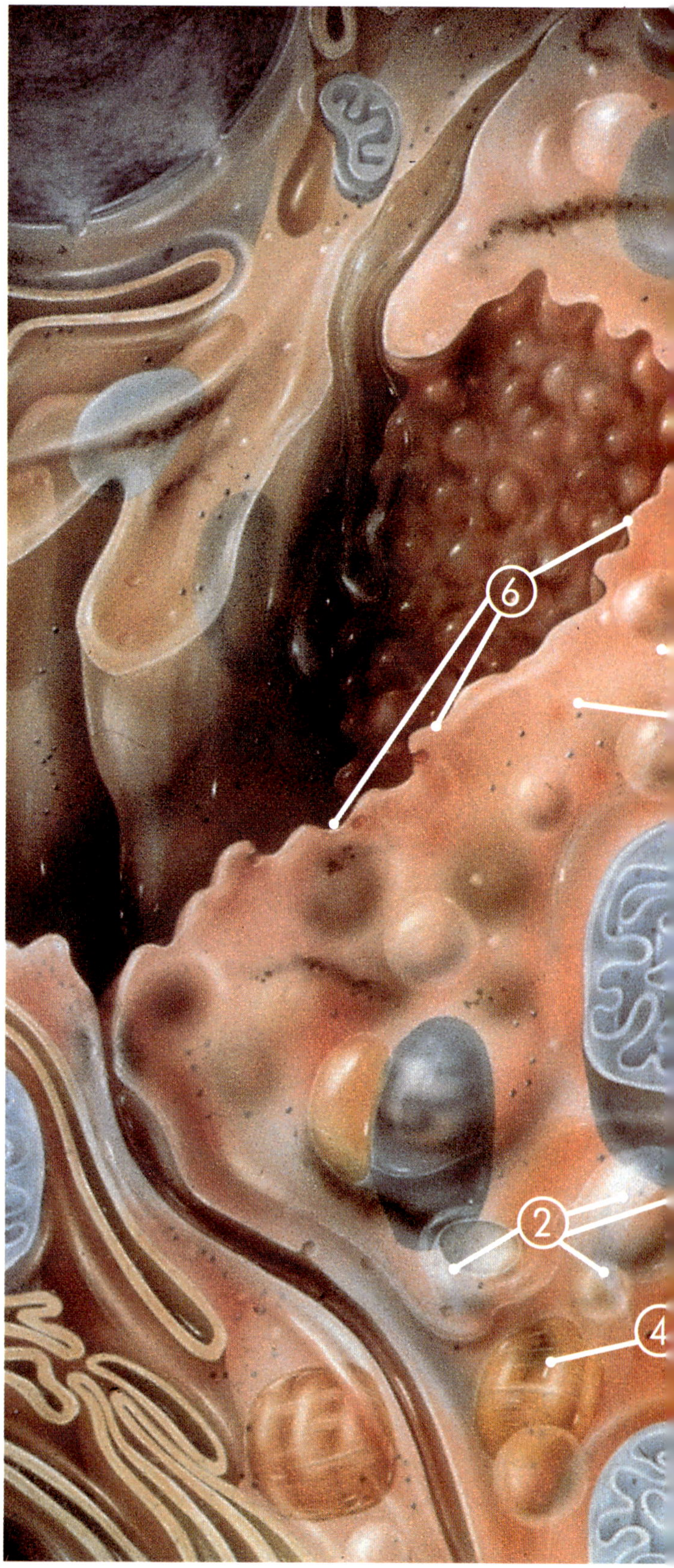

Das Bild einer insuffizienten Pankreaszelle.
① Spärlicher Ribosomenbesatz am endoplasmatischen Retikulum
② Vakuoläre Entartung des Zytoplasmas
③ Massive Mitochondrienschwellung
④ Lipideinlagerung
⑤ Fehlen von Zymogengranula
⑥ Verlust von Mikrovilli
⑦ Vakuolär degenerierter Golgi-Apparat
⑧ Quellung der Zytomembranen und Aufblähung der Zysternen des endoplasmatischen Retikulums.

Die azinäre Dyschylie ist gekennzeichnet durch eine funktionelle Minderleistung in der Sekretproduktion des Pankreas sowie auch durch morphologische Veränderungen der Feinstruktur im exokrinen Parenchym. Der hoch differenzierte zelluläre Syntheseapparat kann bereits durch relativ leichte pathophysiologische Veränderungen in Aufbau und Sekretionsmechanismus gestört werden, wie z.B. durch eine nur geringe Minderversorgung des Parenchyms mit Blut. Veränderungen des kolloidosmotischen Drucks im Blut, z.B. bei verminderter Albuminsynthese in der Leber, reduzieren die Sekretproduktion des Pankreas und bringen sie u.U. zum völligen Stillstand. Auch durch Alkohol mit seinem dehydrierenden Charakter kann es zu schweren Synthesestörungen in den Azinuszellen des Pankreas kommen. Toxisch auf das exokrine Pankreas wirken außerdem eine ausgeprägte Hypertriglyzeridämie sowie andere schwere metabolische Störungen.

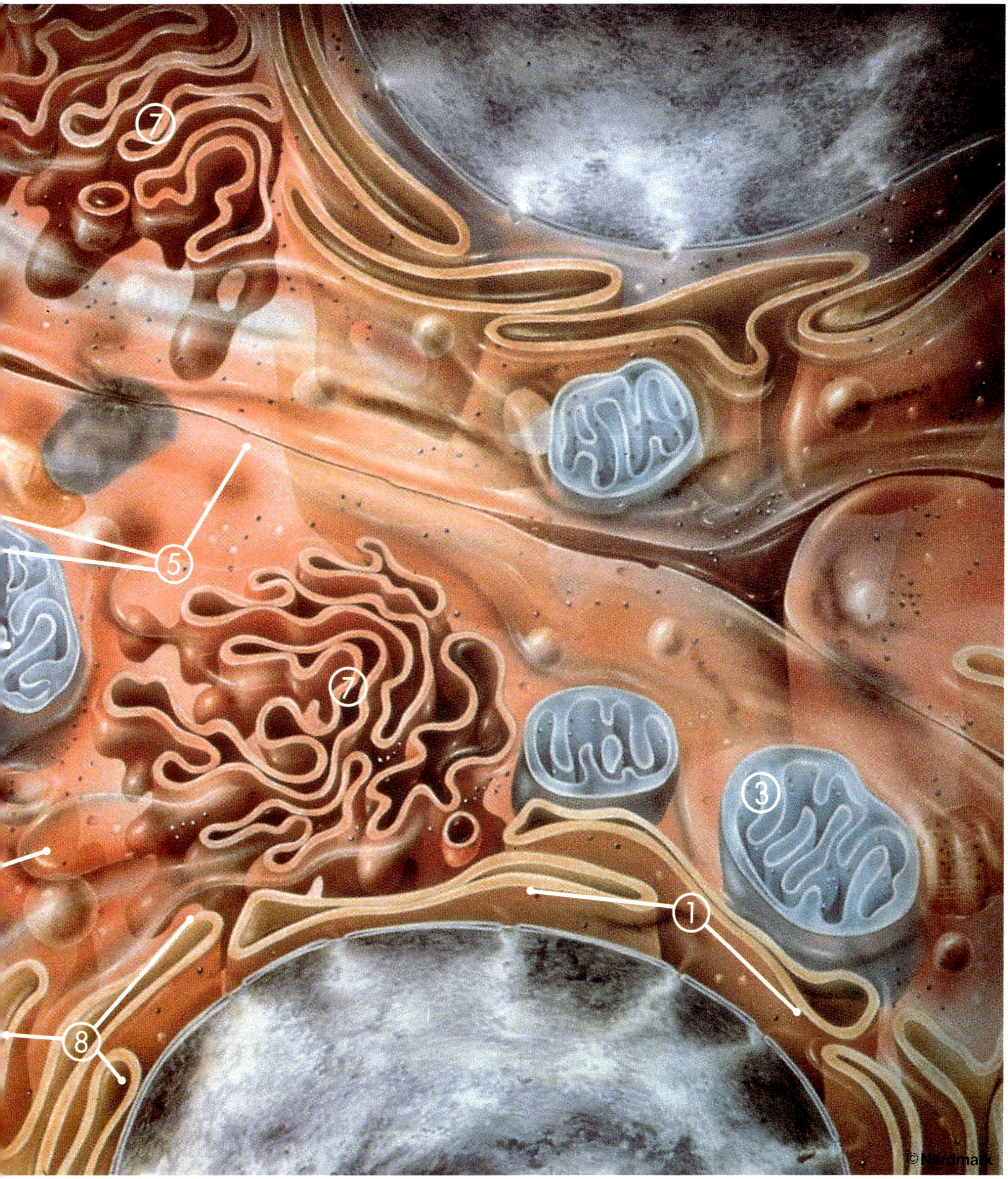
7
5
7
3
1
8
© Nordmark

stehen kann, kann zu einer exokrinen Pankreasminderleistung mit oder ohne Begleitentzündung mit anatomisch faßbaren Veränderungen führen. Dies gilt auch für die Leber und Teile des Dünndarms. Es kann zu Atrophie, Verfettung, Auflösung der Zellhaftung in den Parenchymverbänden und Fibrose kommen. Die Leistung der erkrankten Organe ist dadurch eingeschränkt. Verdauungsschwäche und -störungen sind die Folge. Diese Erkrankungen äußern sich in Beschwerden wie Völlegefühl, Blähungen, Übelkeit, Erbrechen, Unverträglichkeit von fetten Speisen, oder sie machen sich in ständig wiederkehrenden oder langanhaltenden Oberbauchschmerzen bemerkbar. Bei Erkrankun-

Bild einer Hepatitis.
Im Anfangsstadium der pathologischen Zellbelastung kommt es meist zu einer Verfettung des Parenchyms. Bereits dieser Zustand ist histologisch nachzuweisen. Im Zuge der weiteren Entzündung verliert das endoplasmatische Retikulum seinen dichten Ribosomenbesatz, und Entzündungszellen wandern aus den Sinus durch den Disse-Raum in den Interzellularraum. Das zelltoxische Bild ist gekennzeichnet durch:
① Lipideinlagerung
② Verlust der Ribosomen am rauhen endoplasmatischen Retikulum
③ Aufblähung der Zisternen des endoplasmatischen Retikulums
④ Vakuolisierung des Golgi-Apparates
⑤ Schwellung der Mitochondrien
⑥ Verlust der Mikrovilli im Disse-Raum
⑦ Einwandern von Entzündungszellen
⑧ Teilweise Quellung der kollagenen Fasern
⑨ Vakuolisierung des Zytoplasmas.

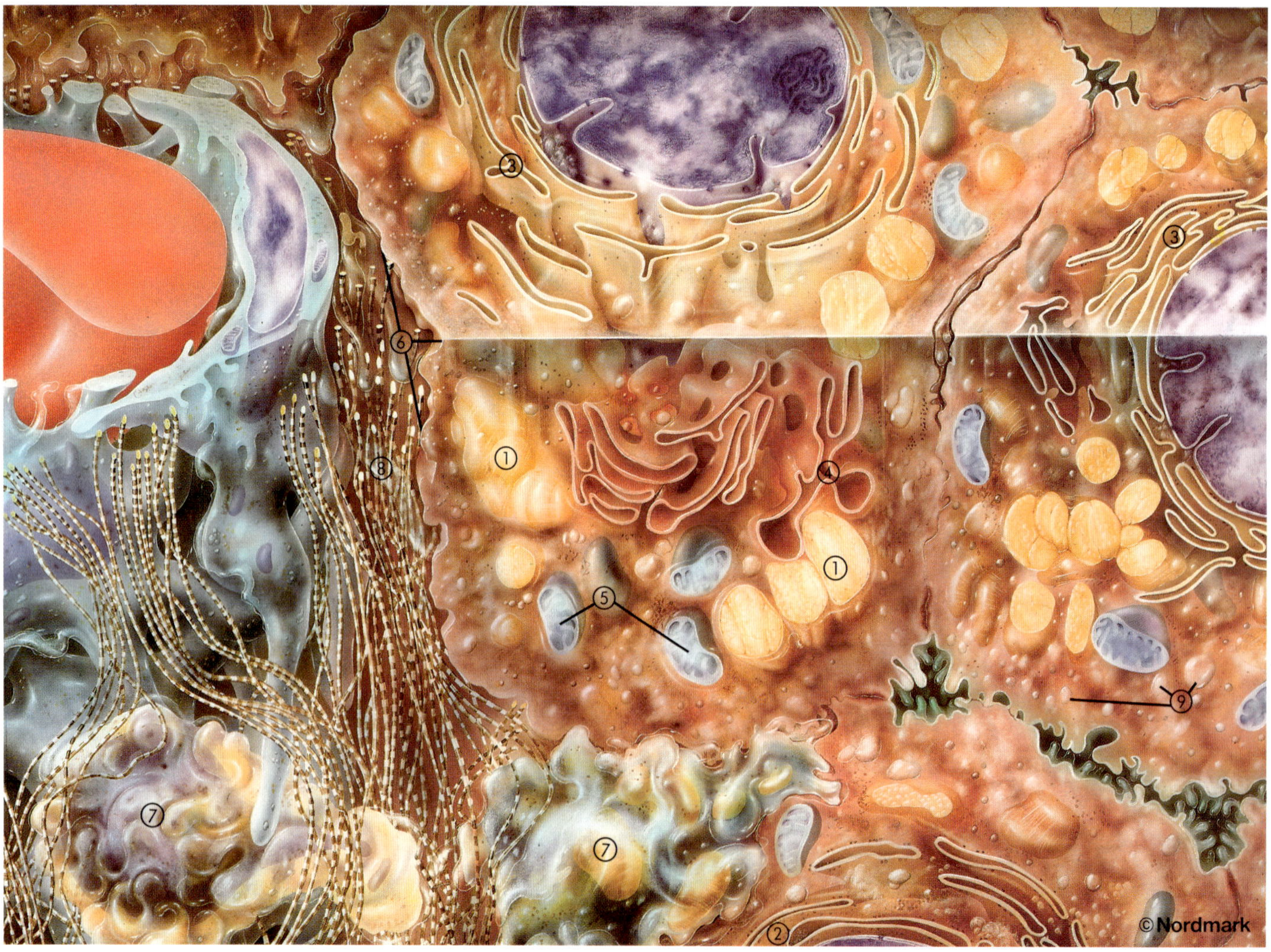

gen dieses funktionellen Organverbundes ist die Substitution mit Pankreasfermenten, z.B. Panzytrat® mit 20.000 oder 10.000 Lipaseeinheiten, geboten, denn die wichtigste Voraussetzung für eine vollwertige Leistung der Leber im Stoffwechsel ist die Funktion der Bauchspeicheldrüse, deren Sekret die energieliefernden Nahrungsstoffe im Darmtrakt aufschließt , so daß Leber- und Pankreasepithelien ausreichend mit Aminosäuren, Kohlenhydraten und Lipiden versorgt werden können. Diese Enzymsubstitution ist besonders dann von Bedeutung, wenn eine Pankreasinsuffizienz vorliegt, bei der nahezu 80% des Parenchyms durch Bindegewebe ersetzt sind.

Es wurde schon darauf hingewiesen, daß bei Erkrankungen der Leber und des Pankreas zeitliche und ursächliche Zusammenhänge bestehen. Entzündungen der Bauchspeicheldrüse kommen häufig bei Hepatitiden und Leberzirrhose vor. Umgekehrt kann eine Pankreatitis eine Leberentzündung nach sich ziehen. Bei der alkoholbedingten Zirrhose spielen die Art des Alkohols und die gleichzeitige Ernährung für die Entstehung von Schäden in beiden Organen eine Rolle. Man beobachtete, daß in Südfrankreich die häufig auftretenden alkoholinduzierten, kalzifizierenden Pankreatitiden fast nie mit einer Leberzirrhose einhergehen. Das liegt daran, daß die Südfranzosen mit dem vielen Wein ein eiweiß- und fettreiches Essen genießen.

Auch bei Virushepatitis kommt es oft zur Einschränkung der Pankreasleistung und zur Fermententgleisung. Bei Leberzirrhose und massiver Fettleber ist die Pankreaslipase stets vermindert. Eine rasche Erschöpfung der Fermentproduktion des Pankreas findet sich auch bei cholangitischen Leberzirrhosen.

Die moderne Ernährung mit der Überbetonung von Ballaststoffen, pflanzlicher Nahrung und insbesondere der Zerealien (Vollkorn, Roggen-, Gersten- und Weizenschrot) führt häufig zu Blähungen und Oberbauchbeschwerden. Auch bei diesen Beschwerden sollte der Arzt an die möglicherweise überforderte Bauchspeicheldrüse denken, denn die Fermente des Pankreas können mit den angebotenen Ballaststoffen und Zerealien nicht immer fertig werden, so daß die Substitution mit Pankreasfermenten angezeigt sein kann.

Zu den wichtigsten Aufgaben des Gastrointestinaltraktes gehören Aufnahme, Aufschluß und Resorption von Nahrung und damit die Zufuhr von Brenn- und Baustoffen, aber auch von Spurenelementen und Vitaminen. Sie alle sind für die Gesundheit unentbehrlich. Eine bedarfsdeckende Versorgung des Organismus mit diesen Stoffen ist entscheidend von der Erhaltung der Strukturen und Funktionen des Pankreas abhängig.

Von den zahlreichen beobachteten Krankheitsbildern konnten nur einige der in der täglichen ärztlichen Praxis besonders häufig vorkommenden beschrieben werden. Für eine weitergehende Information müssen wir auf die spezielle Literatur verweisen.

Erkrankungen des Dickdarms

Ein Krankheitsbild, das durch abdominellen Schmerz und Störungen der Darmmotilität sowie durch daraus resultierendes gestörtes Stuhlverhalten gekennzeichnet ist, wird als Colon irritabile (irritable bowel) bezeichnet. Dieser Begriff ist aus funktioneller Sicht jedoch zu eng gefaßt, da solche Störungen auch andere gastrointestinale Organe betreffen können. Störungen des Magens und des Dünndarms werden ebenfalls unter den Oberbegriff Colon irritabile subsumiert. Man geht davon aus, daß Leiden dieser Art bei 30% der Bevölkerung auftreten. Die Ätiologie des Colon irritabile ist vielschichtig. So werden psychische, psychoneurotische und psychovegetative Faktoren häufig als erstes genannt, z.B. Angst, depressive Stimmungslage, Affektlabilität sowie Somatisation von Affekten, aber auch Streß und falsche Ernährungsweisen.

Der Begriff „chronisch-entzündliche Dickdarmerkrankungen" (CEDE) bezieht sich auf zwei Krankheitsbilder: Colitis ulcerosa und Morbus Crohn (Enterocolitis granulomatosa), die zahlreiche Gemeinsamkeiten aufweisen. Pathophysiologisch, d.h. in ihrem Verlauf und in den Folgen für den Organismus, müssen sie jedoch unterschieden werden.

Die Colitis ulcerosa ist eine in Schüben verlaufende, entzündliche und ulzerierende Erkrankung der Schleimhaut von Colon und Rectum mit noch nicht geklärter Ätiologie. Klinische Charakteristika sind schleimig-blutige Durchfälle und rectale Blutungen. Seltener treten krampfartige Bauchschmerzen, Gewichtsverlust und Anämie auf. Das histologische Bild ist durch Nekrosen, Kryptenabszesse, Verminderung der Becherzellen und unspezifische zelluläre, entzündliche Infiltrate charakterisiert.

Der Morbus Crohn ist eine subakute oder chronische transmurale Entzündung des gesamten Verdauungstraktes von der Mundhöhle bis zum Anus.

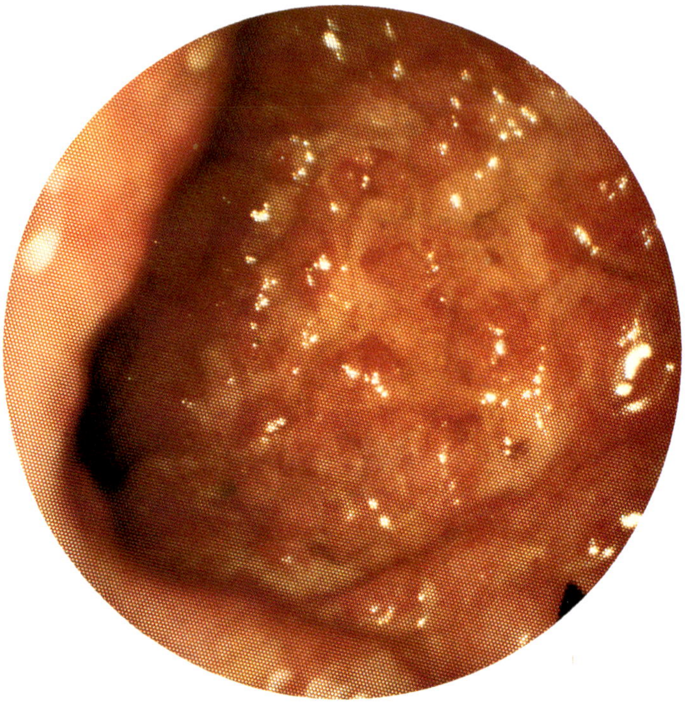

Bild einer Colitis ulcerosa mit vielen flachen, polypoiden Prominenzen, Einblutungen und netzigen Nekrosen zwischen den polypoiden Verwölbungen.

Multiple Erosionen mit rötlichem Randsaum und weißlichem Fibrinbelag im Dickdarm bei M. Crohn.

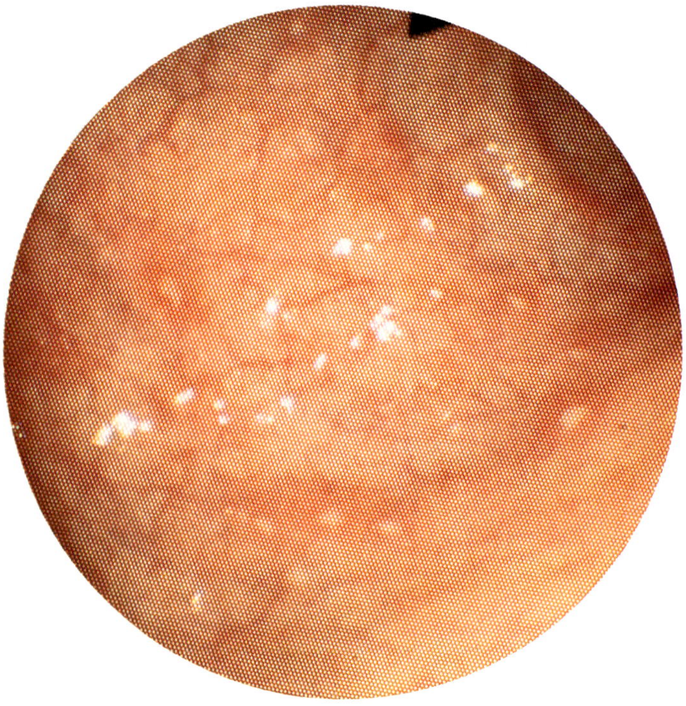

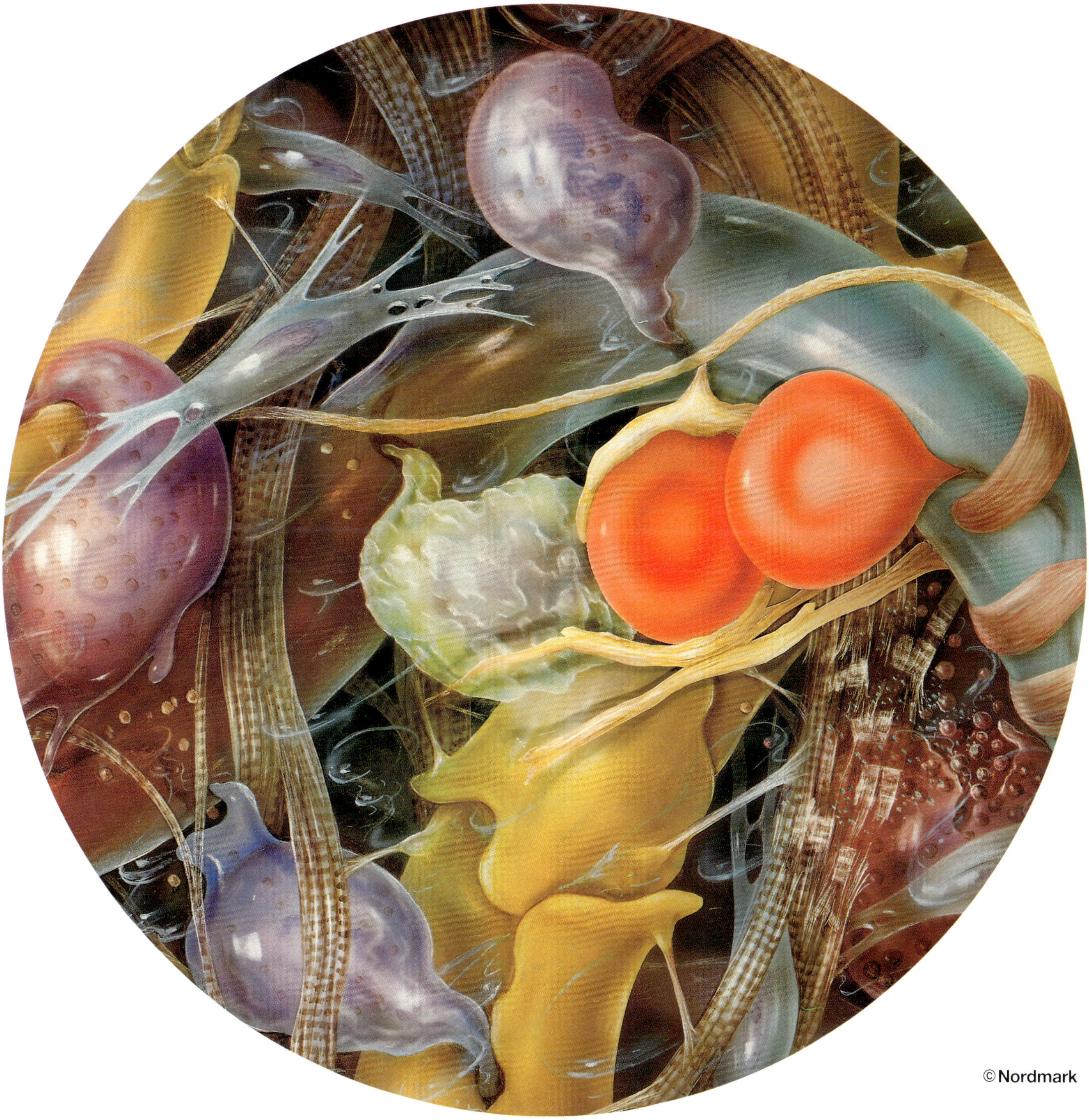

Das Entzündungsbild der Colitis ulcerosa und des Morbus Crohn ist gekennzeichnet durch Freisetzung von Entzündungsmediatoren wie Histamin, Bradykinin, Prostaglandine und andere Derivate der Arachidonsäurekaskade. Besonders letztere sind an der Perpetuation des sich ständig selbst unterhaltenden Entzündungsprozesses beteiligt.

Die Arachidonsäurekaskade als Ausgangspunkt von Entzündungen

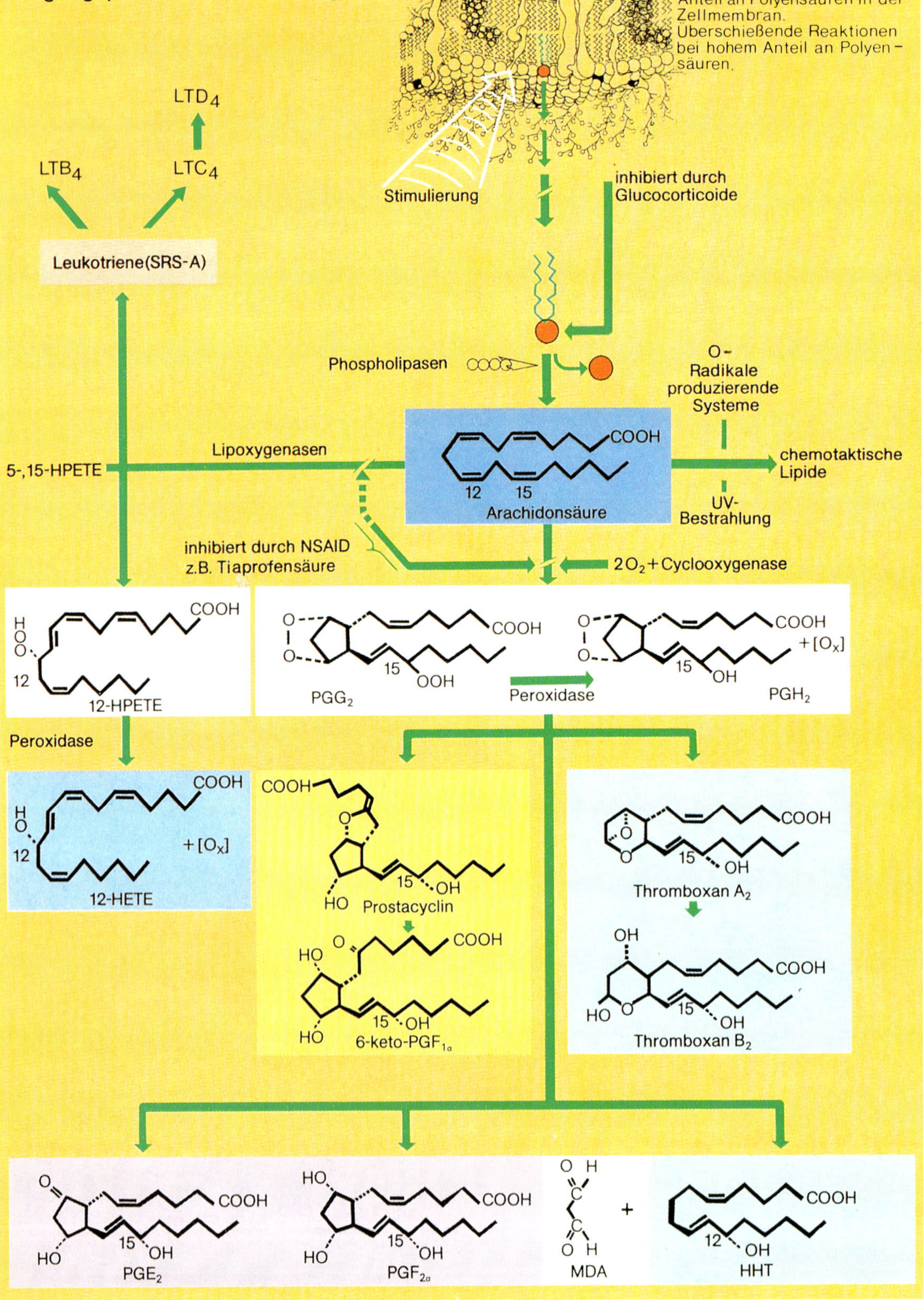

LTD$_4$:
Leukotrien D$_4$; Bestandteil der slow reacting substance of anaphylaxis (SRS-A).

LTB$_4$:
Leukotrien B$_4$; dominierender Arachidonsäuremetabolit von neutrophilen Granulozyten und Mastzellen.

LTC$_4$:
Leukotrien C$_4$; Hauptmetabolit des Arachidonsäurestoffwechsels von Makrophagen, Mastzellen und sensibilisiertem Lungengewebe.

SRS-A:
slow reacting substance of anaphylaxis; Mischung von Leukotrienen; führt im nano- bis mikromolaren Konzentrationsbereich zur Kontraktion glatter Muskelzellen von Darm und Bronchien.

HPETE:
Hydroperoxyeicosatetraensäure

HETE:
Hydroxyeicosatetraensäure

PG G$_2$:
Prostaglandin G$_2$

PG H$_2$:
Prostaglandin H$_2$

PG E$_2$:
Prostaglandin E$_2$

PG F$_{1\alpha}$:
Prostaglandin F$_{1\alpha}$

PG F$_{2\alpha}$:
Prostaglandin F$_{2\alpha}$

MDA:
Malondialdehyd

HHT:
12-Hydroxy-Heptadekatriensäure

NSAID:
Nicht-steroidale antiinflammatorische Drogen

Vorzugsweise sind jedoch terminales Ileum, Colon, Rectum und Anus betroffen. Klinisch werden Fieber, Diarrhoe, Bauchschmerzen, Gewichtsabnahme und bei Kindern Wachstumsverzögerungen beobachtet. Rectale Blutungen treten seltener auf als bei der Colitis ulcerosa. Das histopathologische Bild ist gekennzeichnet durch Aphthen, fissurale und bizarre Ulcera, lymphoide Infiltrationen, deutliche Dilatation von Lymphbahnen, Infiltrationen durch Granulozyten und andere Entzündungszellen sowie auch häufig durch multiple Epitheloidzell-Granulome. Vieles spricht dafür, daß u.a. bestimmte Nahrungsmittel auf den Wirtskörper einwirken müssen, damit der Darm in dieser Weise antwortet. Danach wäre es vorstellbar, daß beide Krankheiten unterschiedliche Antworten des Wirtsorganismus auf denselben Reiz darstellen. Hochverdächtig sind in diesem Zusammenhang die mehrfach ungesättigten Fettsäuren von der Art, wie sie z.B. in Distelöl oder Diätmargarinen gehäuft vorkommen. Hochungesättigte Fettsäuren bilden die Vorstufen von Entzündungsmediatoren wie Prostaglandine, Leukotriene und Thromboxane. Über die Arachidonsäurekaskade werden diese der raschen Oxidation unterworfenen Fettsäuren in Entzündungsmediatoren umgewandelt. Dieser Verdacht ist aufgekommen, weil im Unterhautfett von Patienten mit chronisch-entzündlichen Dickdarmerkrankungen ungewöhnlich hohe Konzentrationen insbesondere der C_{18}-Fettsäuren mit 2 cis-ständigen Doppelbindungen gefunden wurden. Inwieweit bakterielle oder virale Infektionen zur Entstehung des Krankheitsbildes beitragen können, ist nicht geklärt. Man nimmt an, daß aufgrund einer Sensibilisierung des darmeigenen Immunsystems gegen das Colonepithel autoaggressive Reaktionen möglich werden. Jede spätere Schädigung, die die Permeabilität der Darmschleimhaut erhöht und Antigene eindringen läßt, kann dann diesen immunologischen Prozeß in Gang setzen und zur chronischen Entzündung führen. Zusatzstoffe in der Nahrung wie Stabilisatoren, Emulgatoren und Farbstoffe, wie sie ebenfalls in Margarine vorkommen, werden u.a. als auslösende Faktoren verdächtigt.
Auch die bei CEDE-Patienten auftretenden Begleiterkrankungen wie Arthritis, Iridozyklitis oder Erythema nodosum sprechen für autoaggressive immunologische Vorgänge, an denen stets Entzündungsmediatoren aus der Arachidonsäurekaskade, die bei jeder Membranschädigung induziert wird, beteiligt sind (s. nebenst. Synopsis).

Die vorwiegend in der westlichen Welt vorkommende Colitis ulcerosa wird gelegentlich den psychosomatischen Krankheiten zugeordnet. Wie die Auslösung und Erhaltung durch psychosomatische Faktoren jedoch vor sich gehen soll, ist nicht bekannt. Genetische Faktoren sind wahrscheinlich überbetont worden. Familiäre Häufungen wurden zwar beobachtet, dies hängt aber möglicherweise auch mit den familiär üblichen Ernährungsgewohnheiten zusammen. Dafür sprechen Beobachtungen bei M. Crohn, der bei Juden in westlichen Ländern besonders häufig beobachtet wurde, nicht aber bei ihren Verwandten in Israel, die über ein anderes Nahrungsangebot verfügen.

Damit schließt sich der Ring, ausgehend von den einleitenden Darstellungen über die Nahrungsspezialisten aus der aufsteigenden Tierreihe und ihre anatomisch-physiologischen Sonderausstattungen, die der Mensch nicht hat. Moderne Ernährungsformen sollten darum auch stets auf biologische Logik hin überprüft werden.

Ausklang

Jeder Einzeller erhält sich ähnlich wie wir. Hoch organisierte Einzeller sind mit unseren Körperzellen vergleichbar, so daß die Vollwertigkeit der Zelle als Lebewesen unbestritten ist. Daß die Verdauungssysteme sowohl der Einzeller als auch der Makroorganismen besonders ausgeprägt sind, unterstreicht die Grundbedeutung der Ernährung für die Selbsterhaltung aller Lebewesen. Sie müssen ihre „lebendige“ oder „lebende“ Substanz durch Nahrungsaufnahme und ununterbrochenen Stoffwechsel ständig erneuern, und hierbei hat es der hochentwickelte Makroorganismus kaum leichter als der Einzeller. Auf der Ebene der Zellverbände hat sich die Zellularpathologie Virchows entwickeln können. Heute haben Anatomen, Physiologen und Pathologen die Möglichkeit, die Bausteine einzelner Zellen bis in den elektronenmikroskopischen Bereich darzustellen. Dies sollte für das Verdauungssystem mit diesem Band synoptisch nachvollzogen werden. Jeder Arzt weiß, daß körpereigene Darmsäfte und -bakterien helfen, die Nahrungsstoffe aufzuschließen, damit sie von der Darmschleimhaut resorbiert und über das Blut an alle Organe herangetragen werden können. Hierzu ist ein anatomisch, physiologisch und biochemisch vielschichtig gegliedertes System wie der Gastrointestinaltrakt mit seinen Anhangsorganen nötig. Dieser komplexe Verbund mit seinen vielfältigen Funktionen ist in hohem Maße anfällig, denn mögliche Störungen betreffen selten einen Organabschnitt allein, sondern meist wird das ganze System in Mitleidenschaft gezogen. Diese Kenntnis ist für den praktizierenden Arzt auch deswegen von Bedeutung, da nicht zuletzt Modetrends in der Ernährung oft zahlreiche Probleme mit sich bringen, mit denen er sich täglich auseinandersetzen muß. Es wird häufig vergessen, daß es viele Generationen dauert, bis sich der menschliche Organismus an neue Nahrungsgewohnheiten angepaßt hat.

Weise Lebensführung
gelingt keinem durch Zufall.
Man muß,
solange man lebt, lernen,
wie man leben soll.

Seneca

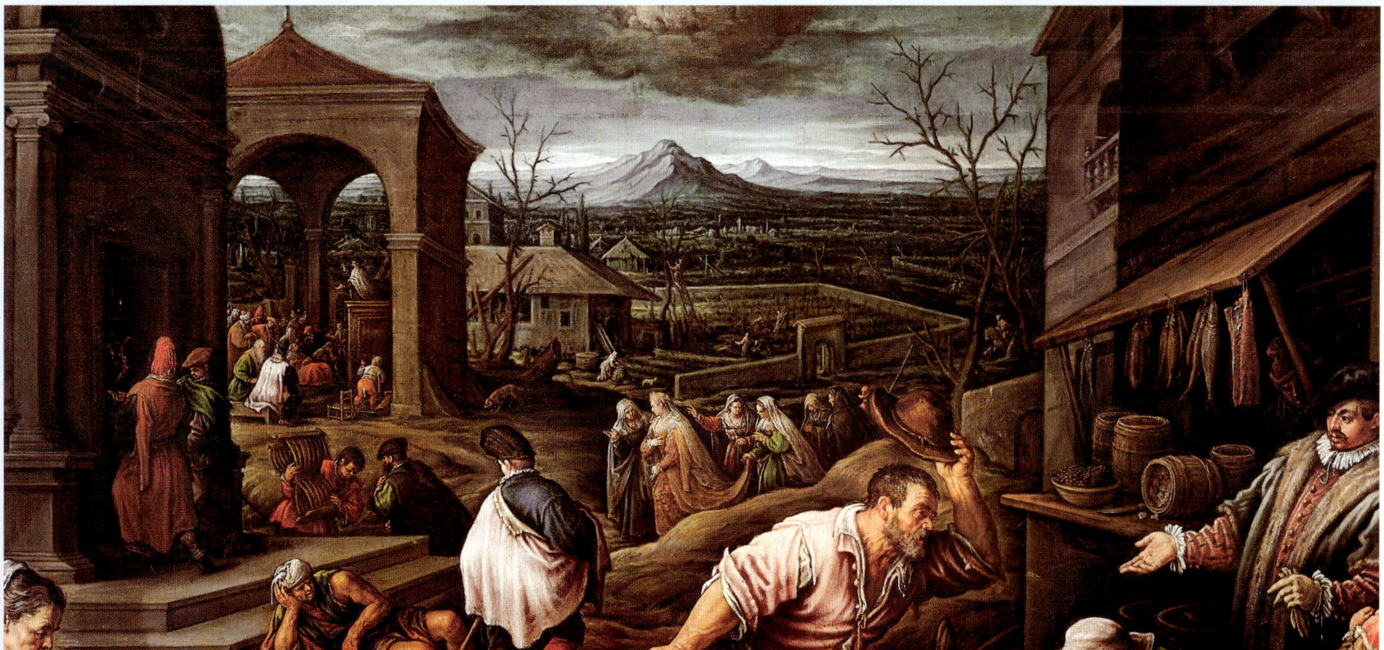

Marktszene aus dem 17. Jahrhundert (L. Bassano, 1557 – 1622: Der Monat März). Kunsthistorisches Museum, Wien

Impressum

Wissenschaftliche Konzeption:
Prof. Dr. R. Ottenjann, München
Prof. Dr. F. Hammersen, München
Dr. H. Bräuer, München

Inhalt:
Prof. Dr. R. Ottenjann, München
Prof. Dr. F. Hammersen, München
Dr. H. Bräuer, München
Dr. K. Scheffer, München
Dr. G. Heiß, München

Wissenschaftliche Zeichnungen:
Dr. H. Bräuer, München

Grafische Assistenz:
L. Bertram
Chr. Stegemann
R. Lebender
H. Schwarzmeier
M. Küppers
Medical Service München

Redaktion:
Dr. A. Erfurth, Uetersen
Dr. K. Scheffer, München
Dr. G. Heiß, München
E. Nagel, München

Lektorat:
Dr. H. W. Saarau, Uetersen
E. Greefe, Uetersen

Layout:
Medical Service München

Reproduktion und Druck:
Eukerdruck, Marburg

Verleger:
Medical Service München

Literaturverzeichnis

Alberts, B.; Bray, D.; Lewis, J.; Raff, M.; Roberts, K.; Watson, J. D.: Molekularbiologie der Zelle. VCH Verlagsgesellschaft mbH, Weinheim (1986)

Bargmann, W.: Histologie und Mikroskopische Anatomie des Menschen. 7. Aufl., Thieme Verlag, Stuttgart (1977)

Bräuer, H.; Scheffer, K.; Schreiber, G.: Sind niedrige Cholesterinwerte wirklich erstrebenswert? Fortschritte der Medizin, 104. Jg. (1986)

Bundschuh, G.; Schneeweiss, B.; Bräuer, H.: Biotest-Lexikon der Immunologie. Medical Service, München (1988)

Cottier, H.: Pathogenese. Ein Handbuch für die ärztliche Fortbildung. Band 1 und 2. Springer Verlag, Berlin – Heidelberg – New York (1980)

Doerr, W.; Seifert, G.; Uehlinger, E.: Spezielle pathologische Anatomie. Band 6: Becker, V. Bauchspeicheldrüse. Springer Verlag, Berlin – Heidelberg – New York (1973)

Frick, H.; Leonhardt, H.; Starck, D.: Spezielle Anatomie II. Georg Thieme Verlag, Stuttgart (1978)

Hafter, E.: Praktische Gastroenterologie. 7. Aufl., Thieme Verlag, Stuttgart – New York (1988)

Hammersen, F.; Fischer, H.; Bräuer, H.: Blutfluß, Venen und Ödeme. Medical Service, München (1985)

Kleiber, M.: Der Energiehaushalt von Mensch und Haustier. Paul Parey Verlag, Hamburg – Berlin (1967)

Krstić, R. V.: Die Gewebe des Menschen und der Säugetiere. Springer Verlag, Berlin – Heidelberg – New York (1978)

Langer, P.: The Mammalian Herbivore Stomach. Gustav Fischer Verlag, Stuttgart – New York (1988)

Löffler, G.; Petrides, P. E.: Physiologische Chemie. 4. Aufl., Springer Verlag, Berlin – Heidelberg – New York – London – Paris – Tokyo (1988)

Nieuwenhuys, R.; Voogd, J.; van Huijzen, Chr.: Das Zentralnervensystem des Menschen. Springer Verlag, Berlin – Heidelberg – New York (1980)

Ottenjann, R.; Schmitt, W.: Aktuelle Gastroenterologie – Campylobacter pylori. Springer Verlag, Berlin – Heidelberg – New York – London – Paris – Tokyo (1988)

Pagel, J.: Einführung in die Geschichte der Medicin. Verlag von S. Karger, Berlin (1898)

Rohen, J. W.: Funktionelle Anatomie des Nervensystems. 4. Aufl., F. K. Schattauer Verlag, Stuttgart – New York (1985)

Rohen, J. W.; Lütjen-Drecoll, E.: Funktionelle Histologie. F. K. Schattauer Verlag, Stuttgart – New York (1982)

Schmid-Schönbein, H.; Grunau, G.; Bräuer, H.: Exempla hämorheologica. Medical Service, München (1980)

Schmidt, R. F.; Thews, G.: Physiologie des Menschen. 23. Aufl., Springer Verlag, Berlin – Heidelberg – New York (1987)

Schrör, K.: Lexikon der Prostaglandine. Medikon Verlag, München (1988)

Schrör, K.; Sinzinger, H.; Weidner, G.; Bräuer, H.: Prostaglandine und Leukotriene bei Entzündung und Schmerz. Medical Service, München (1984)

Siegenthaler, W.: Klinische Pathophysiologie. 6. Aufl., Georg Thieme Verlag, Stuttgart – New York (1987)

Silbernagel, S.; Despopoulos, A.: Taschenatlas der Physiologie. Thieme Verlag, Stuttgart (1983)

Sobotta, J.; Hammersen, F.: Histologie. Atlas der Zytologie, Histologie und der Mikroskopischen Anatomie. Urban und Schwarzenberg, München – Wien – Baltimore (1979)

Wolff, N.: Einfluß der Fütterung auf die Struktur des Gastrointestinaltrakts der Ratte. Dissertation, LMU München (1985)